"五高症"的防与治

WUGAOZHENG
DE
FANG YU ZHI

U0242182

赵华昌　陈　秋◎主编

四川科学技术出版社

图书在版编目（CIP）数据

"五高症"的防与治 / 赵华昌，陈秋主编. —— 成都:
四川科学技术出版社, 2020.7（2022.1重印）

ISBN 978-7-5364-9867-9

Ⅰ.①五… Ⅱ.①赵… ②陈… Ⅲ.①慢性病 – 防治
Ⅳ.①R4

中国版本图书馆CIP数据核字(2020)第112335号

"五高症"的防与治

主　　编　赵华昌　陈　秋

出 品 人　程佳月
责任编辑　罗小燕
封面设计　墨创文化
责任出版　欧晓春
出版发行　**四川科学技术出版社**
　　　　　成都市槐树街2号　邮政编码　610031
　　　　　官方微博：http://e.weibo.com/sckjcbs
　　　　　官方微信公众号：sckjcbs
　　　　　传真：028-87734035

成品尺寸　**185 mm × 250 mm**
印　　张　**16.5　字数 330 千　插页 2**
印　　刷　四川机投印务有限公司
版　　次　**2020年8月第1版**
印　　次　**2022年1月第3次印刷**
定　　价　**48.00元**

ISBN 978-7-5364-9867-9

邮购：四川省成都市槐树街2号　邮政编码：610031
电话：028-87734035　电子信箱：sckjcbs@163.com
■ 版权所有　翻印必究 ■

编 委 会

主　编　赵华昌　陈　秋

副主编　谢林伸　李洪毅　胡建斌

编　委（排名不分先后）

　　　　冯　娅　成都市第四人民医院

　　　　刘怡欣　四川大学华西医院

　　　　刘　超　四川大学华西医院西藏成办分院

　　　　李洪毅　成都市第四人民医院

　　　　陈　秋　成都中医药大学附属医院

　　　　何江军　成都市第四人民医院

　　　　杜　静　成都市第四人民医院

　　　　胡建斌　成都东区爱尔眼科医院

　　　　赵华昌　成都市第四人民医院

　　　　段明君　成都市第四人民医院

　　　　郭晓春　成都东区爱尔眼科医院

　　　　秦小林　成都东区爱尔眼科医院

　　　　谢林伸　四川大学华西第四医院

统　稿（排名不分先后）

　　　　刘莎莎　成都市第四人民医院

　　　　钟　慧　成都市第四人民医院

　　　　程海萍　成都中医药大学

序 言

随着社会和经济的发展，人们的劳动方式和生活方式均发生了极大的改变，表现为劳动强度下降，高热量食物摄入量增多，活动量下降，作息不规律，工作、生活节奏加快带来的心理压力增加等，从而导致高血压、糖尿病、高脂血症、高黏滞综合征、高尿酸血症五种慢性疾病的发病率、致残率增加。加之近年来我国人口老龄化趋势明显，这五种疾病与年龄呈现增龄性高发，最终导致心脑血管疾病的发生、发展，成为对患者致残、致死最主要的原因。据世界卫生组织统计，2016年缺血性心脏病和中风是最大杀手，共造成 1 520 万例死亡，这两种疾病造成的死亡在过去 15 年里一直是全球人口减少的主要原因之一。在心脑血管疾病的进程中，这五种疾病既是病因，亦是疾病进展的主要危险因素。我国唐代大医学家孙思邈的《养生铭》中的百字真言强调，规范饮食起居，调和情志行为可以远百疾。结合古训"无病早防，有病早治"的指导思想，针对上述五种疾病进行相关医学知识普及、生活方式干预，有效防治心脑血管疾病已势在必行！

《"五高症"的防与治》（第二版）用浅显易懂的语言，以代谢因素为主轴，系统地描述了高血压相关疾病、糖代谢相关疾病、血脂异常相关疾病、高尿酸相关疾病以及高黏滞综合征和血黏度增高等疾病及其并发症，同时增加社会心理因素、高血压眼底病变和糖尿病相关眼病等内容，提醒读者重视慢性病进程中的社会心理因素以及慢性病的靶器官损害等问题。本书贴近现实生活，力求以通俗易懂的语言介绍疾病概念、疾病机制、危险因素、主要表现、诊疗、非药物治疗、药物治疗、护理措施、心理干预等，是一本非常实用的大众医学科普读本。

虽然慢性疾病难以治愈，但却是可以预防、控制的。大众对有效的、适宜的、保护靶器官的、低成本的防治方案的需求也非常迫切。本书的作者均为具有丰富临床经验的医师和护师，从事临床工作多年，他们以"上医治未病"为理念，本着引导基层医务人员有效管理慢性病患者的目的，向大众普及"五高症"的防治知识，指导患者学会自我管理，健康中国，从我做起。

2020.1.2

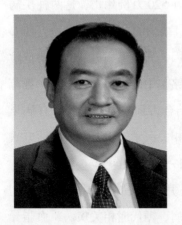

王正荣：全国政协常委，四川省政协副主席；农工党中央常委、四川省委主委；四川欧美同学会·四川留学人员联谊会会长；四川大学研究员、博士生导师，卫生部时间生物学重点实验室主任，享受国务院特殊政府津贴，四川省学术和技术带头人；十一届全国人大代表，十届、十二届全国政协委员，十三届全国政协常委。

本书编委简介

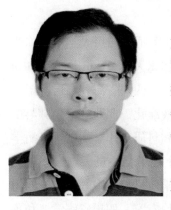

赵华昌 副主任医师，中级心理治疗师。毕业于四川大学临床医学专业，本科。现任职于成都市第四人民医院，内二科主任。中国农工民主党党员，四川省直属机关工作委员会委员，农工党四川省委现代医学专委会委员，四川省康复医学会肺康复专委会委员，四川省老年医学会心血管专委会委员，四川省预防医学会慢性病管理分会委员，四川省预防医学会呼吸病学分会委员，四川省康复医学会重症医学分会委员，四川省中医药信息学会理事，成都市临终关怀医疗质量控制中心专家。从事内科临床工作18年，2018年被评为"成都优秀医师"；2018年，在致改革开放40周年纪念活动中，被四川省中医药信息学会和《人民日报》的《百姓中国周刊》评为"四川省医疗卫生行业十优医生"。以第一作者身份发表医学论文14篇，出版医学专著《"五高"疾病的防治》一部；获新型实用专利2项、外观设计专利1项。拥有内科学、全科医师资质，重症医师专科资质，二类医疗器械电子支气管镜操作资质，为AHA授予的ACLS导师。熟悉各类内科疾病的诊治工作，擅长于呼吸系统疾病、老年疾病及急危重症。

工作信条： 与患者一起共同面对困难，共同制定诊疗方案！

陈秋 主任医师，教授，博士生导师，国家二级教授，享受国务院政府特殊津贴专家。四川省学术技术带头人，四川省拔尖中医师，首届四川省卫生行业领军人才，四川省卫生厅学术技术带头人，四川省中医药学术技术带头人，入选2008年度教育部新世纪优秀人才支持计划，曾在美国布朗大学医学院Hallett糖尿病与内分泌中心从事博士后研究工作。现任成都中医药大学附属医院内分泌科与糖尿病中心主任。全国名中医工作室负责人，第五批全国名老中医药专家

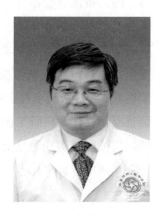

学术经验继承人，卫生部及国家中医临床重点专科（内分泌科）负责人与带头人。兼任中国中医药信息学会内分泌分会副会长，中国医师协会中西医结合内分泌代谢性疾病专委会副主任委员，中华中医药学会糖尿病分会常务委员，中国中西医结合学会内分泌专委会常务委员，世界中医药联合会糖尿病专委会常务理事，中国老年医学会周围血管疾病专委会常务委员，四川省中西医结合学会内分泌专委会主任委员等学术职务。目前已承担或参与国家及省部级课题40余项；申报中国发明专利6项；发表科研论文200余篇，出版专著8部。共获省、市级科技进步奖10项。

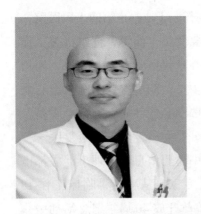

谢林伸 博士，副主任医师。四川大学华西临床医学院内科学博士，美国南加州大学（University of Southern California）高级访问学者，四川省海外高层次留学人才。主要从事肾脏病和血液净化、职业病、尘肺与中毒性疾病的临床诊治、教学和科研工作。国际肾脏病学会（ISN）会员，中国血液净化学会委员，国家职业医学咨询专家，四川省职业医学质量控制中心专家，四川省和成都市化学中毒应急救治专家，四川省医学会和预防医学会委员。专业杂志审稿人。主持及参与国家自然科学基金项目4项、省部级课题3项。出版专著3部；在国内外学术期刊发表论文40余篇，其中SCI收录英文10余篇。

胡建斌 主任医师，成都东区爱尔眼科医院院长，爱尔眼科集团·视网膜研究所副所长。成都市"城市医学名片"获得者，四川省医学会眼科专业委员会委员，四川省医学会激光学组委员，中华医学会激光医学分会委员。毕业于上海医科大学；获华西医科大学眼科学硕士学位；美国犹他大学 MORAN 眼科中心博士后，主修眼底玻璃体视网膜手术、分子遗传学、人工视觉和眼底黄斑变性疾病。从事玻璃体视网膜疾病、疑难眼病临床及科研工作近30年，擅长视网膜脱离、

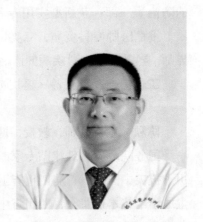

糖尿病视网膜病变等复杂性眼底疾病的诊断与手术治疗。主持及参与多项科研课题，荣获"四川省科学技术奖"一项、"成都市科学技术奖"一项。在公开刊物发表论文多篇。

刘怡欣 医学博士，毕业于四川大学临床医学院。四川大学华西医院老年医学中心主治医师。四川省老年医学会心血管专委会委员。目前已承担各级课题 8 项，发表 SCI 科研论文 10 余篇，参编专著 5 部。主要研究方向为老年心血管疾病防治。

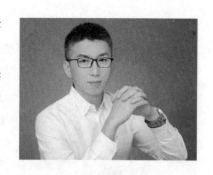

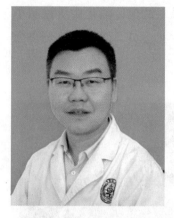

李洪毅 副主任医师，昆明医学院精神病与精神卫生专业硕士，成都市第四人民医院老年科科主任，主要从事老年期精神疾病临床诊疗、教学和科研工作。中国老年保健医学研究会老年健康服务人才培养研究分会常委，四川省医师协会精神科分会重性精神专委会常委，四川省医学会老年分会委员，四川省心理卫生协会理事，成都市精神卫生质量控制专家，成都市老年医学质量控制专家。成都医学院兼职副教授。主持参与省、部级课题 2 项，主持市级课题 3 项。参编专著 2 部，发表论文 10 余篇。所承担的课题先后获四川省卫生厅、成都市市科技局科技进步三等奖 (第一完成人)

段明君 毕业于华西医科大学临床医学专业，精神病与精神卫生学硕士，电子科技大学生物医学工程在读博士。主任医师，副教授，电子科技大学硕士生导师、科教科科长。四川省卫生健康委员会学术技术带头人。四川省认知科学学会认知康复专业委员会主任委员，四川省医师协会第一届青春期医学专业委员会副主任委员，四川省医学会心身医学专业委员会委员，四川省西部精神医学协会重性精神障碍专业委员会委员，四川省西部精神医学协会儿童、青少年心身健康专业委员会委员，四川省医师协会第二届精神科医师专科委员会秘书。从事精神科临床工作 21 年，曾在成都市未成年人心理中心从事咨询工作 6 年，曾任精神病早期干预病房、老年精神科科主任，临床心理科科主任。主研省级课题 5 项，已结题 4 项；参与国家自然基金课题 3 项。公开发表学术论文 40 余篇，其中 SCI 论文 5 篇。

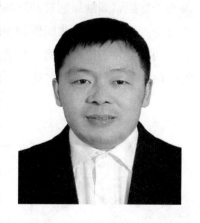

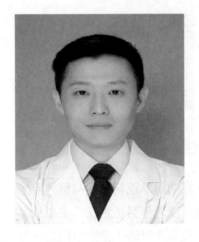

刘超 副主任医师，四川大学华西医院西藏成办医院消化内科副主任。本科毕业于西藏民族学院医学系临床医学专业，2006年在华西医院消化内科进修学习，2010年在华西医院学习单人肠镜操作。目前主要从事消化内科工作，擅长于消化内科常见病、多发病的诊治，尤其是消化道早期肿瘤的诊治，完成了西藏自治区首例胃早癌内镜黏膜下剥离术（ESD）。现为成都市消化质量控制中心成员，武侯区消化质量控制小组成员，四川省抗癌协会专业会员，四川省抗癌协会肿瘤内镜学专业委员会委员。

秦小林 毕业于成都中医药大学中西医五官专业。成都东区爱尔眼科医院门诊部主任。在眼科常见病与多发病的诊断与治疗方面积累了丰富的临床经验，尤其是眼底疾病的诊断与治疗，能熟练完成眼科常规手术治疗。曾多次参加国内玻切手术培训班，熟练掌握眼底内科疾病的诊断及治疗，如视神经病变、黄斑病变、全身疾病在眼部的并发症，如糖尿病视网膜病变、高血压眼底病变等。已通过爱尔集团玻切手术资格考核。在公开刊物上发表论文多篇。目前承担省、部级课题一项，参与集团课题多项。

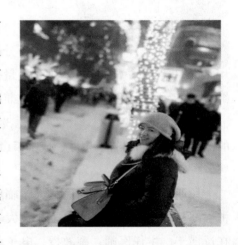

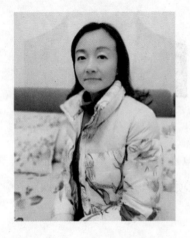

杜静 副主任护师，毕业于四川大学，大学本科。先后就职于雅安市人民医院、成都市第四人民医院。曾在四川省人民医院和全国医院感染监控管理培训基地（中南大学湘雅医院）进修重症监护和医院感染管理与监测，是临床护理（内科护理、老年护理、重症监护）、护理管理、带教管理、医院感染管理、传染病疫情管理、医保管理、医院质量管理、医院行政管理方面的业务骨干。获得市级"青年岗位能手"，省、市级"优秀团干部"及"优秀抗震救灾志愿者""优秀共产党员"

等光荣称号。积极参与科研工作，多篇论文在省、市护理学会组织的学术大会上交流。近期发表论文多篇，译文1篇，其中A类期刊2篇。参与的科研课题被评为成都市科学技术进步三等奖。

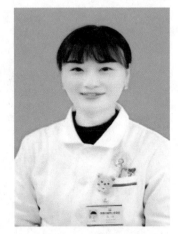

冯娅　中共党员，毕业于温州医学院，本科。成都市第四人民医院主管护师，护士长。主要从事老年精神科、内科临床护理，行政管理与科研工作。同时承担成都市未成年心理咨询中心门诊工作。成都市护理学会静脉输液专委会委员，四川省护理学会科普委员会委员，四川省护理学会专业委员会委员。以第一作者身份发表论文6篇，申请新型实用专利一项。

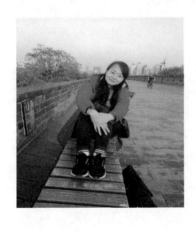

郭晓春　毕业于四川广播电视大学。现就职于成都东区爱尔眼科医院。先后在四川省肿瘤医院、成都康桥医院和成都东区爱尔眼科医院从事护理工作，医院感染管理质控中心管理员及准分子激光上机员，具有丰富的眼病护理经验。

何江军　国家二级心理咨询师，中级心理治疗师，国家心理咨询师和健康管理师职业资格培训专家。成都市未成年人心理咨询中心、成都市第四人民医院心理咨询师，西部战区某部特聘心理顾问。长期从事一线心理保健服务、心理咨询和心理治疗工作。曾参加国家"863"项目、"5·12"震后心理危机干预、卫生部汶川地震灾后心理援助项目全省督查、玉树地震伤员心理危机干预、群体事件民众社会认知和社会行为研究、卫生部/DFID灾后心理援助、重庆市行政领导干部生活和心理状况研究、失独与丧亲等群体心理干预研究。在核心期刊及《健康报》等公开发表专业论文十余篇。主持及参与国家、省、市等各类课题研究二十余项，参与编写心理学著作七部。

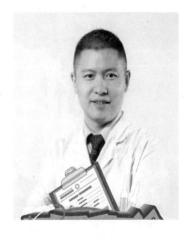

目 录

第一章　绪　论

随着我国经济的快速发展，人们的物质生活水平不断提高，同时与体力相关的很多工作逐渐被智能机械替代，快节奏的生活、工作和不良生活方式导致的相关疾病呈井喷式发展，以高血压、糖尿病、高脂血症为代表的"三高症"呈现出高患病率、高致残率、高死亡率的"三高"特点和低知晓率、低治疗率、低控制率的"三低"特点。因在临床上"三高症"患者多并存高尿酸血症、高黏滞综合征等代谢相关问题，与"三高症"的各类疾病密切相关或独立成病，且这五个问题存在共同的"三高""三低"特点，其病理损害的主要靶点集中在各级动脉血管，由此笔者提出"五高症"的概念，用于大众系统指导心脑血管相关慢性疾病的防治和管理。"五高症"中任何一个病症可以独立存在，亦可以合并存在，同时这些病症又是脑卒中、动脉粥样硬化、周围血管疾病、非酒精性脂肪肝、高血压肾病、糖尿病肾病、痛风性肾病、痛风性关节炎和血管内栓塞类疾病等的主要病因，最终导致神经系统损害、失能失智、终末期心衰、终末期肾病、终末期肝病（非酒精性肝病）、血管病、关节病变、失明等，给个人、家庭和社会带来沉重的负担。面对这一严峻现实，有的人谈及色变，有的人却漠然视之，其实这两种态度都是错误的。前一类人持恐惧、焦虑心理，面对疾病无所适从，焦虑不安，最终导致疾病加重，甚至出现症状性焦虑抑郁；后一类人持消极心态，面对疾病放任自流，最终导致严重后果，危及生命。随着医学技术的发展，人类对"五高症"已经有了充分的认识，它们是可防可治的一系列慢性病组合。本书将指导大家了解"五高症"，成为自己的保健医生，为自己的健康掌舵！

什么是"五高症"？"五高"即高血压、血黏度升高（高黏滞综合征）、高血糖（糖尿病）、高血脂（高脂血症）、高尿酸（高尿酸血症与痛风）。"五高症"的发生与遗传因素有关，但是它的发生和发展与环境因素关系更密切。"五高症"在早期可以毫无症状，也无异常不适感觉，常常因健康体检才发现，但是到了疾病晚期可造成严重后果，甚至危及生命。前往医疗保健机构做健康检查时，测血压、血糖、血脂、尿酸、血黏度等是中老年人必做的检查项目；另外，有遗传背景（家族倾向）、高风险暴露的青少年（肥胖）亦应常规检查这些项目，检测后即可知道自己是否患有"五高症"。但在较多的人群中并不是五项指标都增高，可以单独存在和／或几个指标组合存在。例如，糖尿病患者很可能同时有高血压和血脂异常，也可能在相当长的时间内只表现为血糖异常，随着糖尿病的病程进展，"五高症"才相继表现出来。由于这五个病症是目前心脑血管疾病主要的危险因素，是一个系统性的疾病，给人们的健康生活和生命带来很大的威胁。它们在形成和发展规律以及防治方面有许多共性。就目前的医疗情况来看，防治"五高症"贯穿了心脑血管疾病的一、二、三级预防。"五高症"的防治可以减少心脑血管疾病的发生和发展，减少其致残率、致死率，能够有效地提高人们的健康水平，提高生活质量，减轻社会和家庭的负担。

第二章　高血压相关问题

第一节　高血压

一、高血压的概述

高血压（hypertensive）是最常见的心血管疾病之一，是一种慢性疾病，与致人类残疾和死亡的主要疾病如冠状动脉粥样硬化性心脏病（简称冠心病）、脑血管疾病等关系密切。近年来，高血压的发病率呈上升趋势且年轻化，给人类的健康生活造成严重威胁，因此，各国政府都十分重视对该病的研究、防治和管理。

高血压通常是悄无声息地发生，大部分人没有症状，少数人可能有头晕、头痛、心悸、胸闷或鼻出血等症状，而且血压升高的程度与患者有无症状或症状的程度并不一致，很多患者即使患高血压多年，甚至血压很高，仍然不会感到不适，部分患者血压轻度升高即有明显的头晕、头痛等，因而高血压更大的危害在于它的隐匿性。大多数的患者是在体检或因其他疾病就医时检测发现患有高血压，一旦发现，不论轻重，都应尽早干预治疗和管理。正是由于"安静"的高血压造成的后果非常严重，卫生部早在1998年第一个全国高血压日就倡导35岁以上的成人每年至少测量1次血压。另外，35岁以下有危险因素（吸烟、肥胖、血脂异常、家族有高血压史等）的人群应做到每年就医测一次血压。对于已患高血压的患者，无论年龄大小都应当做到至少每月就医测量一次血压。

临床上将高血压分为原发性高血压和继发性高血压两大类（分类依据见后）。

二、高血压的相关概念

（1）血压（blood pressure，BP），是指血管内的流体物质对血管壁的侧压力。一般写作收缩压 / 舒张压。

（2）收缩压（systolic blood pressure，SBP），是指心脏收缩时，动脉压因血管被充盈而迅速上升，在收缩期的中期（心脏射血达最大值）动脉压达到最大值，这时的血压即为收缩压。

（3）舒张压（diastolic blood pressure，DBP），心脏舒张时，动脉压因血管减充盈而下降，在舒张期末（左心室内的压力接近 0 mmHg[①]）所测得血压值即为舒张压。

（4）脉压（pulse pressure），是指收缩压和舒张压的差值。

（5）平均动脉压（mean arteral pressure，MAP），是指在一个心动周期中动脉压的平均值。临床采用粗略估算法：平均动脉压 = 舒张压 +1/3 脉压。

（6）心动周期（ cardiac cycle），是指从一次心跳的起始到下一次心跳的起始，包括一个收缩期和一个舒张期。

（7）高血压，是指动脉血压超过正常值的异常情况。

1999 年世界卫生组织（WHO）公布的血压标准：如果成人收缩压大于或等于 140 mmHg 和 / 或舒张压大于或等于 90 mmHg 即为高血压，也就是说无论是收缩压还是舒张压，只要有一个指标达到或超过这个值，就是高血压。

我国现在采用的就是这个高血压诊断标准。《中国高血压防治指南（2018 年修订版）》（以下简称《指南》）修订委员会的专家在修订指南时特别强调患者所测血压用于诊断时，必须注意是在没有服用降压药的情况下，非同日测量三次诊室血压。

（8）动态血压监测（ambulatory blood pressure monitoring，ABPM），即使用动态血压记录仪测定一个人 24 小时内，每间隔一定时间的血压值。笔者在临床工作中为了监测患者血压的昼夜变化规律，有时会观察患者 48 小时甚至更长时间的动态血压值与心率值的关系。动态血压的高血压诊断标准为：24 小时动态血压收缩压 / 舒张压平均值 ≥ 130/80 mmHg；白天收缩压 / 舒张压平均值 ≥ 135/85 mmHg；夜间收缩压 / 舒张压平均值 ≥ 120/70 mmHg。ABPM 的高血压诊断标准为 ≥ 135/85 mmHg，与诊室血压的 140/90 mmHg 相对应。

（9）家庭自测血压（home blood pressure measurement，HBPM），是指患者本人或患者家属、看护者在居家环境里为患者所测得的血压。其更有意义，可以避免白大衣高血压和 ABPM 可能出现患者不按医嘱停止活动的问题，当然前提是患者或者其家属

---

① 1 mmHg=0.133 kPa

会测血压。HBPM 用于诊断高血压的数值参考 ABPM 标准，HBPM 低于诊室血压，正常上限的参考值为 135/85 mmHg（相当于诊室血压 140/90 mmHg）。如果 HBPM 的平均值无论是收缩压 ≥ 135，还是舒张压 ≥ 85 mmHg，就需要看医生了。一般 HBPM 包括三个阶段的监测，即初始阶段、治疗阶段和随访阶段。

（10）原发性高血压（primary hypertension，PH），通常简称为高血压，目前其病因不清楚，可能与遗传、吸烟、饮酒、过量摄盐、超重、精神紧张、缺乏锻炼等因素有关，占所有高血压患者的 90% 以上。目前，原发性高血压尚难根治，但是通过改变生活方式和合理的药物治疗能很好地控制，使患者在相当长的时间内处于无并发症状态。

（11）继发性高血压（secondary hypertension，SH），是指血压升高有明确原因，查出病因后有效祛除可以治愈或者良好地控制继发的高血压症状。该型高血压占所有高血压患者的 5%~10%。常见的引起继发性高血压的原因有：①肾脏病变如急、慢性肾小球肾炎，肾盂肾炎，肾动脉狭窄等；②大血管病变如大血管畸形（先天性主动脉缩窄）、多发性大动脉炎等；③妊娠高血压综合征，多发生于妊娠晚期，严重时要终止妊娠，可发生子痫；④内分泌性疾病如嗜铬细胞瘤、原发性醛固酮增多症、假性醛固酮增多症、库欣综合征、甲状腺功能亢进症等；⑤脑部疾患如脑瘤、脑部创伤等；⑥药源性因素如长期口服避孕药、长期应用激素等。

（12）难治性高血压（resistant hypertension，RH），是指应用改善生活方式、基础治疗和合理联合应用了至少 3 种最佳药物搭配，且联合单药达最大耐受剂量（包括利尿剂），经过至少 1 个月的规范调整和药物治疗仍不能将收缩压和舒张压控制在目标水平时；或者服用 4 种或 4 种以上的降压药物后血压才能达到目标水平，即为难治性高血压。

（13）外周阻力（peripheral resistance），是指人体的小动脉和微动脉对其内流动的血液产生的阻力。其存在的意义在于保证血管床的正常容积和维持血管内流动的血液对血管壁产生的侧压力。根据 Poiseuille 定律，单根血管的阻力和血管半径的四次方成反比。

（14）顺应性（compliance，C），是指弹性容积体（如主动脉、大动脉等）的容积随着其内部 / 外部的压力改变而发生相应改变的能力。计算方法：$C=\triangle V / \triangle P=1/T$（式中 C 代表顺应性，$\triangle V$ 代表容积改变，$\triangle P$ 代表压力改变，T 代表弹性阻力）。顺应性与弹性阻力在数值上互为倒数，因此，顺应性越大，表示弹性阻力越小；顺应性越小，表示弹性阻力越大。顺应性的单位是 L/cmH_2O。

（15）心输出量（cardiac output，CO），是指心脏收缩时，一侧心室每分钟射出的血液总量，一般左右心室输出量是相等的，又叫每分钟输出量。

（16）循环系统平均充盈压（mean circulatory filling pressure，MFP），是指心脏处于停跳状态时，机体循环系统内各处的压力相等，但都比大气压高 7 mmHg，是由于血容量大于血管容量的结果。循环系统平均充盈压反映循环系统血液充盈的程度。

（17）职业紧张（occupational stress），是指由于工作或工作有关因素所引发的紧张，是该工作岗位的要求与个人拥有的能力和资源不匹配时出现的心理和生理反应，呈现持续状态可损害身心健康。

（18）冷加压试验（cold pressure test），是用以检测高血压患者血管神经反应性的试验。具体方法是让受试者休息 20 ~ 60 分钟，取坐位或卧位，先测量血压数次，直至获得 2 次相似血压，再让受试者将对侧手浸入 0 ~ 4℃冷水中，浸入深度至腕关节以上，1 分钟后取出，浸入后 30 秒和 60 秒各测 1 次血压，以后每分钟 1 次，共 3 分钟，反应值也就是血压升高的最高值。所有舒张期血压升高 10 mmHg 或低于 10 mmHg 者为低反应；升高 11 ~ 20 mmHg 为正常反应；超过 20 mmHg 为高反应。

（19）生物节律，也称生物钟、昼夜节律，是机体维持内部各种生理活动稳态的定时机制，如睡眠/觉醒、体温波动、血压节律等。生物节律正常运行才能保证机体正常运行。

（20）血压节律，指生理状态下血压在 24 小时内不是恒定不变的，而是受生物钟调控在一个相对范围内波动，呈现出昼高、夜低的趋势。血压节律被破坏更易发生各种靶器官并发症。

三、高血压的流行病学

近 30 年来，高血压的发病率在我国几乎成倍数增长。据中国高血压调查最新数据显示，2012 ~ 2015 年我国大陆 18 岁及以上居民高血压患病粗率为 27.9%（标化率 23.2%），人群高血压患病率随年龄增加而显著增高，同时 44 岁及以上人群高血压需要特别关注。根据调查提示，18 ~ 24 岁、25 ~ 34 岁、35 ~ 44 岁的人群高血压患病率分别为 4.0%、6.1%、15.0%，高血压的发病率与年龄正相关。本次调查中高血压患病率的性别差异和地域差异体现为：男性高于女性，北方高于南方，与既往调查相似。本次调查还发现高血压患病率在大中城市和农村之间的差异正在发生微妙的转变，呈现出大中型城市患病率较高的特点，如北京、天津和上海居民的高血压患病率分别为 35.9%、34.5% 和 29.1%，但是农村地区居民的高血压患病率增长速度快于城市，调查结果显示农村地区的患病率（粗率 28.8%，标化率 23.4%）首次超越了城市地区（粗率 26.9%，标化率 23.1%）。笔者认为这可能与农村居民进城、农村生活方式改变以及农村体力劳动强度整体下降有关。根据该项调查结果，笔者估计未来五年，农村高血压患病率会赶超大中城市。1949年以来我国共进行了6次全国性高血压流行病学调查（表2-1），提示高血压患病率在逐年提高。2010年以后有逐渐回稳的趋势，但是我们不能忽略每一次调查采用的标准、地域分布、年龄结构、生活习惯和状况、职业特性等对血压调查结果的影响。例如被调查群体的职业压力大、社会性焦虑、年龄结构倾向大龄、喜食高盐食品等，会出现高患病率聚集现象。

表2-1　我国6次高血压调查情况

年份	调查地区	年龄（岁）	诊断标准	调查人数	高血压例数	患病率（%）
1958~1959	13个省、市	≥15	不统一	739 204	37 773	5.1
1979~1980	29个省、市、自治区	≥15	≥160/95 mmHg为确诊高血压，140~159/90~95 mmHg为临界高血压	4 012 128	310 202	7.7
1991	29个省、市、自治区	≥15	≥140/90 mmHg和/或2周内服用降压药者	950 356	129 039	13.6
2002	29个省、市、自治区	≥18	≥140/90 mmHg和/或2周内服用降压药者	272 023	51 140	18.8
2010	162个监测点	≥18	≥140/90 mmHg和/或2周内服用降压药者	98 548	37 461	33.5[①]
2015	31个省、市、自治区	≥18	≥140/90 mmHg和/或2周内服用降压药者	451 755	125 988	27.9

注：①为综合加权调整患病率；其余为患病粗率。

根据2002年统计估算，我国大概有1.6亿高血压患者，每年约增加新发病300万例；2010年统计估算大概有3.3亿高血压患者；2015年统计估算患病人数达2.45亿；2017年估算我国高血压患病人数已达2.7亿，与表2-1的统计患病率趋于吻合。高血压发病处于平台状态，这种结果可能与政府和社会高度重视有关系。如果能有效改变生活方式等，可能在不久的将来会迎来高血压患病率不增长甚至负增长的大好局面。2012～2015年全国调查显示高血压年轻化的趋势不容忽视，所以防治和管理高血压刻不容缓。目前高血压已成为国人健康的第一杀手，心脑血管疾病相关死亡率已排到所有疾病死亡率的第一位（图2-1）。高血压极大危害人们的健康和生命，降低生活质量，增加社会和家庭的负担。高血压既是一个独立的疾病，又是心脑血管疾病的重要危险因素，会导致心、脑、肾、血管、眼底等的结构和功能的改变和损害，引起相关疾病或致残。

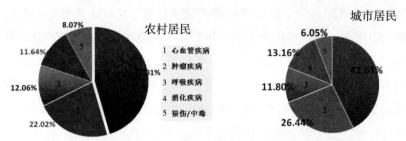

图 2-1   2015 年中国农村和城市居民主要疾病死因构成比

四、高血压的病因及危险因素

继发性高血压的病因明确，在这里高血压只是某一疾病或某一病因的临床症状或者体征，不作为疾病存在。祛除病因或疾病痊愈后血压就能得到控制或恢复。该型高血压的病因相对单一。

原发性高血压是一组以血压升高为主要表现的临床综合征，目前具体病因尚不清楚，且复杂多样，即属于多因素疾病。一般来说高血压病因包括三个方面：①不可改变的遗传因素；②可以改变的环境因素；③其他可改变和不可改变的危险因素。

（一）遗传因素

高血压具有明显的家族聚集现象。在临床诊疗活动中，医生常常发现一些家庭中，爷爷奶奶、外公外婆、父母、兄弟姊妹等可能全部或者部分患有高血压。另外，约有 60% 的患者在问诊时可询问到高血压家族史。研究提示，遗传因素作为高血压病因在生命早期已经建立，双亲均患高血压，其子女发病率达 46%；双亲单方患高血压，子女发病率达 28%；双亲无高血压，子女发病率仅有 3%。日本学者冈本教授在京都大学于 1969 年成功培育造模出遗传性高血压大鼠模型，繁殖几代后几乎 100% 发生高血压。目前人类基因组计划已完成，在后基因组时代，针对高血压相关遗传基因的研究旨在从根本上阐述高血压的本质，以基因定位、识别和克隆高血压的易感基因为研究重点。高血压的遗传可能存在主要基因显性遗传和多基因关联遗传两种方式，在遗传表型上，高血压的发生率、血压的程度、并发症的发生、对治疗的反应以及肥胖等均与遗传有关。当然，具备高血压相关遗传基因的人如果没有环境因素的参与，不一定会发生高血压，只能说具有遗传易感性。

（二）环境因素

1.饮食

每年的 10 月 8 日是我国的"全国高血压日"，是国家重视高血压防治的重要体现。卫生部（自 2018 年始更名为国家卫生健康管理委员会）从 1998 年 10 月 8 日开始每年都会在全国开展活动，以唤起社会和民众重视高血压的防治。每年的"全国高血压日"都有一个主题，其中 2009 年第 12 个"全国高血压日"的主题是"盐与高血压"，充分诠释了食盐在高血压的发生、发展中的重要作用。有研究发现，人群 24 小时尿液钠盐排泄量中位数每增加 2.3 g（100 mmol/d），收缩压 / 舒张压中位数平均升高 5 ～ 7/2 ～ 4 mmHg。现况调查发现，2012 年我国 18 岁及以上居民的平均烹调盐摄入量为 10.5 g，虽低于 1992 年的 12.9 g 和 2002 年的 12.0 g，但较推荐的盐摄入量水平依旧高 75.0%，且我国人群普遍对钠敏感，这些都有力地说明钠盐与高血压的关系。不同地区的人群或者同一地区摄钠盐量不同的人群血压的差异都比较大，一般情况下，摄入钠盐较高的人群血压普遍偏高。《内科学》提示摄入钠盐越多，血压水平和患病率越高，主要见于对盐敏感的人群。我国民众的饮食结构和烹调方式易出现高钠、低钾结构模式，而钾盐摄入与血压的关系呈负相关。相关研究提示，人从食物中摄入钾盐＜ 2.5 g/d，高血压的发病风险明显升高；当摄入钾盐达到推荐剂量的 3.5 g/d，可显著降低高血压的患病率。我国学者研究发现，盐敏感的高血压患者血压水平高，血压变异性大，昼夜节律调节差，夜间血压下降幅度低。在适度限盐的同时，补钾可以降低盐敏感高血压患者的夜间血压，改善昼夜血压比值。其他营养成分对血压的影响也有相关研究，如低钙饮食、高蛋白饮食、饱和脂肪酸比例较高饮食、过量饮酒等均可以导致血压升高。研究发现，无论男女，饮酒量越多，饮酒天数累计越多，高血压的患病率越高。

2. 精神应激

见第二章第二节。

（三）其他因素

1. 体重

随着我国经济的发展，物质条件改善，劳动方式变迁，使得我国人群体重普遍增加。我国在 2013 年针对全国人群抽样 10 657 人（男性 2 995 人，占 28.1%；女性 7 662 人，占 71.9%）进行网络调查，49.9% 的网民在过去 5 年体重呈上升趋势，其中体重增长超过 10 kg 的占 14.9%，6 ～ 10 kg 的占 17.6%，1 ～ 5 kg 的占 17.3%，只有 33.0% 的人体重基本保持不变，男性与女性网民的体重变化趋势基本一致（见图 2-2）。

其中，肥胖男性占 15.0%，超重占 24.8%；肥胖女性占 16.1%，超重占 22.6%。该调查提示肥胖可能引起的疾病 / 症状中高血压位居榜首，达到 77.2%，与血压相关的血脂异常占 62.2%，冠心病占 45.6%，2 型糖尿病占 42%，高尿酸 / 痛风占 23.2%，胰岛素抵抗占 15.2%。我国北京地区 7 ～ 15 岁超重的儿童和青少年高血压患病率为

19.7%；肥胖的儿童和青少年高血压患病率为 32.23%。与肥胖有关的测量学指标包括体重指数（BMI）、肥胖指数（BAI）、腰围（WC）、腰臀比（WHR）、腰围身高比（WHtR）等。学者针对吉林省部分农村地区的中老年人群进行调查发现，人体测量学指标与血压关系密切，呈正相关，其中 WC 和 WHR 相关性更密切，可用于预测和监测高血压。但是早前国外也有研究认为 WHR 对心血管疾病的预判价值与 BMI 比较并无优势。

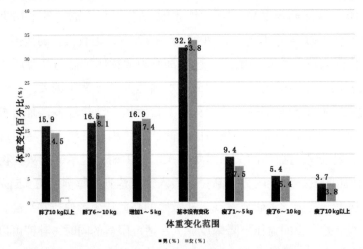

图 2-2　过去 5 年里的体重变化情况

（摘自 2013 年《中国网民健康体重调查报告》）

2. 药物因素

药物对血压的影响常常因服用者或者是施药者对药物的机理和说明书中不良反应以及副作用不熟悉而发生。为了避孕，有非常多的女性采用药物避孕，服用方便、高效、可逆、对月经周期影响小的复方口服避孕药（combined oral contraceptives，COC）成为女性青睐的对象。众多研究提示 COC 不论在什么环境服用均能增加女性高血压、静脉血栓、脑卒中等心脑血管疾病的风险。目前临床使用的 COC 包括三代避孕药（去氧孕烯炔雌醇片、炔雌醇环丙孕酮片、复方孕二烯酮片）和四代避孕药（屈螺酮炔雌醇片、屈螺酮炔雌醇片 II）等。另一类与血压相关的药物是非甾体类抗炎药物（non-steroidal anti-inflammatory Drugs，NSAIDs）。2013 年，有学者统计全球服用 NSAIDs 的患者达到 3 000 万 / 天，而其中年龄＞ 60 岁的患者超过 40%。NSAIDs 的作用机理是通过抑制环氧化酶（cyclooxygenase，COX）介导的前列腺素（prostiaglandin，PG）合成起作用，对 COX-1 和 / 或 COX-2 进行抑制，特别是选择性 COX-2 抑制剂导致水钠潴留，致使容量相关血压升高。NSAIDs 的高血压风险来自于其抗炎机制。有学者研究提出 NSAIDs 可以拮抗治疗高血压药的疗效，同时可导致服用 β 受体阻滞剂、血管紧张素转化酶抑制剂（ACEI）、血管紧张素 II 受体阻滞剂（ARB）和利尿剂的患者血压升高，病情恶化。在临床上增加高血压风险的药物还有很多，在这里根据其药物说明书罗列如下：①激素类，如糖皮质激素药物（地塞米松等）、盐皮质激素类药物（去氧皮质醇）、甲状腺素类药物（左甲状腺素钠片）、雄激素类药物（丙酸睾酮）、促红细胞生成素等；②缩血管类，如鼻减充血剂（盐酸麻黄碱、伪麻黄碱、萘甲唑啉、羟甲唑啉）、升压药（肾上腺素、去甲肾上腺素、米多君）等；③免疫抑制剂，如环孢素等；④抗抑郁药，如三环类抗抑郁药、单胺氧化酶抑制剂、5- 羟色胺及去甲肾上腺素再摄取抑制剂等；⑤中药及其他类，如甘草、人参、枳实、枳壳、青皮、西红花、麻黄、白鲜皮、蓖麻子、麦角胺、毒扁豆碱、环磷酰胺和白消安等抗癌药物，磺胺类、头孢菌素类、氨基糖苷类、两性霉素 B 和酒精等。

3. 阻塞型睡眠呼吸暂停低通气综合征

阻塞型睡眠呼吸暂停低通气综合征（obstructiv sleep apnea hypopnea syndrome, OSAHS）是指在睡眠期间因上气道塌陷、咽部肌肉松弛或痉挛、腺样体和扁桃体组织增生、舌根脂肪浸润及后坠、下颌畸形等导致气道狭窄或阻塞引起的反复呼吸暂停和通气不足，表现为中重度打鼾、睡眠结构紊乱、血氧饱和度（SaO_2）下降、白天坠入睡眠等一系列症状的综合征，常伴有慢性心血管系统、激素系统和神经系统损害。Sanders MH 的研究提示，超过 50% 的 OSAHS 患者合并高血压。通过监测 24 小时动态血压发现中度至重度 OSAHS 肥胖患者 24 小时收缩压和舒张压高于轻度 OSAHS 受试者，即 OSAHS 越严重，血压越高，而且高血压与 OSAHS 相互促进，互为因果，致病情恶化。我国学者研究发现 OSAHS 患者血浆儿茶酚胺及醛固酮水平高于单纯性高血压患者（$P < 0.05$）。另外，我国年轻人肥胖和超重现象普遍，青少年、儿童病理性鼾症有逐年增加的趋势。在 2014 年以前除了温州医学院（2012 年，青少年鼾症发生率 11.3%，OSAHS 患病率为 0.6%）和广州荔湾区（学龄前儿童 OSAHS 患病率为 7.24%）等地针对青少年、儿童有局部调查外，到目前为止尚未看到全国性普查，这是我们需要密切关注的课题，如果能有效遏制 OSAHS，可以降低心脑血管疾病的发病率。

4. 吸烟

吸烟是指人的吸烟量 ≥ 1 支 / 天，且持续半年以上。研究提示吸烟可以增加高血压的发病风险。江苏省淮安市疾病预防控制中心针对当地 18 岁以上的居民进行问卷调查，获得有效问卷 16 900 份，男性 8 073 人（占 47.8%）、女性 8 827 人（52.5%）。总体吸烟率 18.9%，其中男性吸烟率 37.8%，女性吸烟率 1.7%。与之对应的高血压总体患病率 18.6%，男性高血压患病率 28.73%，女性高血压患病率 27.9%。亚组分析发现：男性不吸烟者高血压患病率为 26.86%（不吸烟男性 5 019 人，患高血压 1 348 人）；吸烟 ≥ 1 支 / 天的男性高血压患病率为 32.87%（吸烟男性 2 954 人，患高血压 971 人）。女性不吸烟者高血压患病率为 27.96%（不吸烟女性 8 681 人，患高血压 2 427 人），吸烟 ≥ 1 支 / 天的女性高血压患病率为 35.62%（吸烟女性 146 人，患高血压 52 人）。这项调查提示吸烟人群的高血压患病率高于非吸烟人群，男性吸烟者比例高于女性，其患高血压的风险高于女性，且吸烟对女性血压的影响更大。吸烟增加高血压的患病率与其致动脉硬化的机理有关。

五、高血压的发病机制

（一）影响血压的主要生理因素

动脉血压的高低取决于两大主要因素：心输出量和外周血管阻力。在临床上，凡是能够影响这两种因素的机制都会影响到动脉血压。另外，循环系统内血液容量和血管容量之间的充盈程度也会影响到动脉血压。具体影响血压的机制分述如下：

1. 心输出量

心输出量（cardiac output，CO），是指心脏收缩时，一侧心室每分钟射出的血液总量，一般左右心室输出量是相等的，又叫每分钟输出量。CO 增大，心脏收缩期主动脉和大动脉内的血液量增多，血管壁所承受的张力相应增加，因此心脏收缩期动脉血压的升高就非常明显。生理状态下，由于收缩期动脉血压升高，血流速度很快，在外周阻力和心率两个变量相对恒定的情况下，可以推动大动脉内增多的血液量在心脏舒张期持续流向外周，到心脏舒张末期大动脉内存留的血液量和 CO 增加之前比较并没有明显变化。基于此，当患者 CO 增加而心率和外周阻力变化幅度微小时，动脉血压的升高主要表现为收缩压升高为主，舒张压变化不明显，其结果是脉压增大。同理，当患者 CO 减少时，主要使收缩压下降，脉压缩小。根据收缩压的形成原理可以反推出收缩压的高低是 CO 多少的体现。

2. 心率

心率的快慢会改变心脏活动周期的时间，对心脏的舒张期影响最大。当心率增快时，在 CO 和外周阻力两个变量相对恒定的情况下，心脏舒张期缩短，在该期内从主动脉、大动脉流向外周的血液流量减少，心脏舒张末期储存在主动脉内的血液量增多，舒张压就相应升高。心率增快时，收缩期缩短较少，心脏收缩期内可有较多的血液量流至外周血管，收缩压的升高不如舒张压明显，脉压较心率加快前缩小；与之相反，当患者的心率减慢时，舒张压减低的幅度大于收缩压的减低幅度，最终脉压增大。

3. 外周血管阻力

外周血管阻力（peripheral vascular resistance，PVR），主要是指循环系统中小动脉和微动脉对血流的阻力。计算公式：Rv=Pm/Qm，Rv 为外周阻力，Pm 为平均压力，Qm 为平均流量。根据 Poiseuille 定律：层流血液在单根血管内流动时的阻力与该血管半径的四次方成反比。影响 PVR 的因素主要是三个方面：①骨骼肌张力作用对阻力血管口径的调节；②腹腔脏器的张力状态和腹腔压力对阻力血管口径的调节；③血液黏稠度对层流血液阻力的影响，一般情况下，黏稠度越高，在管径不变的情况下，血流阻力越高。

PVR 对血压的影响机理：在 CO 不变的情况下，PVR 升高，心室舒张期血液从大动脉内流向外周血管的速度减慢，在舒张末期存留在大动脉内的血容量增高，导致舒张压增高。当心室处在收缩期时，因动脉血压升高，促进血流快速流动，因此收缩压的升高幅度不如舒张压的升高幅度，脉压就会缩小。与之相反，当 PVR 降低时，在其他条件相对不变的情况下，舒张压的降低幅度大于收缩压，脉压就会增大。基于前述原理，在临床上我们所测得舒张压的高低主要反映 PVR 的大小。

4. 主动脉和大动脉的弹性贮器作用

首先我们需要了解什么是弹性贮器血管？弹性贮器血管在解剖学上是指一些具有较厚血管壁且坚韧，富含弹性纤维，扩张性和弹性很好的血管，包括主动脉、肺动脉及其发出的大血管分支。左心室收缩射血时，主动脉压升高，在推动动脉内的血液向前流动的同时亦促使主动脉扩张，容积增大，这样在收缩期左心室射出的血液只有一部分流入外周血管，另一部分则被贮存在大动脉内。舒张期主动脉瓣关闭，大动脉管壁由收缩期的被动扩张状态发生弹性回缩，将贮存的部分血液继续送向外周血管，大动脉的这种功能称为弹性贮器作用，我们把它称作弹性贮器血管。由于弹性贮器作用，动脉压的波动幅度较心室内压的波动幅度明显减少。患者因高血脂、高血压、吸烟等原因导致动脉管壁硬化，血管壁的顺应性变差，血管的可扩张性和弹性下降，血管贮器作用弱化，收缩压升高，舒张压升高不明显甚至降低，因此脉压增大。

5. 循环血容量和血管系统容量的比例

人体在正常情况下参与循环的血容量与其血管系统的容积比例相适应，保证血管系统适度充盈，维持体循环平均充盈压。有两种情况会造成血压升高：其一，当血容量增加时，血管系统容积无改变，则体循环平均动脉压必然升高，导致动脉血压升高；其二，当血管系统容积缩小时，血容量无相应变化时，体循环平均动脉压升高，其结果也是导致动脉血压升高。

6. 影响血压的节律机制

人体各种活动在生物钟的调控下呈现生物节律。最重要的生物钟基因 per2，主要分布在视交叉上核、杏仁核、纹状体、海马体等边缘系统，参与生物节律调节，影响情绪和内脏活动。某些刺激能影响生物钟的输出和昼夜节律的表达，激发机体应激反应。杏仁核、海马体等脑内核团参与创伤、心理、生理、社会等因素导致的应激反应。过度应激扰乱机体生物钟，导致"错点"——生物节律紊乱，从而出现神经、内分泌紊乱，易感个体也因长时间"错点"出现情绪障碍。机体表现为心率加快、心输出量增加、血压升高、焦虑等。其本质是自主神经系统对"错点"的警觉防御，激活交感神经、抑制副交感神经在循环系统表现为血管收缩、血压升高，这也是一部分年轻人血压升高的机制之一。

（二）高血压的发病机制

前面我们谈了影响血压的生理机制，那么影响血压的病理机制有哪些呢？也就是说我们要回答遗传因素与环境因素是如何使血压升高的。对此目前的具体机制尚不清楚，还没有普遍一致的认识。出现这种局面主要与如下原因有关：其一，高血压是一种异质性疾病，不同个体之间的病因和发病机制差异较大；其二，高血压具有缓慢进展的特点，在疾病的不同阶段（初始、维持、加重、并发症等）有不同的机制或诱因参与；其三，参与调节血压的生理机制不同于高血压的发病机制，一种调节机制失常或缺失常常被另外的机制代偿；其四，导致高血压的机制与高血压病程中出现的病理生理变化很难完全分开；其五，高血压的定义具有鲜明的人为主观性，其起病具有模糊性、隐匿性的特点，导致其始动机制难以认定。

虽然高血压的发病机制在医学界尚缺乏统一的观点，但是从血流动力学方面进行深入分析后，我们不难发现高血压的发病机制主要集中在以下几个方面。

1. 交感神经系统活动

交感神经系统（sympathetic nervous system，SNS）活动亢进。SNS的中枢位于脊髓胸段全长及腰髓1～3节段的灰质侧角，其神经纤维在脊柱两侧组成交感干，呈锁链状，包括交感干神经节和节间支，位于脊柱椎体旁的神经节叫椎旁节，一般单侧有22～25个椎旁节，可分颈、胸、腰、骶和尾5部分，各部发出交感神经分支至各个器官，调节心脏及其他内脏器官的活动。人体SNS是一个完整的自主神经系统，主要作用是保证和促进机体主动适应内外环境的变化，根据环境的急剧变化动员机体组织器官的潜能。早在1995年，学者Esler等发现SNS激活后血浆去甲肾上腺素浓度增加，这一现象在老年人群中体现更明显，而且随着年龄的增加，心脏、血管、横纹肌的紧张性随之增加。进一步研究发现，SNS活性亢进的人群其心脏和血管的结构、功能以及分子水平的病理生理和解剖发生改变，使血管阻力增加，促进了血压升高。笔者在临床工作中体会到多种环境因素或/和社会心理应激因素导致SNS长期持续亢进所致的高血压或者难治性高血压，祛除病因或者提高这些刺激因素的阈值后患者的血压能得到较好的控制，因此精神心理学专家孙学礼教授把高血压定义为大医学背景下的心因性疾病。在高血压的发病过程中有许多神经活性物质参与，这也是 SNS 亢进作为高血压发病机制的物质基础，包括去甲肾上腺素、肾上腺素、多巴胺、神经肽 Y、5- 羟色胺、血管加压素、脑啡肽等神经递质，在人体处于慢性或者急性应激状态下产量增加。激活外周 SNS，血浆去甲肾上腺素等儿茶酚胺类物质升高，血管收缩，血压升高。

2. 肾性水钠潴留

水钠潴留会导致机体含水量增加，血容量升高，血压随之变高。在临床上可以导致肾性水钠潴留的因素较多，最常见的包括：SNS 亢进后肾血管阻力增加；肾小球的超微结构病变；肾小管重吸收水、钠增多；肾脏排钠类激素如前列腺素、激肽酶、肾髓质素等分泌减少；肾脏外排钠类激素如心房钠尿肽、内源性类洋地黄物质等分泌异常；机体潴钠类激素如盐皮质激素、糖皮质激素等类固醇激素产生增多或者外源性类固醇激素进入人体过多。

当前述原因导致机体水钠潴留时，在其他因素相对稳定的条件下，心输出量和组织灌注均会增加，从而给相应组织器官的解剖形态、结构和生理功能带来不可估量的危害。机体通过负反馈调节机制激活 SNS，阻力血管收缩，PVR 增高，增加左心室后负荷，减低心输出量及组织器官灌注；同时，肾脏中同属负反馈机制的压力——利钠机制亦被激活，最终排出机体潴留的水、钠；另外，机体可以通过前述排钠类激素分泌增多来促进排出潴留的水、钠，但是机体为了适应排出水、钠后的容量需求，会反馈性地调节 PVR 增加。综上我们不难看出，在水钠潴留时，出现的高血压实质上是机体为了保护组织器官，维持水、钠平衡的一种代偿机制。水钠潴留才是机体的基本病理生理现象。

3. 肾素 – 血管紧张素 – 醛固酮系统激活

肾素 – 血管紧张素 – 醛固酮系统（RAAS）激活包括经典的 RAAS 和组织 RAAS 两大体系。其一，经典的 RAAS 系统包括：①肾小球入球小动脉壁上的球旁细胞分泌肾素；②肾素激活自肝脏合成的血管紧张素原变成血管紧张素 I（Ang I）；③血管紧张素 I 在肺循环经血管紧张素转化酶（ACE）变成血管紧张素 II（Ang II）；④ Ang II 作用于靶器官上的血管紧张素 II 受体 1 型（AT_1），导致小动脉平滑肌收缩，肾上腺皮质球状带分泌醛固酮，促进交感神经末梢突触前膜正反馈性释放去甲肾上腺素；⑤最终血压升高并维持在高位血压水平。其二，组织 RAAS 是指存在于血管壁、心脏、中枢神经系统、肾脏、肾上腺等部位的 RAAS 系统成分。有研究发现，组织 RAAS 对心血管系统的功能、结构重塑意义重大，可能参与了高血压不可忽视的重要机制。

4. 细胞膜离子转运异常

血管壁的平滑肌细胞膜上存在较多的特异性的酶、离子通道和载体，共同构成平滑肌细胞膜离子转运系统，维持平滑肌细胞膜内外钠、钾、氯、钙、磷、镁等离子的平衡。其中钠、钾、钙离子异常与高血压关系密切。早在 20 世纪 90 年代就已有研究明确细胞膜的离子转运功能与膜脂质和膜流动性改变密切相关。细胞膜脂质主要有磷脂、胆固醇和糖脂等类脂，膜流动性决定于膜脂和膜蛋白的活性，Na^+-K^+-ATP 酶活性与膜磷脂的量正相关，膜磷脂含量下降，酶活性降低；膜胆固醇含量升高将明显降低 Na^+-K^+-ATP 酶的内向协同转运功能，上述功能主要影响钠、钾的转运。与平滑肌细胞膜钙离子转运密切相关的有钙泵即平滑肌细胞膜上的 Ca^{2+}-Mg^{2+}-ATP 酶、Na^+-Ca^{2+} 交换机制、受体活化钙通道及电压敏感性钙通道、平滑肌细胞质和细胞膜上的 Ca^{2+} 结合蛋白等，当它们的功能正常时能维持细胞内外钙离子平衡。

在临床上，由于各种病因或诱因，如遗传因素或获得性细胞膜离子转运异常（泵活性降低、细胞膜通透性和离子通道协同转运缺陷等）导致细胞内钠、钙离子浓度增高，细胞内钾离子浓度下降，平滑肌细胞膜电位减低，血管平滑肌细胞的兴奋 – 收缩耦联机制被激活，平滑肌收缩反应增高，平滑肌增生、肥厚和重塑，血管阻力升高，出现高血压。

5. 胰岛素抵抗

胰岛素抵抗（insulin resistance，IR）是指机体为了维持正常的糖耐量水平，必须要分泌高出正常水平的胰岛素释放量。当患者出现这种情况时则表明其机体组织器官内胰岛素处理血葡萄糖的能力减退。有学者研究发现高血压患者中约 50% 的患者存在轻重不同的 IR，并提出 IR 四联症，即肥胖、高甘油三酯血症、高血压、糖耐量异常。笔者发现具备这四联症的患者血压控制难度相对较高，易出现难治性高血压，且合并高尿酸血症、高黏血症和 OSAHS 等病症的概率非常高。IR 导致高血压的机制有多种说法，多数学者认为 IR 是高胰岛素血症所致，胰岛素虽然主要影响机体对葡萄糖、脂肪、蛋白质三大营养物质的吸收利用最终达到调节血糖、促进机体合成代谢的目的，但是胰岛素的其他生物学效应依然保留，如水钠潴留、血管平滑肌增生、血管壁重塑等作用。IR 导致机体内胰岛素浓度高于正常，在促进机体合成代谢的同时水钠潴留机制得以凸显，因年龄、血脂、尿酸盐等因素造成血管壁损伤后的血管壁重塑增加，动脉弹性减退，血压升高。另外，笔者还认为 IR 患者出现高血压与肥胖和 OSAHS 相关。肥胖患者组织灌注需求大，循环系统为了满足组织器官灌注，必然代偿性的活动增强；OSAHS 患者反复出现低氧血症，SNS 代偿性激活，最终导致血压升高。

6. 纯收缩期高血压

该型高血压的主要特点是收缩压升高，舒张压不高甚至会减低，最终脉压增大，正常脉压差值 20 ～ 60 mmHg。目前国内外把脉压差值 ≥ 63 mmHg 作为动脉粥样硬化的危险值。生理学研究提示，影响收缩压和脉压的确定性因素是大动脉弹性和外周血管的压力反射波。血管内皮细胞可合成、分泌、激活和释放多种血管活性物质来调节循环系统的舒缩功能，如一氧化氮（NO）、前列环素（PGI2）、内皮素（ET-1）、内皮依赖性血管收缩因子（EDCF）等。这些活性物质会随着年龄的增长、机体所处的外环境状态和内环境等有所消长，其中血脂异常、血糖异常、吸烟、高同型半胱氨酸、高尿酸血症、高脂蛋白 a 等危险因素影响巨大，当这些危险因素作用于机体后，体内的氧自由基产生增加，舒血管物质（如 NO）灭活增强，缩血管物质（如 ET-1）活性增高，同时氧化应激是导致衰老的主要机制，心血管也不例外，最终导致血管硬化，血压升高。当大动脉管壁弹性减退时，在心脏舒缩周期内，脉搏波传导速度（PWV）因血管壁硬化而传导增快，相应的脉搏反射波折返传导到中心大动脉的时相会提前，即从心脏舒张期提前到收缩末期，脉搏波表现为收缩期延迟压力波峰，这样就出现了收缩压升高，舒张压降低，脉压增大。

另外，外周阻力小血管因上述原因、诱因和机制导致结构（血管数目减少、血管壁 / 血管腔比值增加或血管壁纤维变、玻璃样变）和功能（弹性减退、阻力增大）等病理改变，导致外周血管压力反射点的位置提前或者反射波强度增加，在脉压增大的原因中亦扮演重要角色。

六、高血压的病理学改变

高血压的病理变化分为三期：①动脉功能紊乱期；②动脉硬化期；③器官功能病变期。现分述如下：

1. 动脉功能紊乱期

动脉功能紊乱期表现为阻力血管间歇性痉挛，血管壁平滑肌强烈收缩，管腔狭窄，尚缺乏器质性病变。导致该型病理改变的因素有神经源性因素（SNS、精神心理应激）、肌源性因素（血管平滑肌属于多单位平滑肌有自律性，当 ET-1 等增多时收缩强烈）。此时血压的特点为血压波动性升高，可以没有症状或者头晕、头痛，祛除部分因素后血压可以恢复。

2. 动脉硬化期

循环血管出现器质性损害，细动脉玻璃样变，小动脉硬化，大、中动脉粥样硬化。

病理特点为细动脉内膜下血浆蛋白成分沉积，血管壁增厚变硬，血管腔狭窄；小动脉内膜纤维增生和中膜平滑肌细胞肥大增生、纤维增生，血管壁增厚变硬；大、中动脉粥样硬化经历了从早期的血管内膜面脂质条纹进展到纤维斑块，随着纤维斑块的发展，斑块深层细胞发生坏死，这时标本上大体可以看到内膜面灰黄色斑块既向血管腔内隆起又向管壁深部压迫中膜，形成粥瘤样病理改变。部分粥样斑块可以继发斑块内出血、斑块破裂、血栓形成、钙化、动脉瘤形成、血管腔狭窄。上述病理结果使细动脉、小动脉及大、中动脉管壁增厚，管腔狭窄，中膜平滑肌减少，血管变硬、变脆。处于该期的患者血压进一步升高，持续在较高水平，出现头晕、头痛、心悸等症状，但是部分患者仍然无症状。该期必须启动药物治疗。

3. 器官功能病变期

高血压常见的器官功能病变见表2-2。

表2-2　高血压常损害的靶器官病理和引起的相应的疾病

靶器官	病理改变	常见并发症
心脏	心肌细胞肥大，心脏间质纤维化，左心室肥厚和扩大；近年来发现部分高血压出现左心房增大	高血压性心脏病、冠心病、心脏微血管病变、心力衰竭等
脑	脑血管缺血变性、脑动脉粥样硬化、微动脉瘤、脑梗死、脑出血、脑微血管病变	一过性脑缺血、脑卒中、血管性痴呆等
肾脏	肾小球囊内压增高，肾小球纤维化、萎缩，肾动脉硬化，肾单位逐渐减少；恶性高血压时出现入球小动脉和小叶间动脉增殖性内膜炎、纤维素样坏死；肾固缩，肾衰竭	肾小动脉硬化、肾萎缩、肾功能不全等
视网膜	视网膜小动脉痉挛、硬化，视网膜渗出和出血	眼底出血、失明等
中心或周围血管	大动脉内膜破裂、夹层形成，动脉粥样硬化，血管腔闭塞	主动脉夹层、动脉粥样硬化、动脉瘤、下肢动脉闭塞
其他	内耳动脉闭塞	听力损害、突聋等

上述病理改变降低了大动脉的弹性，增加了血管阻力和容量，促进高血压的形成；高血压又促进小动脉病变，血管管腔狭窄，增加血管阻力，降低血管顺应性。高血压和血管病理改变互为因果关系。

七、高血压的临床表现

临床上根据高血压起病急缓、进展快慢等分为缓进型高血压和急进型高血压，其中缓进型高血压占比最高，是普通高血压门诊就诊的主流，急进型高血压占比1%，主要就诊方式是急诊。

（一）缓进型高血压

缓进型高血压进展缓慢，早期症状缺乏，无特异性，多为体检或其他疾病就诊时发现血压增高，表现为反复或轻度持续头晕、头痛、眼花、耳鸣、鼻衄、失眠、乏力、注意力不集中等症状，在情绪刺激、紧张和劳累后加重，症状轻重与血压水平不完全相关，部分患者休息后可缓解，早期血压仅暂时升高，随病程进展血压持续升高，并累及靶器官。靶器官病变后可以有部分针对性较强的临床表现，如：①脑部表现，头痛、头晕常见。在精神心理刺激下或劳累或气候变化或无医嘱停用降压药情况下诱发血压急骤升高，症状加重出现明显头痛、视物模糊、恶心、呕吐、抽搐、意识障碍、一过性偏瘫、失语等；②心脏表现，早期常无明显症状或者仅有轻度心悸、胸闷，后期出现心界增大、劳力性呼吸困难，最终出现心力衰竭等；③肾脏表现，肾功能减退，夜尿增多，尿液中蛋白、管型及红细胞增多，肾脏体积缩小，尿浓缩功能低下，出现氮质血症及尿毒症；④动脉病变，出现间歇性跛行，血压不对称等；⑤眼底改变（详见第二章第三节）；⑥听力下降、耳鸣等。

（二）急进型高血压

急进型高血压也叫恶性高血压，该型高血压可由缓进型发展而来，亦可起病即表现为急进型高血压，其发病机制不清。部分患者尸解发现有严重的肾动脉狭窄，病理特征为肾小动脉纤维素样坏死。任何年龄人群均可发病，以30～40岁年龄人群高发，预后不良，病情进展迅速、急骤。血压升高明显，舒张压持续≥130 mmHg，以头痛、口干、乏力、紧张、心悸、心累、胸闷、视物不清、眼底出血或者渗出和视盘水肿、持续蛋白尿、血尿、管型尿、肾功能损害等为主要表现。血压控制不良者常因肾功能衰竭、脑卒中或者心力衰竭死亡，但上述表现不一定会全部出现。

（三）高血压并发症

1. 高血压危象

高血压危象（hypertensive crisis）指原发性高血压和继发性高血压在疾病过程中，因紧张、焦虑、疲劳、寒冷、非计划性停用降压药、体内儿茶酚胺类物质增多（如嗜铬细胞瘤）等诱因条件下，机体外周小动脉发生暂时性强烈痉挛，血压急剧升高，影响重要组织器官血液灌注（心、脑、肾等）而危及生命的危重症。高血压危象可发生于高血压任何阶段，表现为头痛、焦虑、烦躁、眩晕、恶心、呕吐、心悸、气促、视物不清等严重症状；另外，当舒张压 ≥ 140 mmHg 和 / 或收缩压 ≥ 220 mmHg，无论有无症状均视为高血压危象。

2. 高血压脑病

脑内血流灌注是否能保持稳定与血压密切相关，平均动脉压（MAP）在 60 ～ 140 mmHg 时脑内血流保持恒定。高血压脑病（hypertensive encephalopathy）是指当血压突然且持续升高使 MAP > 140 mmHg，突破脑内血流灌注自动调节机制的阈值（140 mmHg），导致脑组织因血流灌注过多、脑内毛细血管内压增高、血管通透性增加、血浆成分外渗等而出现脑水肿。其特点是：①可见于任何类型的高血压；②可见于基础血压正常者因其他疾病发生（如肾小球肾炎、妊娠高血压等）、急进型或严重缓进型高血压伴严重脑血管硬化者；③起病急骤、病情危重、进展快，发生高血压脑病一般需 12 ～ 48 小时，短则数分钟，长则 1 ～ 3 天；④具有脑病的特点，如剧烈头痛、呕吐、意识障碍甚至昏迷、精神错乱、局部或者全身抽搐、肢体活动障碍、偏瘫、偏盲、黑蒙，眼底检查有局限性或弥漫性视网膜小动脉痉挛，部分患者可伴有项强、大小便失禁、定向力和判断力下降、失语、病理征等；⑤经及时有效地降压和脱水治疗不留下神经系统损害，治疗不及时可能死亡或者遗留永久性神经系统损害；⑥患者舒张压 ≥ 140 mmHg，MAP 常为 150 ～ 200 mmHg。

3. 脑血管病

脑血管病即民间所说的"中风"，包括缺血性脑血管病和出血性脑血管病。前者见于短暂性脑缺血发作、脑梗死、脑微血管病变；后者见于脑出血、自发性蛛网膜下腔出血等疾病。脑血管病的临床表现与病变脑区和病变范围有关，如偏瘫、偏觉、偏盲、恶心、呕吐等。目前普遍认为高血压和脑血管硬化是其主要原因。2017 年 10 月 8 日第 20 个全国高血压日的主题是"知晓您的血压！"其目的是告知大众高血压是心脑血管疾病的第一危险因素，充分地说明高血压在脑血管疾病的发生、发展中所扮演的重要角色。

4. 心力衰竭

心力衰竭（heart failure，HF）是指各种原因导致心肌收缩和 / 或舒张功能障碍，使心脏排血量不能满足机体的代谢活动，表现为组织、器官的血液灌注不足，出现肺循环和 / 或体循环血液瘀滞以及相关神经内分泌系统被激活的临床综合征，主要病理改变为心室重构。与高血压关系密切的疾病主要有高血压性心脏病、冠状动脉粥样硬化性心脏病（冠心病）、心脏微血管病等。这些疾病在其发生和进展过程中如果没有控制好血压等危险因素，心脏会逐渐出现心肌损伤、心功能不全并最终导致终末期心脏疾病。在临床上因心功能不全所处的阶段不同而有不同程度的呼吸困难（劳力性呼吸困难→夜间阵发性呼吸困难→端坐性呼吸困难）、气紧、对称性肺部湿啰音、水肿等表现。持续且有效地控制高血压等危险因素对延缓或者阻断心衰进程意义重大。

5. 慢性肾功能衰竭

慢性肾功能衰竭（chronic renal failure，CRF）是指由于各种肾脏疾病所导致缓慢的、进行性的肾脏功能衰退，最终发展到终末期肾脏病，出现不可逆转的肾功能损害、尿毒症，并伴随一系列的症状、体征、生化和内分泌与代谢性骨病等临床综合征。根据肾脏功能损害的不同程度临床上分为肾贮备能力下降期、氮质血症期、肾衰竭期、尿毒症期四个阶段。临床上与高血压相关的疾病有高血压良性肾小动脉硬化症、高血压恶性肾小动脉硬化症、高血压肾动脉粥样硬化症。主要病理改变为颗粒性肾固缩。临床表现可以从无症状体征到夜尿增多、低比重尿、乏力、恶心、呕吐、腹泻、少尿、水肿、无尿等等。

6. 主动脉夹层

主动脉夹层（aortic dissection）是由于各种原因导致主动脉内膜破裂，血液涌入主动脉壁内膜与中膜之间，导致主动脉壁中层出现夹层血肿，严重者血肿可以沿着主动脉延伸剥离，向上破入心包膜，向下达到髂血管，部分患者夹层血肿导致血管分层而出现"双腔主动脉"。我国学者研究发现 80% ~ 90% 的主动脉夹层与高血压有关。临床表现为突发前胸和／或肩胛间区剧烈疼痛，如果疼痛在游走则提示夹层在向相应方向延伸，脉搏异常，脉压增大，主动脉瓣区舒张期杂音，心动过速，夹层破裂后出现压迫症状和出血相关表现。临床上主动脉夹层根据是否累及升主动脉分为 Stanford A 型（累及升主动脉）和 Stanford B 型（未累及升主动脉）。主动脉夹层分为 5 级：1 级，典型的主动脉夹层，破裂撕脱的内膜层将主动脉分成真假两腔，即双腔主动脉；2 级，主动脉中膜变性，内膜下有血肿或内膜下出血；3 级，局限在内膜破裂口附近的小面积偏心性主动脉壁肿胀；4 级，主动脉附壁斑块破裂形成主动脉壁溃疡；5 级，医源性或创伤性的主动脉夹层。主动脉夹层发生后要注意与急性冠状动脉综合征相鉴别，因为二者的治疗有本质的差异。

7. 高血压眼底病变

详见第二章第三节。

八、高血压的诊断

诊断高血压需要回答四个主要问题：①判断高血压是否成立，如果诊断成立，患者的血压水平分级如何？②分析血压升高的原因有哪些，以区分是原发性高血压还是继发性高血压；高血压可能存在的诱因？③评估高血压患者的其他心脑血管危险因素、靶器官损害以及相关临床表现。④评估患者的生活习惯、劳动强度和紧张度、精神心理状态、行为能力、感官功能、其他疾病用药史、药物过敏史、宗教信仰、家庭和社会支持系统、对疾病的态度等是否有利于血压的控制？

（一）判断高血压是否成立

判断高血压是否成立即判断患者的血压是否确实高于正常。在未服用降压药的情况下，通过诊室水银柱血压计或者电子血压计检测血压，非同日三次均检测到成人收缩压 ≥ 140 mmHg 和 / 或舒张压 ≥ 90 mmHg 即为高血压。近几年家庭自测血压和 24 小时动态血压检查已经普及，可避免诊室血压检测时的白大衣高血压现象出现。在检测时如果按操作说明要求进行，所测血压真实性高于诊室血压，而且患者整体比较放松，所测血压诊断高血压界限值作了相应下调，如果 HBPM 测到收缩压 ≥ 135 mmHg 和 / 或舒张压 ≥ 85 mmHg 即为高血压；如果 ABPM 测到 24 小时血压平均值收缩压 ≥ 130 mmHg 和 / 或舒张压 ≥ 80 mmHg，白昼平均收缩压 ≥ 135 mmHg 和 / 或舒张压 ≥ 85 mmHg，夜间平均收缩压 ≥ 120 mmHg 和 / 或舒张压 ≥ 70 mmHg 即为高血压；另外，既往有高血压且在服用降压药的患者即使所测血压正常仍然考虑高血压。

《指南》指出：我国采用正常血压（收缩压 <120 mmHg 和 舒张压 <80 mmHg）、正常高值（收缩压 120 ~ 139 mmHg 和 / 或舒张压 80 ~ 89 mmHg）和高血压（收缩压 ≥ 140 mmHg 和 / 或舒张压 ≥ 90 mmHg）进行血压水平分类。以上分类适用于 18 岁以上任何年龄的成年人。

将血压水平 120 ~ 139/80 ~ 89 mmHg 定为正常高值血压，主要根据我国流行病学研究的数据确定，处于该血压水平的人群，10 年后心血管风险比血压水平 110/75 mmHg 的人群增加 1 倍以上，而且血压 120 ~ 129/80 ~ 84 mmHg 和 130 ~ 139/85 ~ 89 mmHg 的中年人群，10 年后分别有 45% 和 64% 的人成为高血压患者。基于前述原因，高血压的分级管理非常重要，有利于针对不同层级的患者制定不同的管理方案。根据血压高低标准将高血压分为三级（见表 2-3）。

表 2-3　血压水平的定义和分类

类　别	收缩压（mmHg）	关系	舒张压（mmHg）
正常血压	< 120	和	< 80
正常高值	120 ~ 139	和 / 或	80 ~ 89

续表

类　别	收缩压（mmHg）	关系	舒张压（mmHg）
高血压	≥ 140	和 / 或	≥ 90
1 级高血压	140 ~ 159	和 / 或	90 ~ 99
2 级高血压	160 ~ 179	和 / 或	100 ~ 109
3 级高血压	≥ 180	和 / 或	≥ 110
单纯收缩期高血压	≥ 140	和	< 90

注：①患者的收缩压与舒张压分属不同级别时，以较高的分级为准。②单纯收缩期高血压也可按照收缩压水平分为 1、2、3 级。③将血压 120 ~ 139/80 ~ 89 mm Hg 列为正常高值是根据我国流行病学数据分析的结果，血压处在此范围内者，应认真改变生活方式，及早预防，以免发展为高血压。④由于诊室血压受环境因素及心理因素影响较大，目前提倡动态血压监测和家庭自测血压作为高血压诊断依据。

（二）血压升高的原因的评估

1. 询问病史

（1）了解患者第一次发现血压升高和确诊高血压的时间，患者自身的状态、生活和工作环境、发病的诱因、血压水平、伴随症状、生活方式干预和 / 或药物干预情况、用药种类和剂量、血压控制水平、血压或症状的时间规律。

（2）诊断高血压前的疾病情况（是否有肾脏疾病、免疫疾病、内分泌系统疾病等），诊断高血压时的器官功能状况或者治疗随访过程中相继出现的症状和靶器官损害情况。

（3）家族史，主要是一级亲属的心脑肾代谢相关血管疾病史以及其发病的年龄。

（4）询问并评估其是否有肾脏疾病、贫血、肌无力、发作性软瘫、阵发性头痛、心悸、多汗、面色苍白或潮红、发作性紧张、打鼾伴有呼吸暂停、肥胖、焦虑、抑郁、尿液异常；是否经常使用可能升高血压的药物，如甘草片、泼尼松、左甲状腺素钠（优甲乐）、西洛他唑、羟苯磺酸钙（导升明）、米多君等。

2. 体格检查

针对首次就诊患者进行全面体格检查非常重要。体格检查涉及测量血压、脉率、体重指数（BMI）、腰围及臀围；观察体形、体貌、肤色皮纹、突眼征、甲状腺大小、肢体浮肿、肢端动脉搏动、左右肢体和手足血压测值的差异等情况；胸部、腹部的望扪叩听；听诊大动脉有无杂音；神经系统的感觉功能、运动功能、平衡功能等。因就诊时间有限，医师很难全面体检，为了配合医师诊疗，有行为能力的患者可以在到医院就诊前自己测量体重、身高、腰围、臀围等指标并记录好，在正式进行诊疗时告诉接诊医师。

3. 实验室检查

初诊高血压患者的必查项目：血常规、尿常规、肝功能、肾功能、血糖、血尿酸、血脂（含有脂蛋白 a）、同型半胱氨酸、超敏 C 反应蛋白、普通心电图、心脏彩超、颈动脉彩超。

常见的检查有尿微量白蛋白、尿白蛋白 / 肌酐比值、尿蛋白定量、眼底、胸部影像、脉搏波传导速度（PWV）以及踝臂血压指数（ABI）、血浆肾素活性或肾素浓度、血和尿醛固酮、血和尿皮质醇、血游离甲氧基肾上腺素及甲氧基去甲肾上腺素、血或尿儿茶酚胺、甲状腺功能等检查，以及肾动脉超声和造影、肾和肾上腺超声、CT 或 MRI、睡眠呼吸监测、心理测试、认知功能检测等。这些项目并不是全部都要检查，医师会根据患者的情况选择检查项目。

4. 原发性高血压和继发性高血压的判断

根据病史、体格检查、辅助检查等综合分析后作出是原发性高血压还是继发性高血压的判断；同时确定患者的高血压病因或者诱因，区分出不可更改因素、难改变因素、易改变因素等。

（三）评估心脑血管疾病的危险因素

1. 导致心脑血管疾病常见的危险因素

（1）血压水平：见表 2-3。

（2）发病年龄：男 ≥ 55 岁，女 ≥ 65 岁。

（3）吸烟。

（4）血脂异常：总胆固醇（TC）≥ 6.2 mmol/L（240 mg/dl）或低密度脂蛋白胆固醇（LDL–C）≥ 4.1 mmol/L（160 mg/dl）或高密度脂蛋白胆固醇（HDL–C）<1.0 mmol/L（40 mg/dl）。

（5）早发心血管病家族史：一级亲属，发病年龄 <50 岁。

（6）腹型肥胖，男性腰围 ≥ 90 cm、女性腰围 ≥ 85 cm；肥胖，BMI ≥ 28；超重，BMI 24 ～ 27.9。

（7）同型半胱氨酸 ≥ 15 μmol/L。

（8）超敏 C 反应蛋白 ≥ 9.52 μmol/L（1 mg/dl）。

（9）脂蛋白 a > 140 mmol/L（300 mg/L）。

（10）血糖异常：空腹血糖受损、糖耐量异常，糖尿病。

（11）高血压靶器官损害及并存的临床疾病等。

前面列举了高血压患者发生心脑血管疾病的常见危险因素，通过治疗可有效减少心脑血管疾病的发生和改善预后，例如脂蛋白 a 经过烟酸类药物或者 PCSK9 抑制剂（PCSK9 即 Kexin 样前转化酶枯草杆菌蛋白酶家族第 9 个成员）控制后患者心血管事件的发生率降低。如何界定心血管疾病危险因素、靶器官的损害、并存的临床情况见表 2-4。

表 2-4 影响高血压患者心血管预后的因素

心血管疾病的危险因素	靶器官的损害	并存的临床情况
·高血压（1 ~ 3 级） ·男性 ≥ 55 岁，女性 ≥ 65 岁 ·吸烟或被动吸烟 ·糖耐量受损：餐后 2 小时血糖 7.8 ~ 11.0 mmol/L 和 / 或空腹血糖异常 6.1 ~ 6.9 mmol/L ·血脂异常： TC ≥ 6.2 mmol/L（240 mg/dl）或 LDL-C ≥ 4.1 mmol/L（160 mg/dl）或 HDL-C<1.0 mmol/L（40 mg/dl） ·早发心血管病家族史：一级亲属发病年龄 <50 岁 ·腹型肥胖（男性腰围 ≥ 90 cm，女性腰围 ≥ 85 cm）或肥胖（BMI ≥ 28） ·同型半胱氨酸 ≥ 15 μmol/L ·超敏 C 反应蛋白 ≥ 9.52 μmol/L（1 mg/dl） ·脂蛋白 a ≥ 140 mmol/L	·左心室肥厚 心电图：Sokolow-Lyon 电压 >3.8 mV 或 Cornell 乘积 >244 mV·ms 超声心动图 LVMI：男 ≥ 115 g/m²，女 ≥ 95 g/m² ·颈动脉超声 IMT ≥ 0.9 mm 或动脉粥样斑块 ·颈 - 股动脉脉搏波速度 ≥ 12 m/s（选择使用） 踝 / 臂血压指数 <0.9（选择使用） ·估算的肾小球滤过率降低（eGFR 30 ~ 59 ml/min）或血清肌酐轻度升高，男性 115 ~ 133 μmol/L（1.3 ~ 1.5 mg/dl），女性 107 ~ 124 μmol/L（1.2 ~ 1.4 mg/dl） ·尿微量白蛋白（30 ~ 300 mg/24 h）或白蛋白 / 肌酐比值 ≥ 30 mg/g（3.5 mg/mmol）	·脑血管病 脑出血、缺血性脑卒中、短暂性脑缺血发作 ·心脏疾病 心肌梗死、心绞痛、冠状动脉血运重建、慢性心力衰竭、心房颤动 ·肾脏疾病 糖尿病肾病、肾功能受损 包括 eGFR<30 ml/min 或血肌酐升高，男性 ≥ 133 μmol/L（1.5 mg/dl）；女性 ≥ 124 μmol/L（1.4 mg/dl）；尿蛋白 ≥ 300 mg/24 h ·外周血管疾病 ·视网膜病变 出血或渗出、视盘水肿 ·糖尿病 新诊断：空腹血糖 ≥ 7.0 mmol/L（126 mg/dl），餐后血糖 ≥ 11.1 mmol/L（200 mg/dl） 已治疗但未控制：糖化血红蛋白 ≥ 6.5%

注：TC——总胆固醇；LDL-C——低密度脂蛋白胆固醇；HDL-C——高密度脂蛋白胆固醇；LVMI——左心室质量指数；IMT——颈动脉内膜中层厚度；BMI——体重指数；Sokolow-Lyon 和 Cornell——目前计算左心室肥厚的标准；eGFR——估算的肾小球滤过率。

2. 危险度分层

目前研究证实高血压是心脑血管疾病及其事件发生、发展和预后的独立危险因素，但是并非唯一危险因素，也就是说单纯的高血压患者不一定会发生冠心病、脑卒中等心脑血管疾病，或者说不一定会促使已经有心脑血管疾病的患者发生心肌梗死、脑出血等事件。绝大部分高血压患者同时具备多种心脑血管疾病危险因素。因此，高血压患者的诊断和治疗必须根据血压等级、心脑血管疾病危险因素、靶器官损害、并存的临床情况等进行综合风险的评估并分层。这样有利于制定高血压管理策略，优化血压控制方案，确定合适的血压控制目标和患者管理措施。

本书采用《指南》的分层原则和基本内容，将高血压患者按心脑血管风险水平分为低危、中危、高危和很高危 4 个层次（见表 2-5）。将脂蛋白 a ≥ 140 mmol/L 作为心血管独立危险因素列出的依据，除了笔者在临床工作中的体会和对该指标角色的认可外，还与国内外学者对脂蛋白 a 的研究分不开。从 2015 年 *European Heart Journal* 杂志发表的关于 PCSK9 抑制剂的全面介绍，到 2017 年 03 月 03 日在《中国循环杂志》上发表的《JACC 杂志脂蛋白 a 认识十大要点：脂蛋白 a 升高是与遗传有关的心血管病独立危险因素》等文章均诠释脂蛋白 a 的实际意义。目前各个医院已经普及脂蛋白 a 检测。虽然《指南》未将其列为独立危险因素，但是笔者认为这只是时间问题。

表 2-5　高血压患者心血管危险分层

其他危险因素和疾病史	血压（mmHg）			
	正常高值 收缩压 130 ~ 139 和 / 或舒张压 85 ~ 89	1 级高血压 收缩压 140 ~ 159 和 / 或舒张压 90 ~ 99	2 级高血压 收缩压 160 ~ 179 和 / 或舒张压 100 ~ 109	3 级高血压 收缩压 ≥ 180 和 / 或舒张压 ≥ 110
无其他危险因素		低危	中危	高危
1 ~ 2 个危险因素	低危	中危	中 / 高危	很高危
3 个及以上其他危险因素，靶器官损害，或 CKD3 期，无并发症的糖尿病	中 / 高危	高危	高危	很高危
临床并发症，或 CKD ≥ 4 期，有并发症的糖尿病	高 / 很高危	很高危	很高危	很高危

注：CKD——慢性肾脏病。

由于部分患者就诊时讲不清楚自己的病情，无法提供患病情况，医师追溯困难，会影响病情判断，因此对初诊患者进行系统评估非常重要，应评估其是否伴有基础疾病，如冠心病、糖尿病、血脂异常、高尿酸血症、脑血管病、阻塞型睡眠呼吸暂停低通气综合征、慢性呼吸道疾病等，另外，近年来备受重视的高黏血症和代谢综合征也需要评估。

3. 血黏度升高

详见第六章。

4. 代谢综合征

代谢综合征（metabolic syndrome，MS）是高血压、血糖代谢异常、血脂异常和肥胖症等多种疾病在人体内集中表现的一种疾病状态，威胁个体健康，特别是心脑血管疾病的发生率会明显增高，影响个体的生活质量和预期寿命。据中华医学会糖尿病学分会的调查，目前在中国城市 20 岁以上的人群中，MS 的患病率为 14% ~ 16%；MS的患病率随着年龄的增长而增加，在 50 ~ 70 岁人群中达到发病高峰。我国调查发现 18 岁以上人群的患病率自 2002 年的 13.8% 至 2009 年的 18.2% 逐年增高，其中女性患者多于男性。预计在未来 7 年内，每 8 个人就会有 1 人因 MS 死亡，其中因糖尿病导致的心血管疾病发生数量是血糖正常者的 4.5 倍。

2007 年《中国成人血脂异常防治指南》给出 MS 的诊断标准：①腹部肥胖，男性腰围＞ 90 cm，女性腰围＞ 85 cm；②血浆甘油三酯≥ 1.70 mmol/L（150 mg/dl）；③血浆高密度脂蛋白胆固醇＜ 1.04 mmol/L（40 mg/dl）；④血压≥ 130/85 mmHg；⑤空腹血糖≥ 6.10 mmol/L（110 mg/dl）或糖负荷后 2 小时血糖≥ 7.80 mmol/L（140 mg/dl）或者有糖尿病病史。凡是患者同时具备其中的三项或更多项即可诊断为 MS。

（四）评估患者的生存环境、文化背景和对疾病的态度

高血压及相关并发症属于慢性病，是需要医生、患者及其家属等共同参与的一场旷日持久的疾病管理战。要打好这场战争，除了各项诊断评估外，充分了解患者的生存环境、文化背景、对疾病的态度等也是非常重要的，但是我国在这方面的慢性病管理相关指南不多，医师的观念止步在基本疾病（医疗）保障上面，更多地关注疾病（如血压降了多少）而缺少人文关怀和与患者做朋友的心态。笔者这几年的体会是要把高血压管好，医务人员需要并且必须关心患者的生活习惯等。

1. 患者的生活习惯

关注患者是否喜欢静坐，有无适当的体育活动或者体力劳动；关注患者的饮食习惯；关注患者是否嗜好烟酒；关注患者的睡眠情况。

2. 劳动强度和紧张度

目前高血压的发病趋势年轻化，退休年龄延后政策的实施、社会生活成本上涨等问题，导致产生许多上班族高血压患者。2011 年，一篇名为《昆明市城乡居民劳动强度与高血压患病关系研究》的论文提示：劳动强度与高血压的发生率呈反比关系，即随着劳动强度（指体力劳动）增加，高血压的发生率下降，说明轻体力劳动者（包括

脑力劳动者）易患高血压。但是笔者认为有一部分劳动者由于存在职业紧张状况，即使劳动强度适宜，仍会出现不适心理和生理应激，对血压管理不利。因此医师关注患者的劳动强度和紧张度，对制定血压管理方案大有裨益。

3. 其他因素

其他因素包括精神心理状态、行为能力、感官功能、行动能力、宗教信仰、家庭和社会支持系统、对疾病的态度等。对于不利的可改变因素需与患者或家属共同探讨克服的方法。

（五）高血压的鉴别诊断

在临床上主要是原发性高血压和继发性高血压相鉴别，现在对引起继发性高血压的主要疾病分述如下。

1. 急、慢性肾脏疾病

（1）急性肾脏病，特别是各种类型的肾炎可以表现为高血压，研究提示大约80%的肾小球肾炎患者会有高血压，因此高血压是急性肾炎的主要症状之一。该类患者会同时或相继出现血尿、蛋白尿、水肿、肾功能异常、充血性心力衰竭（最开始只是容量负荷过重，可能并没有心肌实质损害）、免疫学异常等，在临床上高血压、血尿、蛋白尿、水肿是急性肾炎综合征的主要表现。

（2）慢性肾脏病（chronic kidney disease，CKD）病程长，一般都有明确的肾脏基础疾病，临床判断标准为：①肾损害（病理，血、尿常规检查及影像学检查异常）≥3个月；②肾小球滤过率（GFR）<60 ml/min，持续时间 ≥3个月，具有以上两条的任何一条者，就可以诊断为CKD。在病程中表现为：①疲乏、腰酸、腰痛；②蛋白尿；③血尿；④夜尿增多；⑤反复眼睑或下肢水肿；⑥高血压；⑦持续贫血、皮肤瘙痒、抽筋、出血等；⑧食欲不振、恶心、呕吐、腹泻、呼气有尿臭味；⑨尿量减少；⑩骨痛。免疫学检查、肾穿刺病理检查有助于诊断慢性肾小球肾炎；多次尿细菌培养和静脉肾盂造影对诊断慢性肾盂肾炎有价值，糖尿病、免疫疾病、药物使用等病史有助于诊断。

2. 肾动脉狭窄

肾动脉狭窄（stenosis of renal artery）是指由于动脉粥样硬化（中老年人多见）、多发性大动脉炎和肾动脉肌纤维增生症（多见于青中年人群）等原因导致肾动脉腹主动脉开口处、近段、中段、远段或者是全段动脉管腔狭窄。其主要表现为肾性高血压和缺血性肾脏病，甚至肾功能衰竭，占高血压患者人群的5% ~ 10%，是继发性高血压的常见原因之一，易出现进展性或难治性高血压，舒张压升高明显（>110 mmHg），肚脐平面或肋脊角处可闻及连续性或收缩期血管杂音，血浆肾素浓度增高，狭窄侧肾脏体积缩小，肾动脉造影检查是金标准。狭窄解除后，血压可以完全恢复正常，受损肾脏可以恢复功能，另外，双侧肾动脉狭窄的患者使用血管紧张素转化酶抑制剂控制血压会导致血压不降反而升高，因此临床上初诊血压较高的患者有必要做肾动脉血管彩超筛查，以指导用药。

3. 嗜铬细胞瘤

嗜铬细胞瘤（eosinophil cell tumor）即肾上腺髓质瘤，肿瘤在发展过程中释放大量儿茶酚胺类激素，包括肾上腺素、去甲肾上腺素和儿茶酚胺三类物质，其中去甲肾上腺素占比较高，导致血压呈阵发性或持续性增高，伴有头痛、心慌、心前区压榨感、快速性心律失常、恶心、多汗、面色苍白，部分有面色潮红、四肢冰冷和麻木感、视力减退、上腹或胸骨后疼痛，以及与之相关的代谢紊乱症候群等，典型发作者有情绪改变、兴奋、恐惧、焦虑、易激惹等，严重者可发生脑卒中、心衰等。一般在剧烈运动、体位改变、情绪波动、挤压或按摩腹部、灌肠、排尿等情况下诱发，血压突然严重升高，收缩压可达 300 mmHg，舒张压可达 180 mmHg。血和尿儿茶酚胺及其代谢产物 3-甲氧 -4- 羟基苦杏仁酸的测定，胰高糖素激发试验、酚妥拉明试验、可乐定试验等药物试验，肾上腺彩超、CT 检查可协助诊断，酚苄明治疗有效有助于诊断，嗜铬细胞瘤手术治疗后血压恢复正常。

4. 原发性醛固酮增多症

正常情况下醛固酮是由肾上腺皮质球状带分泌的盐皮质激素，具有保钠保水排钾的功能。当肾上腺皮质球状带增生、肿瘤等病变时会导致醛固酮增多症，即原发性醛固酮增多症（aldosteronism）。原发性醛固酮增多症占继发性高血压的 0.4% ~ 2%，女性患者较多，发病高峰在 30 ~ 50 岁，其中 60% ~ 80% 的原发性醛固酮增多症是由醛固酮瘤所致，临床主要表现为高血压、低钾、神经系统症状三主症，具体表现为：①轻至中度高血压；②多尿、夜尿增多突出、烦渴、低比重尿；③阵发性肌无力或瘫痪、肌痛、搐搦、手足麻木感；④低血钾、高血钠。实验室检查可见血和尿醛固酮升高，肾素降低，血液 pH 值和二氧化碳结合力（CO_2CP）升高，尿 17- 羟皮质类固醇（17-OHCS）和 17- 酮类固醇（17-KS）正常。安体舒通试验可纠正其代谢紊乱。低钠试验使患者低血钾、高血压减轻；高钠试验使患者低血钾、高血压更明显。口服赛庚啶后，醛固酮瘤患者的血浆醛固酮含量无变化，特发性醛固酮症患者的血浆醛固酮含量下降。可行肾上腺放射性核素扫描、肾上腺血管造影、B 超、CT、MRI 检查。

另外，与原发性醛固酮增多症相似的疾病还有：假性醛固酮增多症。其临床表现除了血浆醛固酮水平低，螺内酯治疗无效外，其余表现同原发性醛固酮增多症；巴特综合征（Bartter syndrome），又称弥漫性肾小球旁细胞增生，其临床特征为严重的低钾血症和代谢性碱中毒，伴有血浆肾素和醛固酮增高、肾小球旁器增生和肥大及肾小管保钠和浓缩功能障碍，无高血压、水肿症状，且对外源性血管紧张素Ⅱ无反应。

5. 皮质醇增多症

皮质醇是由肾上腺皮质束状带合成分泌的一种糖皮质类固醇激素，主要功能是增加糖异生，对蛋白质和脂肪代谢的影响显著，同时具有水钠潴留作用。垂体瘤（70%～80%患者为垂体微腺瘤；约10%患者为大腺瘤）、肾上腺皮质瘤（腺瘤约占20%或腺癌约占5%）或者肾上腺皮质增生症、异位激素分泌综合征（占患者总数的10%～20%）等原因可导致皮质醇增多症（hypercortisolism），即Cushing综合征。临床上主要表现为：满月脸，向心性肥胖，皮肤紫纹，痤疮，高血压和骨质疏松，血糖增高，水、电解质紊乱，性功能减退，月经不调，24小时尿游离皮质醇和17-羟皮质类固醇或17-酮类固醇增高，肾上腺超声可发现占位性病变。临床需要注意与单纯肥胖、多囊卵巢综合征等相鉴别。

6. 主动脉缩窄

主动脉缩窄（coarctation of aota）是指主动脉局限狭窄，管腔缩小，造成血流量减少，多为先天性胸主动脉局限性狭窄，也可累及腹主动脉。发病机制多由动脉导管纤维化闭锁过程中影响主动脉峡部或主动脉峡部过度缩窄导致。多发生在动脉导管或动脉韧带附近，亦可发生在左锁骨下动脉近端。临床主要表现为：上肢高血压、下肢低血压、心脏杂音、心力衰竭、狭窄部血管杂音、头痛、头晕、耳鸣、眼花、气急、心悸、颈动脉搏动感、下肢发凉、跛行。患者血压异常升高，伴胸部收缩期杂音，提示本症存在。主动脉造影可明确狭窄段范围及周围有无动脉瘤形成。

（六）推荐诊断检查和检测检查

1. 血压的测量

由于血压的波动性，应至少三次在非同日静息状态下测得血压均升高达到诊断界限值时方可诊断高血压。需注意情绪激动、体力活动时会引起暂时性的血压升高，手臂过粗（上臂周径≥35 cm），明显动脉粥样硬化者气袖法测得的血压可高于实际血压。近年来，白大衣高血压备受关注，由于环境刺激、陌生人状态和对疾病的担忧等导致在诊室测得的血压值高于实际血压。白大衣高血压的发生率各家报道不一，约为30%。当诊断有疑问时可做冷加压试验协助诊断，如果收缩压增高≥35 mmHg 和/或舒张压增高≥25 mmHg 可以确诊高血压。亦可做24小时动态血压监测，观察昼夜血压变化，除有助于诊断外还可对高血压的类型作判断，约80%的高血压患者的24小时动态血压监测曲线呈勺型，即血压昼高夜低，夜间血压比昼间血压低10%～20%。

小部分患者血压昼夜均高，血压曲线呈非勺型变化，甚至出现夜高昼低的反勺型血压曲线，研究提示此种高血压类型可能对靶器官危害更大。在判断降压药物的疗效时，24小时动态血压监测较随测血压提供的信息更全面、更有效。近年来，随着电子血压计的普及以及社会大众对血压重视度的提高，家庭自测血压比较盛行，而且家庭自测血压无环境应激因素及陌生人效应，所测数值用于疗效监控、指导用药有非常高的参考价值，被广大医师认可并推荐。

　　血压的测定看似简单，其实有比较多的注意事项，我们将在怎样测血压部分讨论，这里需要特别说明的是新发高血压或者突发明显高血压的患者（尤其是青年人），伴有心悸、多汗、乏力、肢体皮温不一致、上下肢血压差异明显、胸腹腰部有血管杂音等表现，提示继发性高血压的可能性，需测四肢血压或者上下肢、左右上肢血压进行鉴别。

2. 怎样选择血压计

　　高血压患者应在家中常备血压计，自己监测血压对于指导高血压的防治有重要意义。常用血压计有水银柱臂式血压计、电子血压计、弹簧式血压计（已很少用）。目前电子血压计比较流行，有三种类型：指夹式、腕式、臂式。每一种都有不同的适用人群，但从测量的准确性来看，首推臂式电子血压计。臂式电子血压计与水银柱血压计一样，需要在上臂测量血压，高龄老人操作不方便，特别是在冬季操作尤其不方便，所以选择腕式电子血压计的较多。在选择血压计时要注意其是否符合我国卫生部在2008年制定的标准，即《YY0670-2008无创自动测量血压计标准》：①要求使用寿命为设备经过至少1万次满量程循环（指血压计的压力从20 mmHg或者更低加压到最大压力值300 mmHg，再降到20 mmHg或更低）后其安全性能和设备性能不受影响，电子血压计的量程不能低于0～260 mmHg，显示分辨率1 mmHg；②可重复性良好。血压计处在静态连续低压状态下进行测量，在血压计刻度范围内每一次重复测量读数之间的差值不应该大于4 mmHg。如果设备在同一部位多次所测血压平均差值大于4 mmHg，提示设备不可使用。

　　指夹式电子血压计测量的是末端小动脉血压，一般用于医生做手术过程中对患者的血压进行监测。这种血压计由于测量的是末端血压，结果不是很准确。高血压患者进行日常血压监测，不考虑这种血压计。

　　腕式电子血压计测量的是桡动脉的压力，仍然属于末端血压，测压结果也不如臂式血压计准确。由于腕式电子血压计操作方便，可随时测量，经常出差、一天需要测量多次、高龄无人协助或者冬季家庭监测血压的患者选择腕式血压计比较合适。

　　臂式电子血压计测量的是上肢肱动脉的压力，还可以同时测心率，相比腕式和指夹式血压计更为准确。建议普通患者尤其是脉搏弱、血压低、恶性高血压患者等使用臂式电子血压计。

水银柱臂式血压计是临床上常用测压设备，一般患者家庭使用有难度，但是随着高血压知识的普及和人们学习能力的提高，许多患者在子女的协助下可自主操作水银柱臂式血压计。那么如何选择该类血压计呢？仍然需要参照《YY0670-2008无创自动测量血压计标准》：①气囊和袖带的长度与宽度之比为2∶1合适，或者袖带气囊的长度为袖带覆盖肢体周长的0.8倍。袖带气囊的宽度最好为其长度的一半，气囊太宽测得血压比实际血压低，气囊太窄测出的血压偏高。一般成人用长35 cm、宽15 cm的袖带为宜。袖带种类有绷带型、钓钩型、接点闭合型、其他型号。绷带型袖带的总长度必须超过气囊的末端，保证气囊充气到300 mmHg时不会滑脱；钓钩型、接点闭合型、其他型袖带长度要求至少足以环绕预期适用的最大周长的肢体，宽度要求与气囊宽度一致，且整个袖带的宽度保持均匀一致宽。气囊充气到最大（300 mmHg）时，袖带仍然完全包裹住气囊。②血压计的水银量必须足够，刻度管内水银凸面应正好在刻度零处，玻璃管上端气孔不能被堵塞。

3. 如何测量血压

1）测血压前的准备工作

（1）准备一台合格的血压计，《指南》推荐使用经过验证的上臂式医用电子血压计，靠背座椅、坐高近心脏高度的桌子。

（2）测压前半小时不能进食或吸烟，并应在安静、温度适宜的环境休息5～10分钟。测压时肢体不得运动。

（3）避免焦虑、紧张、过冷、过热、膀胱充盈、疲劳、疼痛、衣袖过紧等，这些都可能影响血压数值。

2）测量方法

（1）体位：一般取仰卧位或坐位，对于需要测量立位血压的患者取站立位测压。坐位时，患者上臂、血压计与心脏处于同一水平位置或者肱动脉平第4肋水平位，并轻度外展；卧位时，患者上臂、血压计需与腋中线同一水平，上臂充分旋前位；站立位时，患者上臂、血压计与心脏处于同一水平位。

（2）手臂：首诊患者需要测量两只上臂血压，以血压读数较高一侧作为以后血压监测手臂。测压时充分裸露上臂，位置同前所述。特殊情况需测量四肢血压。

（3）水银柱血压计的使用方法。具体如下：

a. 先打开水银槽的开关，看水银柱凸面是否在刻度零处，这较为关键。然后将袖带气囊中部对着肱动脉（粘布向外），紧贴皮肤缚于上臂，袖带下缘应距肘横纹2～3 cm，不可过松，以插进一指为宜。

b.在肘窝触及肱动脉搏动，再将听诊器胸件（以钟形胸件为佳）置于肘窝肱动脉上，轻压听诊器胸件紧贴皮肤。带上听诊器，向袖带内充气。

c.边充气边听诊（此时不必用手压住袖带，自然状态即可），听不见肱动脉搏动音后，再将汞柱升高 20～30 mmHg，随后缓慢放出袖带中的空气，听到第一声肱动脉搏动音时所示的汞柱数值为收缩压；此后肱动脉搏动音逐渐减弱，当声音消失时所示的汞柱数值为舒张压，二者之差即为脉压。如果声音一直不消失，则以声音变调最明显时的汞柱数为舒张压。

d.一次测压完成后，应静待 2 分钟，在同一手臂再重复测压一次，取两次测量数值的平均值。如果 收缩压 或舒张压 的 2 次读数相差 5 mmHg 以上，应进行第三次测量，取 3 次读数的平均值记录。立、卧位血压在卧位变为站立位后 1 分钟和 3 分钟时各测一次。

e.正常血压标准见表 2-3。

f.强调排除干扰因素，正确测量。如果在不同日期超过 3 次测量血压值均超过正常血压标准可诊断为高血压。因双上肢血压可相差 10～20 mmHg，故同一患者应固定测量血压较高一侧的上臂血压，若双臂血压相差不大，一般固定测量右上臂血压。

（4）上臂式电子血压计的使用方法：测量血压时的体位、上臂部位、束缚袖带的方法、测压次数、读取数据标准、注意事项同水银柱血压计。该类血压计启动开关后自动完成充气、放气、读数。特别提示血压计电量要充足！

（5）腕式电子血压计的使用方法。具体如下：

a.首先电子血压计电池电量要充足。

b.测血压时的体位同前所述，测压部位在腕部第二条横纹上 1 cm 的位置。腕带上有心脏图案标志侧在桡动脉侧；松紧度适宜，以垂手不会下滑为宜。

c.腕部电子血压计应保持与心脏同一水平。一种方法是被测上肢肘部置于诊断桌面，前臂旋前上举，使腕部与心脏同一水平，然后进行测压。这是目前推荐的主要方法。其缺点是容易使前臂疲劳，被检上肢肌肉会保护性收缩，影响血压测值。笔者推荐的另一种方法是，被测肢体带好腕式电子血压计后，从前胸部交叉到对侧肩部，被测上肢的中指指尖平对锁骨外侧下缘，前臂、肘部轻松贴在胸壁上。该法不易疲劳，适用于体质差、有震颤、肌肉关节协调性差的患者。

d.测压：启动按钮后自动充气、放气、读数。测量间隔时间仍为 2 分钟，取平均值记录。

e.心房纤颤患者血压测量易出现误差，建议采用 3 次测量的平均值。在有条件的情况下，可以使用能够检测房颤的电子血压计。

f.注意事项同前所述。

九、高血压的防治

高血压的常见并发症是心、脑、肾、眼、血管等的损害，其致残率、致死率很高，对其防治应有计划地、规范地、有效地进行。当前，人们对高血压的知晓率、治疗率、控制率都很低（见图2-3），于诊疗不利。

高血压的防治需根据患者的血压分级和危险分层进行个体化制定。对于继发性高血压的防治需根据原发病的情况拟定治疗方案。

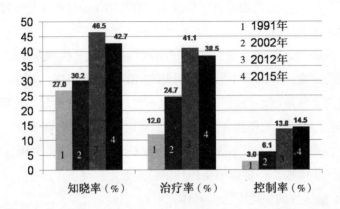

图2-3　抽样调查我国31个省、区、市15岁以上人群（50万例）对高血压的知晓率、治疗率、控制率

（一）高血压的防治目标

高血压治疗的目标是最大限度地降低心、脑、肾、眼底以及血管并发症和与血压相关的死亡、病残的危险。国内外的高血压相关指南均指出："降压治疗的获益主要来自血压降低本身。"这句话明确地警告我们——高血压的治疗根本是良好地控制血压！不能寄希望于某一民间验方、单方或者神药。目前的共识认为高血压是一种心血管综合征，并存在多种危险因素、靶器官损害和临床疾病，因此在生活方式治疗的基础上必须根据患者的总体心脑血管病风险制定治疗方案。有效控制高血压的同时须干预患者现存的所有可逆性危险因素（如吸烟、喜静坐、血脂异常或糖尿病等），保护靶器官或者延缓靶器官损害进程，并治疗各种临床并存疾病。

《指南》建议，患者目标血压需控制到140/90 mmHg以下，在可耐受和可持续的条件下，其中部分有糖尿病、蛋白尿等的高危患者血压可控制在130/80 mmHg以下。《2014年美国成人高血压治疗指南》（JNC8）的建议是，年龄≥60岁的患者血压目标值为 150/90 mmHg 以下，年龄在 18 ～ 60 岁者的血压目标值为 140/90 mmHg 以下，糖尿病和慢性肾脏病患者的降压目标值为 140/90 mmHg 以下。这两个指南都具有权威性，前者是以中国人为基础，按国内的调查研究证据，再参照国际研究和指南编写的；后者是按美国的人口学特点、荟萃分析、随机对照研究，并承袭《美国高血压指南（第七版）》（JNC7）等编写的指南。笔者在临床上依据目前公认的高血压分级标准和未来十年的心脑血管事件风险比（低危组，风险＜ 15%；中危组，风险 15% ～ 20%；高危组，风险 20% ～ 30%；极高危组，风险＞ 30%）进行综合考量，在执行血压控制标准时多参照《指南》。对于高龄、血压难控制、依从性差、过度担心药物不良反应、血压≤ 140/90 mmHg 但有不适症状等的患者，JNC8 也是一个可以依靠的指南。笔者主张根据患者的整体状况以及对血压的耐受情况拟定真实血压目标值，只要患者无不适，血压目标值在允许的范围内可以更低一些，如果血压下降，患者有明显乏力等不适，血压目标值可以定高一点。

（二）高血压的治疗策略

1. 评估病情，根据危险分层制定管理方案

高血压确诊后，经过系统询问疾病史、个人史、家族史、生活习惯、体格检查以及辅助检查等，全面评估其总危险谱系，判断患者属低危、中危、高危还是很高危，并进行监测（评估见图 2-4）。

（1）很高危与高危患者：必须立即对高血压及其危险因素和并存疾病采取有效干预措施，包括药物治疗。

（2）中危患者：在患者病情允许的条件下，先观察患者的血压及其危险因素 4 周左右，进一步了解病情，启动生活方式干预措施，如血压不能达标，再启动药物治疗。

（3）低危患者：观察患者 1 ～ 3 个月，启动生活方式干预，家庭自测血压并记录，评估靶器官损害情况，如果血压仍不达标，再开始药物治疗。

前面讲过，降压治疗的获益主要来自血压降低本身！因此需通过有效的血压控制、消除危险因素和保护靶器官等措施达到预防和延缓脑血管病、高血压性心脏病、高血压眼底病变、冠心病、心力衰竭、高血压肾病、肾功能衰竭、周围动脉粥样硬化等并发症，抑制高血压进程，预防高血压相关的急危重症发生。20 世纪 90 年代相关研究提示：舒张压每降低 5 mmHg，脑卒中风险降低 40%，缺血性心脏病风险降低 14%。

血压控制方式至关重要，控制过快患者可能有不适感受，长时间不能控制血压的患者危险性增高，且会产生心理应激。因此笔者建议：高血压急症、亚急症尽快稳定血压；年轻患者、高血压病程短的患者，1～2周达到目标血压；高龄患者，高血压病程长的患者，4周内达到降压目标；特殊患者、耐受性差的患者，可延迟到12周内缓慢达到目标血压。FEVER研究亚组分析提示：启动药物治疗后，血压在一个月内达标者，降低心血管事件风险优于一个月以后达标者。

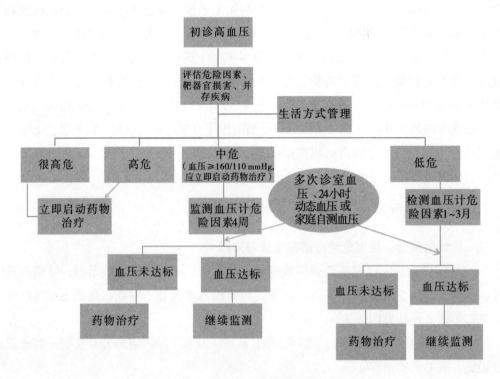

图2-4　初诊高血压患者评估流程图

医生和患者（如患者不能自理，应由其看护人参与）应共同参与制定具体的、合理的、系统的治疗方案，监测患者的血压和各种危险因素。

2. 高血压的非药物防治（生活方式干预）

无论是血压正常高值者还是高血压患者，无论是1级、2级、3级高血压还是单纯收缩期高血压患者，均需认真、持久地进行生活方式干预。即使已接受药物治疗者亦不容松懈，应持之以恒。一句话，生活方式干预须贯穿高血压防治的始终。

（1）积极改变生活方式。坚持适量体力活动，适当限制食盐、脂肪的摄入量，增加蔬菜、水果（血糖正常者）的摄入量，保持正常体重，超重或肥胖者减轻体重，讲究心理卫生，这不仅是高血压治疗的重要手段，也是其他心血管疾病以及糖尿病治疗的不容缺少的基础。需要达到的目标包括：血压达标，体重指数（BMI）<24，男性腰围<90 cm、女性腰围<85 cm。

（2）增加运动，减轻体重。《指南》指出，有氧运动有助于控制血压。建议患者除日常生活工作活动外，每天保持 30 ~ 60 分钟中等强度的有氧运动，每周至少 4 天时间安排运动。活动量以最大心率计算 [最大心率（次 / 分）= 220– 年龄]，要求运动后的心率达到最大心率的 60% ~ 70%。运动治疗需要循序渐进，强度逐渐增加，对于高龄、很高危的患者需要谨慎评估后制定运动处方。笔者建议可以参照 6 分钟步行试验进行评估。

保持适当的体力活动，联合合理膳食，促使体重指数保持在 18.5 ~ 23.9。适宜运动包括跑步、打球、游泳、打太极拳等有氧运动。如运动后自我感觉良好，且能够保持理想体重，则表明运动量和运动方式合适。打麻将、吸烟、睡懒觉、静坐等为不适宜生活方式。合理膳食主要是碳水化合物、肉、奶、蛋、蔬菜、水果等适量均衡摄入，不偏食，不贪食。

（3）膳食限盐。①北方居民应先将食盐量降至 8 g/d，以后再降至 5 ~ 6 g/d；②南方居民可控制在 6 g/d 以内。限制含盐分高的食物摄入，如咸鱼、咸蛋、皮蛋、虾米、霉豆腐、味精、酱油、咸菜、腊肉、火腿、炒货坚果、腌制食物、加工食品；部分绿叶蔬菜含钠量＞ 100 mg/100 g，即高钠蔬菜（如茴香、芹菜、茼蒿等），以芹菜为例，100 g 芹菜的钠含量约为 160 mg，相当于 0.4 g 食盐。

（4）合理膳食。多食有益于降压的食物，有如下几类：

a. 叶菜类：苋菜、汕菜、韭菜、黄花菜、荠菜、菠菜等。

b. 根茎类：茭白、芦笋、萝卜、胡萝卜、荸荠等。

c. 瓜菜、水果类：西瓜、冬瓜、西红柿、山楂、柠檬、香蕉、苹果、红枣、桑葚、茄子等。

d. 花、种子、坚果类（非加工类）：菊花、罗布麻、芝麻、豌豆、蚕豆、绿豆、荞麦、花生、西瓜子、核桃、葵花子、莲子心等。

e. 水产类：海带、紫菜、海蜇、海参、海藻、牡蛎、鲍鱼、虾皮、银鱼等（高尿酸血症患者有一定限制）。

f. 其他：牛奶（脱脂）、蜂蜜、食醋、豆制品、黑木耳、白木耳、香菇等。

g. 富含钙的食物：乳类及其制品、豆类及其制品、鱼、虾等。

h. 减少膳食脂肪：总脂肪量＜总热量的 30%，饱和脂肪酸＜ 10%，增加新鲜蔬菜的摄入，每日 400 ~ 500 g，每日水果 100 g，每日鱼虾类 50 g，蛋类每周 3 ~ 4 个，奶类每日 250 g，食油每日 20 ~ 25 g。不宜吃热量过高的食物，尤其是动物油脂和油炸食品，少吃糖和甜食。

（5）保持乐观心态和提高心理应激能力。通过对高血压患者进行宣传教育和健康咨询，提高人群自我识病、防病的能力，提倡选择适合个体的体育、绘画、音乐、舞蹈等文娱活动，增加社交活动参与机会，提高生活质量。

（6）戒烟，限酒。高血压患者必须戒烟。吸烟有主动吸烟和被动吸烟两种情况，前者是烟民自主吸烟行为，是烟民在吸烟过程中吸入和吐出烟草烟雾；后者是在吸烟过程中，烟民吸入因烟草自行燃烧时散发到周围环境中的烟雾。经研究发现，主流烟偏酸性，侧流烟偏碱性，均含有几千种化学成分，可致癌物达几十种，其中侧流烟更具毒性，侧流烟中一氧化碳、烟碱、强致癌性的苯并芘、亚硝胺的含量分别为主流烟含量的 5 倍、3 倍、4 倍、50 倍。吸烟对高血压患者的危害明显，高血压患者需要认真对待，拟定戒烟计划。

不当饮酒会危害患者的神经系统、肝脏、心血管系统等组织器官，而且影响药物的治疗效果，特别是高血压药的治疗效果。针对一部分嗜酒的人群，笔者建议首选戒酒，其次确实戒酒有困难的患者需要限制饮酒量和饮酒浓度，控制标准是：男性摄入酒精量＜ 20 ~ 30 g/d，女性摄入酒精量＜ 15 ~ 20 g/d，孕妇不饮酒。

（7）处理精神心理应激。详见"高血压精神心理因素"。

（三）高血压的药物干预

1. 治疗目标

通过药物控制使患者的血压达到目标水平，以期降低心脑血管疾病的发生和相关死亡、致残的总危险。

2. 治疗原则

（1）起始剂量。采用较小的有效剂量以获得目标疗效而使不良反应最小，如效果不满意，可逐步增加剂量以获得最佳疗效。

（2）使用长效药物。为了降低高血压对靶器官的损害，要求有效控制 24 小时血压并达标，建议使用长效类降压药物，一天一次给药，有利于患者的依从性。如果服用中短效降压药，为达到 24 小时血压控制目标，则需要每天服药 2 ~ 3 次，不利于患者的依从性。

（3）联合治疗。为了达到疗效最大化而不良反应最小化，可以联合两种或多种降压药物用于治疗（小剂量多药联合）。2 级以上高血压为达到目标血压常需联合治疗，包括自由联合或单片复方制剂。

（4）个体化治疗。根据患者的血压分级、危险分层、靶器官损害情况、并存疾病情况、年龄情况、作息时间、个人意愿以及心理承受能力等，选择合适的治疗方案。

（5）药物经济学。高血压是终生疾病，极高概率需要长期药物治疗，在选择药物时需要考虑药物的可及性、成本/效益比值、成本/效果比值、成本/效用比值、患者所处地域和就诊的便捷性等。

3. 降压药的种类

当前常用的降压药物有六类，即利尿剂、β 受体阻滞剂、血管紧张素转化酶抑制剂、血管紧张素Ⅱ受体拮抗剂、钙通道阻滞剂和 α 受体阻滞剂。

另外，临床常用的固定复方制剂亦较多，如氯沙坦/氢氯噻嗪、培哚普利/吲达帕胺、氨氯地平/贝那普利、复方罗布麻、复方降压片、复方利血平氨苯蝶啶片和珍菊降压片等。

4. 降压药物的选择

使用降压药物是控制血压最重要的措施，因此了解各类降压药的安全性、降压能力、适应证、禁忌证和服用方法等很重要。主要降压药物选用的临床参考见表2-6至表2-12。

表 2-6　各类降压药物的适应证、禁忌证参考

类别[①]	适应证	禁忌证	
		强制性	可能
利尿剂（噻嗪类）	充血性心力衰竭，老年高血压，单纯收缩期高血压	痛风	妊娠
利尿剂（袢利尿剂）	肾功能不全，充血性心力衰竭		
利尿剂（抗醛固酮药）	充血性心力衰竭，心肌梗死后	肾功能衰竭，高血钾	
β 受体阻滞剂	心绞痛，心肌梗死后，快速心律失常，充血性心力衰竭，妊娠	Ⅱ～Ⅲ度房室传导阻滞，哮喘，心衰Ⅳ级	周围血管病，糖耐量减低，慢性阻塞性肺疾病
钙通道阻滞剂（二氢吡啶类）	老年性高血压，周围血管病，妊娠，单纯收缩期高血压，心绞痛，颈动脉粥样硬化		快速型心律失常，充血性心力衰竭

续表

类别[1]	适应证	禁忌证	
		强制性	可能
钙通道阻滞剂（维拉帕米，地尔硫草）	心绞痛，颈动脉粥样硬化；室上性心动过速；合并有躁狂症（双相情感障碍[2]）	二度至三度房室传导阻滞，充血性心力衰竭	
血管紧张素转化酶抑制剂	充血性心力衰竭，心肌梗死后，左室功能不全，非糖尿病肾病，糖尿病肾病，蛋白尿	妊娠，高血钾，双侧肾动脉狭窄	
血管紧张素Ⅱ受体拮抗剂	2型糖尿病肾病，蛋白尿，糖尿病微量白蛋白尿，左室肥厚，血管紧张素转化酶抑制剂所致咳嗽	妊娠，高血钾，双侧肾动脉狭窄	
α受体阻滞剂	前列腺增生，高血脂，血管痉挛性疾病，嗜铬细胞瘤	体位性低血压	充血性心力衰竭

注：①选药时推荐寻求医师帮助或者阅读说明书。②非二氢吡啶类钙通道阻滞剂是治疗躁狂症的四大类药物之一。

表2-7 钙通道阻滞剂的临床应用[1]

药名	每天起始剂量（mg）初始量~足量	每天服用次数	主要不良反应
二氢吡啶类钙通道阻滞剂			
硝苯地平	10 ~ 30	2 ~ 3	
硝苯地平缓释片	10 ~ 80	2	
硝苯地平控释片	30 ~ 60	1	
氨氯地平	2.5 ~ 10	1	
左旋氨氯地平	2.5 ~ 5	1	踝部、胫前水肿，头痛，面色潮红，体位性低血压，心动过速，多尿，便秘，皮疹
非洛地平	2.5 ~ 10	2	
非洛地平缓释片	2.5 ~ 10	1	
拉西地平	4 ~ 8	1	
尼卡地平	40 ~ 80	2	
尼群地平	20 ~ 60	2 ~ 3	
贝尼地平	4 ~ 8	1	
非二氢吡啶类钙通道阻滞剂			
维拉帕米	80 ~ 480	2 ~ 3	
维拉帕米缓释片	120 ~ 480	1	房室传导阻滞，心动过缓，心功能抑制，便秘，皮疹
地尔硫草胶囊	90 ~ 360	1 ~ 2	
地尔硫草缓释片	180 ~ 360	1	

注：①主要来自《指南》；注意阅读药物说明书。

表2-8　利尿剂的临床应用[①]

药名	每天起始剂量（mg）初始量～足量	每天服用次数	主要不良反应
噻嗪类利尿剂			
氢氯噻嗪	6.25～25	1	血钾、血钙降低，血钠降低，血尿酸升高，尿酸相关性肾功能损害，胰岛素抵抗，高血糖
氯噻酮	12.5～25	1	
吲哒帕胺	0.625～2.5	1	
吲哒帕胺缓释片	1.5	1	
袢利尿剂			
呋塞米	20～80	1～2	低钾，低钠，低血容量，低氯碱中毒，耳毒性，高尿酸血症
托拉塞米	5～10	1	
保钾利尿剂			
阿米洛利	5～10	1～2	高钾，低钠，高钙，代谢性酸中毒，胃肠道反应，巨细胞性贫血，肾结石
氨苯蝶啶	25～100	1～2	
醛固酮受体拮抗剂			
螺内酯	20～60	1～3	血钾增高，男性乳房发育，胃肠道反应，低钠血症，走路不协调、头痛，诱发乳腺癌，轻度高氯酸中毒
依普利酮	50～100	1～2	

注：①主要来自《指南》；利尿剂化学结构多为磺胺类母核，故对磺胺过敏的人有交叉过敏问题；注意阅读药物说明书。

表2-9　β受体阻滞剂的临床应用[①]

药名	每天起始剂量（mg）初始量～足量	每天服用次数	主要不良反应
β受体阻滞剂			
比索洛尔	2.5～10	1	支气管痉挛，心功能抑制，体位性低血压，加重外周血管疾病，心动过缓，心脏传导阻滞，脂代谢异常，掩盖低血糖症状，抑郁，阳痿，乏力
美托洛尔平片	50～100	2	
美托洛尔缓释片	47.5～190	1	
阿替洛尔	12.5～50	1～2	
普萘洛尔	20～90	2～3	
α、β受体阻滞剂			
拉贝洛尔	200～600	2	支气管痉挛，心功能抑制，体位性低血压，心动过缓，心脏传导阻滞，脂代谢异常，掩盖低血糖症状，抑郁，阳痿，乏力
卡维地洛	12.5～50	2	
阿罗洛尔	10～20	1～2	
拉贝洛尔	200～600	2	

注：①主要来自《指南》；注意阅读药物说明书。

表 2-10　血管紧张素转化酶抑制剂或血管紧张素Ⅱ受体拮抗剂的临床应用[①]

药名	每天起始剂量（mg）初始量～足量	每天服用次数	主要不良反应
血管紧张素转化酶抑制剂			
卡托普利	25～300	2～3	咳嗽，血钾升高，血管神经性水肿，低血压，肾功能恶化或急性肾衰竭（见于肾动脉狭窄，服用非甾体类止痛药），胎儿畸形
依那普利	2.5～40	2	
贝那普利	5～40	1～2	
赖诺普利	2.5～40	1	
雷米普利	1.25～20	1	
福辛普利	10～40	1	
西拉普利	1.25～5	1	
培哚普利	4～8	1	
咪达普利	2.5～10	1	
血管紧张素Ⅱ受体拮抗剂			
氯沙坦	25～100	1	头痛，血钾升高，腹泻，皮疹，血管神经性水肿（罕见），肾功能恶化或急性肾衰竭（见于肾动脉狭窄，服用非甾体类止痛药），胎儿畸形
缬沙坦	80～160	1	
厄贝沙坦	150～300	1	
替米沙坦	20～80	1	
坎地沙坦	4～32	1	
奥美沙坦	20～40	1	
阿利沙坦	240	1	

注：①主要来自《指南》；注意阅读药物说明书。

表 2-11　α 受体阻滞剂和其他降压药的临床应用[①]

药物	每天起始剂量（mg）初始量～足量	每天服用次数	主要不良反应
α 受体阻滞剂			体位性低血压，心动过速，诱发或加重心绞痛，鼻塞，恶心，呕吐，嗜睡，乏力
多沙唑嗪	1～16	1	
哌唑嗪	1～10	2～3	
特拉唑嗪	1～20	1～2	
中枢作用药物			口干，鼻充血，抑郁，心动过缓，消化性溃疡等消化道症状，嗜睡，镇静，体位性低血压，虚弱，可乐定依赖，阳痿，下肢水肿
可乐定[②]	0.1～0.8	2～3	
可乐定贴片	0.25	1/周	
甲基多巴[③]	250～1000	2～3	
利血平[④]	0.05～0.25	1	
直接血管扩张药			多毛症，胸闷，水肿，狼疮样综合征，头昏，体位性低血压，心悸
米诺地尔[⑤]	5～100	1	
肼屈嗪[⑥]	25～100	2	
肾素抑制剂			
阿利吉仑[⑦]	150～300	1	腹泻，高血钾

注：①主要来自《指南》；注意阅读药物说明书。②可用于青光眼高血压、中重度高血压、偏头痛合并高血压、

高血压急症、戒绝阿片瘾时的快速戒除，不作首选，与其他药物配合二线使用。③妊娠期伴有高血压时的首选治疗药物。④可用于精神病性躁狂症状合并高血压；联合用于重度与晚期或急性高血压；起效慢，作用持久；不作一线推荐。⑤钾离子通道开放剂，直接松弛血管平滑肌、增加心率、回心血量，加重水钠潴留等，故不单独用于降压治疗。适用于对脱发焦虑的高血压患者。⑥适用于肾性高血压及舒张压较高的患者。⑦第二代肾素抑制剂，能在第一环节阻断肾素－血管紧张素系统，降低肾素活性，减少血管紧张素 II 和醛固酮的生成，不影响缓激肽和前列腺素的代谢。

表 2-12　复方制剂的临床应用[①]

组合药物名称和剂量	每天服药片数	每天服药次数	不良反应[②]
氯沙坦钾 / 氢氯噻嗪			
氯沙坦钾 50 mg/ 氢氯噻嗪 12.5 mg	1	1	
氯沙坦钾 100 mg/ 氢氯噻嗪 12.5 mg	1	1	见各自单药
氯沙坦钾 100 mg/ 氢氯噻嗪 25 mg	1	1	
缬沙坦 / 氢氯噻嗪			
缬沙坦 80 mg/ 氢氯噻嗪 12.5 mg	1 ~ 2	1	见各自单药
厄贝沙坦 / 氢氯噻嗪			
厄贝沙坦 150 mg/ 氢氯噻嗪 12.5 mg	1	1	见各自单药
替米沙坦 / 氢氯噻嗪			
替米沙坦 40 mg/ 氢氯噻嗪 12.5 mg	1	1	见各自单药
替米沙坦 80 mg/ 氢氯噻嗪 12.5 mg	1	1	
奥美沙坦 / 氢氯噻嗪			
奥美沙坦 20 mg/ 氢氯噻嗪 12.5 mg	1	1	见各自单药
卡托普利 / 氢氯噻嗪			
卡托普利 10 mg/ 氢氯噻嗪 6 mg	1 ~ 2	1 ~ 2	见各自单药
赖诺普利 / 氢氯噻嗪			
赖诺普利 10 mg/ 氢氯噻嗪 12.5 mg	1	1	见各自单药
复方依那普利片			
依那普利 5 mg/ 氢氯噻嗪 12.5 mg	1	1	见各自单药
贝那普利 / 氢氯噻嗪			
贝那普利 10 mg/ 氢氯噻嗪 12.5 mg	1	1	见各自单药
培哚普利 / 吲达帕胺			
培哚普利 4 mg/ 吲达帕胺 1.25 mg	1	1	见各自单药
培哚普利 / 氨氯地平			
精氨酸培哚普利 10 mg/ 苯磺酸氨氯地平 5 mg	1	1	见各自单药
氨氯地平 / 缬沙坦			

续表

组合药物名称和剂量	每天服药片数	每天服药次数	不良反应[2]
氨氯地平 5 mg/ 缬沙坦 80 mg	1	1	见各自单药
氨氯地平 / 替米沙坦			
氨氯地平 5 mg/ 替米沙坦 80 mg	1	1	见各自单药
氨氯地平 / 贝那普利			
氨氯地平 5 mg/ 贝那普利 10 mg	1	1	见各自单药
氨氯地平 2.5 mg/ 贝那普利 10 mg	1	1	
复方阿米洛利片			
阿米洛利 2.5 mg/ 氢氯噻嗪 25 mg	1	1	见各自单药
尼群地平 / 阿替洛尔			
尼群地平 10 mg/ 阿替洛尔 20 mg	1	1 ~ 2	见各自单药
尼群地平 5 mg/ 阿替洛尔 10 mg	1 ~ 2	1 ~ 2	
复方利血平片			
利血平 0.032 mg/ 氢氯噻嗪 3.1 mg/ 双肼屈嗪 4.2 mg/ 异丙嗪 2.1 mg	1 ~ 3	2 ~ 3	见各自单药
利血平 0.1 mg/ 氨苯蝶啶 12.5 mg/ 氢氯噻嗪 12.5 mg/ 双肼屈嗪 12.5 mg	1 ~ 2	1	
珍菊降压片			
可乐定 0.03 mg/ 氢氯噻嗪 5 mg/ 珍珠层粉、野菊花膏粉、芦丁	1 ~ 3	2 ~ 3	见各自单药
依那普利 / 叶酸片			
依那普利 10 mg/ 叶酸 0.8 mg	1 ~ 2	1 ~ 2	见各自单药
氨氯地平 / 阿托伐他汀			
氨氯地平 5 mg/ 阿托伐他汀 10 mg	1	1	见各自单药,转氨酶升高
坎地沙坦酯 / 氢氯噻嗪			
坎地沙坦酯 16 mg/ 氢氯噻嗪 12.5 mg	1	1	见各自单药,上呼吸道感染

注:①主要来自《指南》;注意阅读药物说明书。②复方制剂在使用过程中不良反应可能与单药使用有差异,部分复方制剂的单药成分组合后不良反应下降,如:血管紧张素转化酶抑制剂与噻嗪类利尿剂组合后,高钾血症发生率就下降了;阿米洛利 / 氢氯噻嗪组合后,高尿酸、低钠血症发生概率增高等。

5. 六大类降压药的介绍

(1)利尿剂。根据作用机制不同分为噻嗪类利尿剂、髓袢利尿剂、保钾利尿剂和渗透性利尿剂。其中,在控制血压方面使用最频繁的是噻嗪类利尿剂,髓袢类和保钾类利尿剂会在特殊情况下用于降低血压治疗。利尿剂均是通过利钠排水、降低血容量来控制血压。用于治疗高血压的噻嗪类利尿剂有氢氯噻嗪和吲哒帕胺（兼具钙通道阻滞剂样作用）。1995 年发表的 PATS 研究共计入选 5 665 例既往脑中风或者短暂性脑缺血发作（TIA）患者，分别给予安慰剂和吲哒帕胺治疗对照研究，经过 2 年的观察，吲哒帕胺组收缩压降低 5 mmHg、舒张压降低 2 mmHg，脑中风复发率下降 29%。由此提示噻嗪类利尿剂可以使高血压患者获益。利尿剂使用剂量小，不易出现代谢问题和严重的水、电解质紊乱。噻嗪类利尿剂与血管紧张素转化酶抑制剂或血管紧张素 II 受体阻滞剂、钙通道阻滞剂等联用可相互增效和减少不良反应。保钾利尿剂包括氨苯蝶啶、阿米洛利和醛固酮受体拮抗剂（螺内酯、依普利酮），利钠、利水、保钾，降血容量作用弱，常与其他药物配合使用；与血管紧张素转化酶抑制剂或血管紧张素 II 受体阻滞剂、钙通道阻滞剂联用会出现高钾；醛固酮受体拮抗剂（其中螺内酯特别明显）长期使用会出现男性睾丸缩小，乳腺发育。

　　该类药物常用于老年高血压、单纯收缩期高血压或伴心力衰竭、难治性高血压等。利尿剂在使用过程中高尿酸血症发生率高，水、电解质紊乱，因此需要监测使用。

　　（2）β 受体阻滞剂。β 受体阻滞剂是高血压患者初始治疗和维持治疗的主要降压药物之一，可单独或联合其他降压药物治疗高血压。β 受体阻滞剂通过拮抗儿茶酚胺类肾上腺素能神经递质毒性，抑制交感神经系统被过度激活，抑制肾素释放发挥阻断肾素 - 血管紧张素 - 醛固酮系统作用，抑制心肌收缩力，减慢心率等，发挥降压作用。临床常用的 β 受体阻滞剂包括：非选择性的 β 受体阻滞剂，同时阻断 β_1 和 β_2 受体，如普萘洛尔；选择性的 β 受体阻滞剂，对 β_2 受体影响小或几乎无影响，如比索洛尔；阻断 α_1 和 β 受体，如卡维地洛。β 受体阻滞剂常用于高血压伴快速性心律失常、冠心病、慢性心力衰竭、交感神经亢进以及高动力状态的高血压患者。β 受体阻滞剂禁用于支气管哮喘、症状性低血压、心动过缓或二度 II 型以上房室传导阻滞，以及心力衰竭伴显著性钠滞留需要大量利尿，血流动力学不稳定需要静脉应用正性肌力药等情况。β 受体阻滞剂常见不良反应包括无力、肢体发冷、易激惹、胃肠不适、睡眠紊乱、多梦、压抑、糖代谢 / 脂代谢异常、心动过缓、心脏传导阻滞、气道阻力增高、阳痿，长期治疗后突然停药可发生高血压、心律失常、心绞痛恶化、焦虑、头痛等撤药综合征。

　　（3）钙通道阻滞剂（CCB）。CCB 包括二氢吡啶类和非二氢吡啶类药物，在高血压治疗中处于重要地位。据统计，在我国接受药物治疗的高血压患者中超过一半的人在服用该类药物。心肌细胞和血管壁平滑肌细胞膜上都有钙离子通道，像一个双向阀门一样调控钙离子出入细胞膜，当细胞内钙离子浓度升高，相应的细胞收缩，血管收缩，阻力增高，血压升高。CCB 就像门卫，与钙离子通道结合后，阻止钙离子进入细胞内，有效控制心肌和血管平滑肌内的钙离子浓度，使血管松弛，阻力减小，血压降低。另外，非二氢吡啶类 CCB 还具有降低窦房结自律性，减慢房室传导，控制心室率等作用。CAMELOT 研究和 TALENT 研究均证实以二氢吡啶类 CCB 为基础的降压治疗方案可显著降低高血压患者脑卒中风险。二氢吡啶类 CCB 可与其他类药物联合降压，适用于老年高血压，纯收缩期高血压，伴稳定性心绞痛、冠状动脉或颈动脉粥样硬化及周围血管病患者 。二氢吡啶类 CCB 只有相对禁忌证，心动过速、心功能衰竭患者慎用。其不良反应包括心率加快、踝部水肿、颜面潮红、头痛、眩晕、恶心、便秘、牙龈增生、血小板减少等。非二氢吡啶类 CCB 禁忌证包括窦房结病变、二度至三度房室阻滞、心力衰竭、心肌梗死伴肺水肿等。其不良反应包括水肿、头痛、恶心、眩晕、皮疹、疲乏、牙龈增生等。

（4）血管紧张素转化酶抑制剂（ACEI）。在讨论 ACEI 类降压药前先说说血管紧张素转化酶（ACE）的生理作用。在肾小球入球小动脉壁上的球旁细胞因入球小动脉内血流量不足或者压力下降等刺激分泌肾素，肾素使肝脏合成的血管紧张素原活化成血管紧张素 I（Ang I）。ACE 属于肽酰二肽酶，存在于多种组织细胞内，包括肺组织、男性生殖系统、神经细胞、肾小管基底细胞、内皮细胞等。其中，ACE 在肺组织和睾丸组织中活性最强，ACE 附着于血管内皮细胞表面，可被分解释放入血液循环。Ang I 在 ACE 的作用下活化成血管紧张素 II（Ang II），Ang II 有强烈的收缩血管作用，其作用强度是肾上腺素的 10 ~ 20 倍，同时刺激肾上腺皮质球状带分泌醛固酮，保钠、保水、排钾，多种因素促进高血压的形成，即肾素 - 血管紧张素 - 醛固酮系统激活。ACEI 抑制 ACE 活性，阻断 Ang II 的生成，抑制激肽酶的降解，阻止血管扩张，总外周阻力降低，达到降压效果，同时不减少心、脑、肾等重要器官的血流量，不影响交感神经功能，无体位性低血压发生，可用于高肾素及正常肾素高血压患者，长期使用可逆转左心室肥厚。EUROPA 等研究提示，ACEI 对于高血压患者具有良好的靶器官保护和心血管终点事件预防作用。ACEI 疗效明确，限制钠盐摄入或者与利尿剂、钙通道阻滞剂等联合降压效果更优。其适用于高血压伴慢性心功能不全、冠心病心功能不全型、冠心病心肌梗死（下壁心肌梗死一般不用）、心房颤动、糖尿病肾病、其他肾病、代谢综合征、蛋白尿或微量白蛋白尿等患者；禁用于血管神经性水肿、双侧肾动脉狭窄、高钾血症患者及妊娠妇女。其常见不良反应有刺激性干咳、低血压、高钾血症、肾功能恶化或急性肾功能衰竭、血管神经性水肿、胎儿畸形、皮疹、味觉异常、白细胞减少等。因而，在使用前要详细评估，用药最初 3 个月要监测血钾、肾功能等。

（5）血管紧张素Ⅱ受体拮抗剂（ARB）。人体的血管紧张素Ⅱ受体包括血管紧张素Ⅱ受体1型（AT_1）和血管紧张素Ⅱ受体2型（AT_2）两类，AT_1具有丰富的血管紧张素Ⅱ（Ang Ⅱ）的生理作用，Ang Ⅱ与AT_1结合后引起血管平滑肌收缩、心肌收缩、肾小管重吸收、钠水增加、细胞增殖、血管壁增厚和心肌细胞增厚、非特异性炎症反应、氧化应激效应等；AT_2与AT_1的作用相反，Ang Ⅱ与AT_2结合后引起血管扩张、抗炎、抗肥厚等。ARB只阻断AT_1发挥良好的降压和抑制心脏肌肉重塑的作用，长期ARB治疗导致Ang Ⅱ明显增加，并激活AT_2受体协同降压作用等。ARB在适应证方面除了适用于血管紧张素转化酶抑制剂（ACEI）不耐受外，其余适应证与ACEI相同；禁忌证与ACEI相似。其主要不良反应除刺激性干咳外，与ACEI相似。笔者在临床上的使用体会是其疗效并不优于ACEI，但是对于患者使用ACEI不耐受时换为ARB是非常好的选择；对于高血压合并慢性心功能衰竭患者，ARB在机理上抑制心肌重塑更充分。

（6）α受体阻滞剂。该类药物能选择性地结合α受体，竞争性阻断神经递质或α受体激动剂结合α受体，产生一系列拮抗α受体活性的效应，包括短效α受体阻滞剂（酚妥拉明、妥拉唑啉）和长效α受体阻滞剂（酚苄明、哌唑嗪）。短效α受体阻滞剂与α受体结合不甚牢固，起效快、消失快，维持时间短，可用于高血压急症控制性降压，不适合用于普通高血压患者；长效α受体阻滞剂与α受体共价键结合，受体阻断作用强、结合牢固、持续时间长，多用于维持治疗难治性高血压。α受体阻滞剂不是一线降压药，适用于前列腺增生的高血压患者和难治性高血压患者。因易发生体位性低血压，建议起始治疗时在睡前服药，小剂量逐渐增量，或者用控释剂。常发生体位性低血压或者心力衰竭者慎用，用药期间监测立卧位血压。另外可有恶心、呕吐、腹痛、心动过速、心律失常、诱发或加剧心绞痛、心悸、失眠、乏力、鼻塞等不良反应。

（7）肾素抑制剂。《指南》介绍了该类药物，是目前最新的一类降压药。笔者没有使用经验，强烈建议使用时仔细研读说明书。

6. 降压药的联合应用

现有的临床试验结果支持以下类别降压药的组合。

· 利尿剂和β受体阻滞剂。

· 利尿剂和血管紧张素转化酶抑制剂或血管紧张素Ⅱ受体拮抗剂。

· 钙通道阻滞剂（二氢吡啶类）和β受体阻滞剂。

· 钙通道阻滞剂和血管紧张素转化酶抑制剂或血管紧张素Ⅱ受体拮抗剂。

· 钙通道阻滞剂和利尿剂。

· α受体阻滞剂和β受体阻滞剂。

必要时也可用其他组合（即与中枢作用药，如α_2受体激动剂、咪达唑啉受体调节剂组合），在许多病例中常需联用 3 ~ 4 种药。

7. 合并用药的两种方式

（1）采取单药按所需剂量配比处方，其优点是可以根据个体需要调整品种和剂量。

（2）采用固定配比复方制剂，其优点是方便，患者依从性好（见表 2-12）。

8. 常用降压药的选择

降压药种类多，各类降压药又包含多个品种，易造成混乱，为了便于读者记忆和选用适合自己的降压药，笔者根据《指南》的推荐意见和编排方法做出调整，见表 2-13、图 2-5。

表 2-13　常用降压药的适应证

适应证	钙通道阻滞剂（CCB）	血管紧张素转化酶抑制剂（ACEI）	血管紧张素 II 受体拮抗剂（ARB）	利尿剂	β 受体阻滞剂
左心室肥厚	+	+	+	±	±
稳定性冠心病	+	+[①]	+[②]	−	+
心肌梗死后	−[③]	+	+[④]	+
心力衰竭	−[⑤]	+	+	+	+
心房颤动预防	−	+	+	−	[⑥]
脑血管病	+	+	+	+	±
颈动脉内中膜增厚	+	±	±		
蛋白尿 / 微量白蛋白尿	−	+	+		
肾功能不全	±	+	+	+[⑦]	−
老年	+	+	+	+	±
糖尿病	±	+	+	±	−
血脂异常 双相情感障碍	± +[⑧]	+		− ±[⑨]	

注：①冠心病二级预防。②冠心病二级预防。③对伴心肌梗死病史者可用长效 CCB 控制高血压。④螺内酯。⑤氨氯地平和非洛地平可用。⑥高血压快速性房颤如无禁忌可以选用。⑦估算的肾小球滤过率 < 30 ml/min 时应选用袢利尿剂。⑧非二氢吡啶类。⑨普萘洛尔。+——适宜选用；−——证据不足或不适用；±——可适用。

9. 高血压的手术治疗

手术治疗高血压主要是用微创介入的方法进行，近几年兴起，部分大型医疗机构在探索性开展，因安全性和有效性仍不明确，因此临床上尚不适合推广应用。目前其主要是用于难治性高血压的研究性治疗（在医患双方同意的前提下进行）。

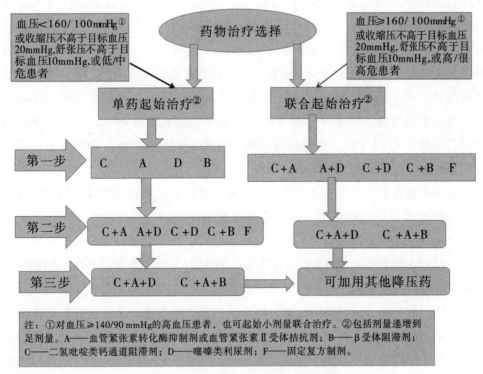

图 2-5 常用降压药单用或联用流程图

常用的治疗手段包括去肾交感神经术（RDN）、压力感受性反射激活疗法、髂动静脉吻合术、颈动脉体化学感受器消融、脑深部刺激术（DBS）、减慢呼吸治疗等。其中以去肾交感神经术开展相对较多。

（四）高血压危险因素的控制

调节血糖、调脂治疗、高尿酸血症的治疗见第三、第四、第五章。下面谈谈抗血小板治疗。

抗血小板治疗是针对高血压患者推荐的常规治疗手段。相关研究提示该治疗可有效降低高血压患者心血管事件风险 19% ~ 25%，包括非致死性心肌梗死减少约 33%、非致死性脑卒中减少约 25%、致死性心脑血管事件减少约 17%。常用的药物有环氧化酶抑制剂：阿司匹林肠溶片；磷酸二酯酶Ⅲ抑制剂：双嘧达莫、西洛他唑；TXA_2合成酶抑制剂：奥扎格雷；二磷酸腺苷（ADP）受体抑制剂（P2Y12）：噻氯匹定、氯吡格雷、替格瑞洛、普拉格雷；糖蛋白（GP）Ⅱb/Ⅲa 受体拮抗剂：阿昔单抗、依替非巴肽、替罗非班；其他类：水蛭素、吲哚布芬、黄曲苯氯贝丁酯、前列环素等。目前临床上广泛使用的有阿司匹林肠溶片、氯吡格雷等药物。抗血小板治疗适应证有：①高血压合并动脉粥样硬化性心血管疾病（ASCVD），使用小剂量阿司匹林肠溶片 100 mg /d 或者氯吡格雷 75 mg/d；②高血压合并动脉系统急性血栓性疾病，如急性冠状动脉综合征（ACS）、脑梗死或者短暂性脑缺血发作（TIA）、闭塞性周围动脉粥样硬化症等，需要阿司匹林联合一种 P2Y12 受体抑制剂，在动脉系急性血栓阶段通常在急性期可给予负荷剂量一次（阿司匹林 300 mg，氯吡格雷 300 ～ 600 mg 或替格瑞洛 180 mg，嚼服），然后维持治疗，阿司匹林肠溶片 100 mg/d 和氯吡格雷 75 mg/d 或替格瑞洛 180 mg/d 联合应用 3 ～ 12 个月，而后应用小剂量阿司匹林肠溶片 75 ～ 100 mg/d 长期二级预防；③高血压合并血黏稠度增加。

　　抗血小板治疗需要注意相关药物的禁忌证，建议详细阅读说明书。阿司匹林肠溶片不耐受的患者可以直接启用 P2Y12 受体抑制剂类药物。具体注意事项：①在血压 < 150/90 mmHg 且稳定的人群中启用抗血小板治疗，否则会增加脑出血的风险；②抗血小板治疗药物均有不同的胃肠道不良反应，使用时需要注意服药方法，例如阿司匹林平片需要在餐后立即服用，而阿司匹林肠溶片则必须空腹服用以减少胃肠道反应；③启动治疗前需要排查消化道出血高危因素，如消化性溃疡、活动性胃炎，65 岁以上同时用皮质类固醇、抗凝药或非甾体类抗炎药等，处理措施包括筛查和治疗幽门螺杆菌感染、质子泵抑制剂预防等；④活动性消化性溃疡、严重肝肾疾病、出血性疾病者需慎用或停用阿司匹林和氯吡格雷；⑤阿司匹林哮喘、鼻息肉等禁用阿司匹林；⑥阿司匹林和氯吡格雷的常见不良反应对比，见表 2-14。

表 2-14　阿司匹林和氯吡格雷常见不良反应对比

不良反应	阿司匹林（%）	氯吡格雷（%）	P 值
消化道出血（严重）	0.71	0.49	/
颅内出血	0.49	0.35	无显著性
腹泻（严重）	0.11	0.23	无显著性
胃肠炎	1.32	0.75	有显著差异
消化性溃疡	1.15	0.68	有显著差异
皮疹（严重）	0.10	0.26	/
粒细胞减少症	0.17	0.10	无显著性

（五）特殊人群的降压治疗

1. 老年人高血压

　　欧美国家一般以 65 岁及以上为老年的界限。中华医学会老年医学分会于 1982 年根据世界卫生组织西太平洋地区会议所定而提出的老年界限为60岁及以上。

老年人的降压目标与年轻患者相同,即血压<140/90 mmHg或更低水平(如能耐受)。65~79岁的老年人,首先应降至150/90 mmHg以下;如能耐受,可逐步降至140/90 mmHg以下。80岁以上的老年人应降至150/90 mmHg以下,笔者认为,如无不适且能耐受可逐步降至140/90 mmHg以下。

老年高血压治疗的获益同样来自于降压本身,但应逐步降压,尤其是体质较弱者更应逐步缓慢降压。在治疗过程中,要注意原有的和药物治疗后出现的体位性低血压。老年人常并存多种危险因素、靶器官损害及心脑血管病等,常需联合用药,在选药时要兼顾到药物的相互作用、副作用及患者的基本情况。

大量随机化临床试验均已明确,各年龄段(<80岁)高血压患者均受益于利尿剂、钙通道阻滞剂、β受体阻滞剂、血管紧张素转化酶抑制剂、血管紧张素Ⅱ受体拮抗剂等抗高血压药物治疗。80岁以上的高龄老人进行降压治疗是否同样得益,对此尚有待研究,但是如果血压高,有多重危险因素存在,仍应降压治疗,医生根据需要拟定个体化方案进行。若原有的治疗方案有效且耐受性良好,则不应中断。

那么,老年高血压何时启用降压治疗,《指南》推荐:65~79岁的老年人,如血压≥150/90 mmHg,应开始药物治疗;血压≥140/90 mmHg时,可考虑药物治疗。80岁以上的老年人,收缩压≥160 mmHg时开始药物治疗。老年高血压控制目标:收缩压达标,共病和衰弱综合征患者经系统评估后,制定个体化血压目标值。65~79岁的老年人,第一步应降至150/90 mmHg以下;如能耐受,最终目标血压140/90 mmHg。80岁及以上老年人应降至150/90 mmHg以下,如果患者的收缩压<130 mmHg时仍能良好耐受,则继续正在执行的方案,不必回调血压水平。

特别提醒:双侧颈动脉粥样硬化致血管狭窄>75%时,降压过度可能增加脑缺血风险,降压治疗应以避免脑缺血症状为原则,宜适当放宽血压目标值。控制高血压须监测血压,逐步缓慢降压,血压水平不宜过低,避免血压波动幅度过大。

2. 高血压合并心房颤动

高血压病患者易发生心房颤动(AF),多见于有结构性心脏病变或功能障碍的患者,包括左心房增大、双心房大、左心室肥厚、心脏功能不全等。笔者发现,有部分高血压患者可在未出现左心室肥厚之前,因左心室舒张功能下降,导致左心房后负荷增加,从而出现左心房先于左心室增大。对于该类患者,推荐肾素-血管紧张素抑制剂治疗,特别是血管紧张素Ⅱ受体拮抗剂可以减少AF的发生率。高血压合并AF患者易发生脑栓塞等疾病。高血压是非瓣膜病AF患者发生脑卒中或体循环栓塞(肠系膜卒中、脾梗死等)的危险因素之一;高血压未控制是AF患者非抗凝或者抗凝状态下出血的危险因素。所有合并非瓣膜病 AF 的高血压患者须根据 CHA2DS2-VASc 评分（C，心衰 1 分；H，高血压 1 分；A，大于 75 岁 1 分；D，糖尿病 1 分；S2，脑卒中或短暂性脑缺血发作或体循环栓塞 2 分；V，冠心病或外周大血管病变 1 分；A，大于等于 75 岁 2 分；Sc，女性 1 分）进行血栓栓塞的危险评估，0 分低危，1 分中危，大于等于 2 分高危，分数越高，发生栓塞的概率越高，抗凝治疗的紧迫性越强；并根据 HAS-BLED 评分〔H，高血压 1 分；A，肝功或肾功能异常各 1 分；S，脑卒中 1 分；B，出血 1 分；L，国际标准化比值（INR）波动 1 分；E，65 岁及以上 1 分；D，药物滥用或饮酒各 1 分〕评估出血风险，大于等于 3 分出血高风险，分数越高，出血概率越高，抗凝治疗越需要谨慎。抗凝治疗如果使用华法林类药物需要监测 INR，并根据 INR 调整药物剂量，INR 为 2.0 ~ 3.0 是安全有效的。针对高龄老人（≥ 80 岁），笔者建议 INR 为 1.5 ~ 2.5 即可。另外，目前临床上广泛使用的新型口服抗凝剂（OACs），如达比加群、利伐沙班、阿哌沙班等，疗效是否优于华法林尚在观察之中，其出血事件可能低于华法林，特别是严重的颅内出血的风险低于华法林。使用 OACs 不需要频繁监测凝血功能。笔者在临床使用利伐沙班时发生过片状皮下出血。针对高血压合并 AF 的患者，应根据《指南》的建议进行心室率和心脏节律的控制，包括采用药物措施和非药物措施。

3. 高血压合并心力衰竭

我国高血压患者发生心力衰竭的概率达 28.9%，心力衰竭患者合并高血压的概率达 54.6%。荟萃分析提示，收缩压每下降 10 mmHg，发生心力衰竭的风险减低 28%。与标准降压治疗（收缩压 <140 mmHg）比较，强化降压（收缩压 <120 mmHg）治疗可以显著降低高血压患者心力衰竭发生率和心血管疾病死亡率，分别降低 38% 和 43%。高血压合并心力衰竭患者降压治疗建议降压目标为 130/80 mmHg 以下。《中国心力衰竭诊断和治疗指南 2018》根据左心室射血分数（LVEF）对心力衰竭进行分类并指导制定治疗策略，具体分类标准是：①射血分数减低型心力衰竭（HFrEF），LVEF < 40%；②射血分数中间型心力衰竭（HFmrEF），40% ≤ LVEF < 50%；③射血分数保留型心力衰竭（HFpEF），LVEF ≥ 50%。高血压合并慢性 HFrEF，推荐俗称"黄金三角"的治疗方案，即血管紧张素转化酶抑制剂（不能耐受者用血管紧张素 II 受体拮抗剂）、β 受体阻滞剂和醛固酮受体拮抗剂联合应用；对于症状控制不好的患者常规联用袢利尿剂或者噻嗪类利尿剂；对于部分因为心力衰竭、肾脏灌注差、利尿效果不达标的患者，《指南》推荐可以选用托伐普坦或者中成药芪苈强心胶囊辅助治疗。高血压合并 HFpEF 和 HFmrEF 患者，大多数与高血压，特别是高血压所致左心室舒张功能降低有关，研究提示"黄金三角"治疗方案并不会改善这类患者的预后并降低死

亡率，但是良好地控制血压是有效预防和延缓心力衰竭的最有效手段，因此建议根据患者的具体病情评估选择应用血管紧张素转化酶抑制剂、β 受体阻滞剂、血管紧张素 Ⅱ 受体拮抗剂、醛固酮受体拮抗剂与利尿剂等。高血压合并心力衰竭经过处理后血压仍不达标者，推荐联合氨氯地平或非洛地平等药物，但是不推荐 α 受体阻滞剂、中枢降压药等药物。

4. 高血压合并冠心病

流行病学调查提示高血压人群发生冠心病（CAD）的风险是非高血压人群的 3 ～ 4 倍；收缩压每升高 10 mmHg，诱发冠心病心肌梗死的风险增加 31%；60% ～ 70% 的 CAD 患者合并有高血压，因此高血压是 CAD 的主要危险因素。针对这类患者进行降压治疗是主要手段之一，高血压合并冠心病推荐降压目标值为 140/90 mmHg 以下，如能耐受，可降至 130/80 mmHg 以下。特别提醒，为保证冠状动脉的有效血流灌注，舒张压 ≥ 60 mmHg，高龄（ ≥ 80 岁），冠状动脉重度狭窄患者，血压控制缓慢达标即可，不宜降得太低、太快。在药物选择上，因 β 受体阻滞剂和长效钙通道阻滞剂可以降低心肌氧耗量，减少心绞痛发作，属于首选降压药。血压不达标者，可采用血管紧张素转化酶抑制剂或血管紧张素 Ⅱ 受体拮抗剂联合利尿剂治疗；对于非 ST 段抬高急性冠状动脉综合征患者，β 受体阻滞剂和长效钙通道阻滞剂仍为首选，血压不达标者，联合使用肾素 - 血管紧张素阻滞剂和利尿剂治疗。特别提醒，非 ST 段抬高急性冠状动脉综合征存在冠状动脉痉挛因素，避免使用大剂量的 β 受体阻滞剂（特别是高选择性的 β 受体阻滞剂）；对于急性 ST 段抬高心肌梗死患者，《指南》推荐 β 受体阻滞剂和肾素 - 血管紧张素阻滞剂用作心肌梗死后二级预防，可以明显改善患者的远期预后，无禁忌证者应早期使用，血压控制不理想时联合钙通道阻滞剂及利尿剂治疗。

5. 高血压合并高尿酸血症

针对这类患者不适用利尿剂，特别是噻嗪类利尿剂。详见第五章。

6. 高血压合并糖尿病

所有的糖尿病患者均提倡进行积极合理的非药物治疗，高血压合并 2 型糖尿病患者尤其应注意减重和限盐。目标血压应 <130/80 mmHg，血压处于正常高值或出现微量白蛋白尿时应开始采用降压药物治疗。为使血压达标，可以使用各种有效且耐受性好的降压药物，常需联用 2 种或 2 种以上的降压药物。现有证据显示，降压对肾脏具有保护效应——延缓肾脏损害。血管紧张素转化酶抑制剂、血管紧张素 Ⅱ 受体拮抗剂和钙通道阻滞剂均对减少心脑血管事件有益，均可选用；其中，血管紧张素转化酶抑制剂和血管紧张素 Ⅱ 受体拮抗剂是该类患者的首选药物，可保护肾脏，防止糖尿病肾病。详见第三章。

7. 高血压合并慢性肾脏病

高血压与肾脏病密切相关，互为因果，高血压的发生发展与肾脏的血流灌注、内分泌功能和交感神经活性密切相关，高血压长期控制不良会促进肾脏动脉粥样硬化和肾小球硬化，最终出现良性肾固缩；慢性肾脏病（CKD）常常并发高血压症状，即肾性高血压，包括肾血管性高血压和肾实质性高血压两大类。研究提示，我国未透析CKD患者并发高血压的概率为67.3% ~ 71.2%，而透析CKD患者并发高血压的概率高达91.7%。CKD并发高血压的患者起始降压治疗的血压标准是收缩压≥140 mmHg或舒张压≥90 mmHg；降压治疗的目标：①尿白蛋白<30 mg/d 时，目标血压<140/90 mmHg；②尿白蛋白30 ~ 300 mg/d 或更高时，目标血压<130/80 mmHg；③60岁及以上的患者如果不能耐受降压治疗可适当放宽降压目标。研究提示，蛋白尿是CKD患者的肾功能恶化、心血管疾病事件和死亡的重要危险因素，因此建议蛋白尿患者尽可能严格降压治疗。CKD合并高血压的患者初始降压药物可以选择血管紧张素转化酶抑制剂、血管紧张素Ⅱ受体拮抗剂、α受体阻滞剂、β受体阻滞剂或利尿剂等，因血管紧张素转化酶抑制剂和血管紧张素Ⅱ受体拮抗剂除了良好的降压作用外，还有减少蛋白尿、延缓肾功能衰退的作用，因此降压治疗方案应包括一种血管紧张素转化酶抑制剂或血管紧张素Ⅱ受体拮抗剂，单独或联合其他降压药；用药后血肌酐较基础值升高幅度<30%的患者仍可监测使用；血肌酐较基础值升高幅度≥30%的患者，强烈建议减量或者停药。因此使用血管紧张素转化酶抑制剂或血管紧张素Ⅱ受体拮抗剂需要动态监测肾功能（如血肌酐）和电解质（血钾）。

高血压合并CKD的患者的肾功能治疗获益依赖于降压本身，因此长效钙通道阻滞剂、α受体阻滞剂、β受体阻滞剂、利尿剂等均可用于治疗，只不过不同种类的药物有一些特别的要求。《指南》推荐β受体阻滞剂可以对抗交感神经系统的过度激活而发挥降压作用，α-β受体双阻滞剂优势明显，心肾保护效果好，不同时期CKD患者均可选用；血压控制差的患者可以选用α₁受体阻滞剂、中枢α受体激动剂，需要小剂量滴定使用。CKD患者使用利尿剂需要特别注意肾小球滤过率>30 ml/min（CKD 1 ~ 3期）的患者使用噻嗪类利尿剂有效；肾小球滤过率<30 ml/min（CKD 4 ~ 5期）的患者可用袢利尿剂，低剂量起用，避免利尿过多，血容量下降，出现低血压或肾小球滤过率下降。CKD患者不推荐醛固酮受体拮抗剂和血管紧张素转化酶抑制剂或血管紧张素Ⅱ受体拮抗剂联用，避免肾功能恶化和高钾血症。

终末期肾病透析患者（CKD 5期）可表现为难治性高血压，需要多种药物联合控制血压，注意避免在透析血容量骤降阶段使用降压药，透析时要监测血压，因为透析前血压和诊室血压值不能反映透析时患者的真实血压状态。透析后的理想血压收缩压为 130 mmHg 左右。CKD 5 期患者选用降压药时要注意降压药对血流动力学的影响和透析对药物代谢动力学的影响。

8. 高血压合并脑血管病

近年来，我国的流行病学调查提示缺血性脑血管病的前三位危险因素分别是高血压、血脂异常、吸烟，其中在缺血性脑血管病的形成危险因素中占比最高的是高血压，达 77.2%；其次是血脂异常，占 66.7%；再次是吸烟，占 42.9%。高血压与出血性脑血管病正相关，即血压越高，脑出血的概率越高。近年来，因血压控制率有提高，出血性脑血管病的发病率相对下降。收缩压每升高 10 mmHg 或者舒张压每升高 4 mmHg，脑血管病发病危险增加 40% ~ 50%。高血压与脑血管病初发和复发关系密切，系统评价提示抗高血压治疗能使脑血管病复发风险降低 22%。因此，高血压合并脑血管病患者降压治疗势在必行。其降压目标：①病情稳定的脑血管病患者，血压＜ 140/90 mmHg，PROGRESS 和 PATS 试验提示血压＜ 112/72 mmHg 时，脑卒中复发率最低；②颅内大动脉粥样硬化性狭窄（狭窄率 70% ~ 99%）导致的缺血性脑血管病患者，血压 <140/90 mmHg；③低血流动力学所致的缺血性脑血管病，降压治疗须权衡患者耐受性及血流动力学因素，个体化启用降压治疗和目标血压；④急性缺血性脑血管病需要溶栓的患者，血压＜ 180/110 mmHg；⑤急性缺血性脑血管病 24 小时内血压升高，收缩压≥ 200 mmHg 或 舒张压≥ 110 mmHg，或伴有严重心功能不全、主动脉夹层、高血压脑病的患者，启动降压治疗；⑥急性出血性脑血管病患者，采用静脉输入降压药物控制性降压，160/90 mmHg 可作为降压的目标值。针对高血压合并脑血管病患者，在关注血压的同时需要关注紧张、焦虑、疼痛、恶心、呕吐及颅内压升高等情况。急性期降压药物推荐选用拉贝洛尔、尼卡地平等静脉药物控制性降压，避免使用增加颅内压和使血压急剧下降的药物，如硝酸甘油等。高血压合并脑血管病稳定期患者治疗获益在很大程度上取决于血压下降本身，因此可以使用现有的各种药物，合理地联合治疗方案进行降压。目前采用血管紧张素转化酶抑制剂或血管紧张素 II 受体拮抗剂联合利尿剂治疗或者选用在高血压合并脑血管病降压治疗相关研究中获得了较多临床试验药物。

9. 高血压眼底病变

详见第二章第三节。

（六）妊娠高血压

有 5% ~ 10% 的妊娠期妇女合并高血压，其中约 30% 的高血压在怀孕前即存在，约 70% 的高血压发生在妊娠期，特别是妊娠中后期。妊娠合并高血压属于病理性产科，对孕产妇和胎儿的危害很大，因发生先兆子痫或子痫导致孕产妇和胎儿死亡。妊娠高血压孕妇易并发脑出血、弥漫性血管内凝血（DIC）、急性肝肾功能衰竭、胎盘早剥、胎儿宫内发育迟缓等并发症。妊娠高血压根据妊娠和高血压的关系、持续时间、伴随的靶器官损害等分为：①妊娠期高血压，是指妊娠20周后发生的高血压，不伴明显蛋白尿，分娩后12周内血压恢复正常。②子痫前期/子痫，是指妊娠20周后血压升高伴临床蛋白尿（尿蛋白≥300 mg/d）或无蛋白尿伴有器官和系统受累，如心、肺、肝、肾、血液系统、消化系统及神经系统等；重度子痫前期是指血压≥160/110 mmHg，伴临床蛋白尿和/或出现脑功能异常、视力模糊、肺水肿、肾功能不全、血小板计数 <100×10⁹/L、肝酶升高等，常合并胎盘功能异常；子痫是妊娠高血压最严重的阶段，孕妇在高血压的基础上出现了不能用其他原因解释的抽搐，可以在产前、产时、产后发生，子痫发生前有不断加重的子痫前期，不过有部分病例可发生于血压升高不显著、蛋白尿不明显的患者。③妊娠合并慢性高血压是指妊娠前即存在或妊娠前20周出现的高血压或妊娠20周后出现高血压而分娩12周后仍持续血压升高。④慢性高血压并发子痫前期是指具备子痫前期和妊娠合并慢性高血压症状的患者群。妊娠高血压治疗的总策略是保障母婴安全、顺利分娩、减少并发症、控制死亡率。起始药物治疗的血压≥150/100 mmHg，无蛋白尿或者靶器官损害孕妇起始药物治疗的血压≥160/110 mmHg。降压目标值为150/100 mmHg以下，为保证胎儿血氧供应，避免把血压降到130/80 mmHg以下。

妊娠高血压的管理包括：①妊娠前期高血压的评估，并搜寻高血压的原因和诱因，建议血压≥160/110 mmHg的女性暂时不要受孕。②非药物治疗，摄盐量控制在6 g/d（尿钠排泄100 mmol/d），调节情绪，适当运动，控制体重，保持充足的睡眠。③妊娠高血压轻度患者强调非药物治疗，监测病情变化，根据血压水平、蛋白尿、靶器官损害等情况启动药物治疗。④妊娠高血压中重度患者在严密观察母婴状态的前提下，应明确治疗的持续时间、降压目标、药物选择和终止妊娠的指征；对妊娠合并重度高血压的患者，《指南》建议静脉应用硫酸镁，拟定终止妊娠的时机；当收缩压≥180 mmHg或舒张压≥120 mmHg时，应按照高血压急症处理。

研究提示女性患者降压药物的疗效和降压获益与男性相近。妊娠高血压治疗目的是保障母婴安全，减少并发症，因此持续平稳控制血压非常重要。临床上常用的降压药物有甲基多巴、拉贝洛尔、硝苯地平等，必要时可选用小剂量噻嗪类利尿剂进行治疗，具体用药见表2-15。对既往妊娠合并高血压、慢性肾脏病、自身免疫疾病、糖尿病、慢性高血压以及合并1项及以上的先兆子痫的危险因素（初产妇、年龄>40岁、妊娠间隔>10年、BMI>35、先兆子痫家族史及多胎妊娠）的患者如无阿司匹林相关性过敏、消化性溃疡、出血性疾病等情况，建议从妊娠12周起服用阿司匹林

75 ～ 100 mg/d，直至分娩前一周。

表 2-15　妊娠高血压常用口服药

药物名称	降压机制	常用剂量①	安全级别②	注意事项
甲基多巴	降低脑干交感神经张力	200~500 mg，bid ～ qid	B	抑郁、过度镇静、低血压
拉贝洛尔	α、β 受体阻滞剂	50 ～ 200 mg，q12 h，极量 600 mg/d	C	胎儿心动过缓、皮肤瘙痒
硝苯地平	抑制动脉平滑肌细胞钙内流	5 ～ 20mg，q8h 或缓释剂 10 ～ 20mg，q 12 h，或控释制剂 30 ～ 60 mg，qd	C	低血压
氢氯噻嗪	利尿、利钠	6.25 ～ 12.5 mg/d	B	大剂量影响胎盘血流；胎盘循环降低（先兆子痫或胎儿发育迟缓）的患者，应避免应用利尿剂

注：① bid——每天 2 次；qid——每天 4 次；q 12 h——12 小时一次；q 8 h——8 小时一次；qd——每天一次。②妊娠安全级别：A. 在有对照组的早期妊娠妇女中未显示对胎儿有危险，可能对胎儿的伤害极小。B. 在动物生殖试验中并未显示对胎儿的危险，但无孕妇的对照组，或对动物生殖试验显示有副反应。在早孕妇女的对照组中并不能肯定其副反应。C. 在动物的研究中证实对胎儿有副反应，但在妇女中无对照组，或在妇女和动物研究中无可以利用的资料，仅在权衡对胎儿利大于弊时给予 C 级药物治疗。

1. 高血压合并代谢综合征

高血压合并代谢综合征建议血管紧张素转化酶抑制剂和血管紧张素 Ⅱ 受体拮抗剂优先应用，尤其适用于伴糖尿病或肥胖的患者；也可应用二氢吡啶类钙通道阻滞剂；伴心功能不全及冠心病者，可应用噻嗪类利尿剂和 β 受体阻滞剂，但需要注意药物对糖代谢的不良影响。

2. 高血压合并外周动脉疾病

高血压常并发系统性动脉粥样硬化（AS），高血压合并外周动脉疾病（PAD）则是 AS 常见表现之一。我国普通人群患 PAD 的概率为 2% ～ 4%，随年龄增加而增加，60 岁及以上人群患病率高达 16.4%，同时合并高血压、糖代谢异常（含代谢综合征）、吸烟等危险因素的人群发生 PAD 的概率更高。研究提示，半数 PAD 患者存在高血压，增加发生心脑血管事件和致死的风险。在临床上因 PAD 导致跛行、截肢致残等患者较多，因此针对 PAD 患者实施有效降压方案势在必行。降压目标是血压控制在 140/90 mmHg 以下，部分患者在降压治疗过程中患肢血流灌注可能下降，但是对于长远治疗有益，且很少出现不耐受现象。钙通道阻滞剂、血管紧张素转化酶抑制剂或血管紧张素 Ⅱ 受体拮抗剂应首先选用。选择性 $β_1$ 受体阻滞剂治疗 PAD 并非禁忌，利尿剂因有降低血容量、增加血液黏稠度的问题一般不推荐应用。当然，PAD 的治疗是综合性的，除了降压治疗，还有抗血小板聚集、调节血脂、稳定动脉粥样斑块、改善动脉内皮功能等。

3. 难治性高血压

难治性高血压（RH）是指在非药物治疗的基础上应用了可耐受的足够剂量且合理的 3 种降压药物（包括一种噻嗪类利尿剂）至少治疗 4 周后，诊室和诊室外（包括家庭自测血压或动态血压监测）血压值仍在目标水平之上，或至少需要 4 种药物才能达标的血压。目前我国 RH 患病情况尚无确切的统计数据，临床确诊 RH 必须监测家庭血压或动态血压以排除白大衣高血压和假性高血压。临床一旦确诊 RH，就必须深入寻找导致 RH 的原因、诱因和并存的疾病因素等。常见的因素包括：①治疗方案依从性差，未坚持服药或者未足量服药；②改变生活方式失败，如体重增加，大量酒精摄入（如酗酒），抽烟，未正常限制钠盐摄入，失眠，焦虑，紧张亢奋等；③使用降压药物不当，包括联用药物欠合理，剂量不达标（如利尿剂未达标）；④持续服用升压药物，如甘草片、麻黄、伪麻黄碱、可卡因、糖皮质激素、非甾体类抗炎药、避孕药、环孢素、促红细胞生成素、抗抑郁药等；⑤疾病因素，如阻塞性睡眠呼吸暂停低通气综合征、进展性肾功能不全、糖尿病、血脂异常、慢性疼痛以及长期失眠、焦虑症、血黏稠度增高、甲状腺功能亢进、库欣综合征、醛固酮增多症等；⑥未察觉的继发性高血压，启动继发性高血压的筛查；⑦原发性高血压患者出现不可逆或几乎不可逆的器官损害。

《指南》建议 RH 治疗原则：①推荐患者转至高血压专业医生处就诊。RH 的诊断应由有资质的高血压专科医生确定。②提倡进行诊室外血压测量，与患者及家属有效沟通，分析原因，关注患者长期用药的依从性。③尽量消除影响因素，主要有肥胖、代谢紊乱、钠盐摄入过多等不良生活习惯等。④调整降压联合方案。首先检查多药联合方案的组成是否合理，推荐选择常规剂量的肾素 - 血管紧张素阻滞剂、钙通道阻滞剂和噻嗪类利尿剂联合应用，也可根据患者特点和耐受性考虑增加各药物的剂量，应达到全剂量。⑤效果仍不理想者，可依据患者特点加用第四种降压药，可在醛固酮受体拮抗剂、β 受体阻滞剂、α 受体阻滞剂或交感神经抑制剂（可乐定）中选择，但仍需要采用个体化治疗的原则。

4. 假性难治性高血压的原因

假性难治性高血压是指用普通袖带测压法所测的间接血压值高于经动脉穿刺直接测的血压值。分析原因可能与诊室测血压的环境因素，患者上臂较粗时未使用较大的袖带，患者不配合而不断扭动上肢（智力障碍、精神疾病、痴呆、紧张等患者多见），老年人及合并尿毒症、糖尿病、严重动脉粥样硬化等有关。

5. 高血压急症

高血压急症是指原发性高血压或继发性高血压患者在某些因素作用下，血压急剧和显著增高（≥180/120 mmHg），同时伴有进行性的心、脑、眼、肾等重要靶器官损害的情况。高血压急症患者常常引起高血压脑病、高血压伴颅内出血（脑出血和蛛网膜下腔出血）、高血压眼底出血、视盘水肿、脑梗死、心力衰竭、急性冠状动脉综合征（不稳定型心绞痛、急性心肌梗死）、主动脉夹层、嗜铬细胞瘤危象、围术期高血压、子痫前期或子痫等。需要特别说明的是，高血压急症患者的血压水平不一定与靶器官病变成正比，有部分患者即便血压才二级水平，但是可以突然或者急剧出现左心衰肺水肿、心肌梗死、主动脉夹层等。部分高血压患者因依从性差、治疗不充分等导致血压急剧升高，但是不伴有靶器官损害，临床上将该类情况定义为高血压亚急症。患者的临床表现多为头痛、胸闷、鼻出血、烦躁不安、紧张等。

针对高血压急症和亚急症患者，临床医师尽可能做到评估病情和降压治疗同时进行，初始治疗不要因为需要对患者进行整体评估而延迟。

高血压急症的治疗原则：持续监测生命体征；处理引起血压升高的诱因及病因；消除恐惧心理；合理应用静脉降压药控制血压，阻断靶器官的进行性损害，保护受损的靶器官；选择疗效确切、短效、方便调节、稳定可控的降压药；减少并发症并改善预后。

高血压急症的降压速度：在保证组织灌注的基础上渐进性地将血压控制到适宜水平。初始 1 小时内的降压目标是平均动脉压降低幅度不超过治疗前水平的 25%，在随后的 2~6 小时内缓慢将血压降到 160/100 mmHg 左右的安全水平；如果患者能耐受，可在起始降压治疗的 24~48 小时逐渐降到目标水平。注意高血压急症患者降压过快或过低可能会诱发组织器官缺血性事件。常用降压药见表 2-16。

表 2-16　高血压急症患者常用降压药物

药名	剂量	起效时间	持续时间	不良反应
硝普钠[①]	6.25~12.5 μg/min 起泵入，根据血压调整剂量（围术期高血压）；0.25~10 μg/（kg·min）iv（高血压急症）；起始剂量 0.3~0.5 μg/(kg·min)，根据血压反应可逐渐增加剂量；最大剂量 10 μg/（kg·min）（妊娠高血压，安全级别 C 级）	立即	2~10 分钟	低血压、心动过速、头痛、肌肉痉挛。连续使用超过 48~72 小时或剂量 >2 g/（kg·min）时可能导致氰化物中毒
硝酸甘油[②]	5~100 μg/min iv（高血压急症合并心肌缺血）	2~5 分钟	5~10 分钟	头痛、呕吐
酚妥拉明	2.5~5 mg iv 诊断嗜铬细胞瘤并治疗。其所致的高血压发作，包括手术切除时出现的高血压，也可根据血压对本品的反应用于协助诊断嗜铬细胞瘤	1~2 分钟	10~0 分钟	心动过速、头痛、颜面潮红

续表

药名	剂量	起效时间	持续时间	不良反应
尼卡地平	0.5～10μg/（kg·min）iv（围术期高血压，高血压急症）；起始剂量5 mg/h，根据血压反应逐渐增加至15 mg/h（妊娠高血压，安全级别C级）	5～10分钟	1～4小时	心动过速、头痛、周围性水肿、心绞痛、恶心、头晕，与硫酸镁合用可能抑制子宫收缩
艾司洛尔	0.15～0.3 mg/（kg·min）泵入（围术期高血压）；起始250～500μg/（kg·min）iv，继以50～300μg/（kg·min）iv（高血压急症）	1～2分钟	10～20分钟	低血压、恶心
美托洛尔	3～5 mg静推，间隔5分钟重复，最大可用到15 mg	5～10分钟	5～10小时	低血压、心力衰竭、心脏传导阻滞、头晕、疲劳、抑郁、支气管痉挛
拉贝洛尔	25～50 mg iv，15分钟可重复，总量可达200 mg；也可静脉泵入，1～4 mg/min（围术期高血压）；0.5～2.0 mg/min iv，总量20～80 mg（高血压急症）	5～10分钟	3～6小时	恶心、呕吐、头麻、支气管痉挛、传导阻滞、体位性低血压
乌拉地尔	10～50 mg缓慢静脉注射后6～24 mg/h维持	5分钟	2～8小时	低血压、头晕、恶心、疲倦
依那普利拉	1.25～5 mg每6小时iv	15～30分钟	6～12小时	高肾素状态血压陡降、变异度较大
地尔硫草	5～10 mg iv，或5～15μg/（kg·min）泵入（围术期高血压、高血压急症）	5分钟	30分钟	心动过缓、房室传导阻滞、低血压、心力衰竭、周围性水肿、头痛、便秘、肝毒性
肼屈嗪[③]	10～20 mg iv;10～40 mg im	10～20分钟（IV）；20～30分钟（im）	1～4小时（IV）；4～6小时（im）	心动过速、颜面潮红、头痛、呕吐、心绞痛加重
非诺多泮	0.03～1.6μg/（kg·min）iv	<5分钟	30分钟	心动过速、头痛、恶心、颜面潮红
硫酸镁[④]	5 g稀释至20 ml，静脉慢推5分钟，继以1～2 g/h维持；或5 g稀释至20 ml，每4小时一次深部im.总量25～30 g/d（妊娠高血压、严重先兆子痫）			当尿量<600 ml/d、呼吸<16次/分钟、腱反射消失时应及时停药

注：①使用时避光，孕妇使用可出现胎儿氰化物中毒。②不适用于高颅压或者可逆高颅压患者。③不适用于系统性红斑狼疮和类风湿关节炎患者。④非高血压药物；急症降压药使用详见各种药物的说明书。IV——静脉注射；IM——肌内注射。

继发性高血压的治疗主要是针对病因进行处理。降压药物的种类与原发性高血压没有本质差异，只不过不同的继发性高血压患者选用具体药物时有较大的差异，这些均不在本书讨论，请就诊于相应的专科医生和查阅相应书籍。

十、高血压的随诊与管理

1. 高血压患者的随诊

（1）随诊的目的。评估启动治疗后的疗效、不良反应、患者对药物的接受程度、耐受情况、获得药物的便利性，以及血压是否稳定达标，在病程中是否有靶器官损害出现和伴随疾病等；为社区慢性病管理收集数据，构建良好的医患关系。

（2）随诊内容。了解患者的家庭背景、社会和家庭支持系统情况，测量血压和 / 或动态血压，鼓励家庭自测血压，评估血压达标情况，询问服药的依从性。如果依从性差，要与患者一起分析原因，根据血压水平以及药物的不良反应进行治疗调整。告知按时服药的重要性，指导非药物治疗，坚持持续治疗，不随意停药，不随意相信保健品、民间单方、验方等。

（3）随诊间隔。随访间隔无严格规定，根据血压水平、危险分层等由医务人员与患者约定。《指南》建议：低危、中危或仅服 1 种药物的患者，每 1 ~ 3 个月随诊 1次；新诊断的高危及复杂病例、血压未达标或者症状明显的患者随诊的间隔应较短，间隔时间不超过 1 个月；血压达标且稳定的患者随访间隔时间可以超过 1 个月；对于使用 3 种及以上降压药治疗且血压未达标的患者需要专家介入密切随访。

（4）随诊记录。做好医疗记录，建立随诊病历，社区医院建立患者档案。记录每次就诊时的血压和心率数值，分析血压波动的时间规律，记录与血压相关的症状、药物名称、剂量以及不良反应。

2. 高血压防治对策和策略

高血压是多因素的异质性疾病，病因不确切，需要终生治疗，包括非药物治疗（饮食、运动、心理）和药物治疗。如果血压控制达标，患者预后良好，不影响预期寿命，如果血压控制不达标则会因各种并发症致残或死亡，增加家庭、社会的负担。因此制定系统化的、全社会参与的高血压防治对策和政府层面的顶层设计策略非常重要。首先是倡导健康的生活方式（有些专家把高血压称作"生活方式病"）。其次是社区管理系统化，包括宣教、筛查、诊断、治疗、转诊及长期随访等管理。社区医师面对全人群、高血压易患（高危）人群和患者的综合防治策略，采取一级预防、二级预防与三级预防相结合的连续性干预措施。再次是在政府层面制定高屋建瓴的长期高血压防控管理战略，建立省、市、区（县）、街道（乡、镇）、社区（村）垂直的高血压公共卫生防控体系和防控监督体系，采用直报的方式报告，省级单位跨行政级别直接电话抽查患者建档情况，避免社区只建档，未实质开展工作的情况出现；建立健康教育团队，建立远程患者管理，进行全科医师培养及管理。

3. 高血压患者的自护理

（1）定期测量血压，每周应至少测量一次，学会家庭自测血压。

（2）治疗高血压应坚持"三心"，即信心、决心、恒心，只有这样做才能防止或减少机体重要脏器受到损害。

（3）定时服用降压药，不随意减量或停药，可在医生指导下根据病情予以调整，防止血压过分波动。

（4）需要自备血压计及学会自测血压。

（5）除服用相关的药物外，还要注意劳逸结合、饮食合理、适当运动、保持情绪稳定、睡眠充足。

（6）老年人降压不能操之过急，血压宜先控制在收缩压 140 ~ 159 mmHg、舒张压 80 ~ 89 mmHg 为宜，逐渐降压至血压达标，以减少心脑血管并发症的发生。

（7）老年人服用降压药时要防止体位性低血压，可测立卧位血压预测。

（8）不需要严格禁止性生活，但是以下几种情况不宜进行性生活：①疲劳及情绪波动较大时不要立即进行房事；②酒后应禁止性生活；③若有头晕、胸闷等不适应停止性生活，并及时就医。

（9）就医指征：①降压药快服完时；②血压忽高忽低，血压波动大或者血压不达预期目标时；③出现眼花、头晕、恶心呕吐、视物不清、偏瘫、失语、意识障碍、呼吸困难、肢体乏力等。如病情危重，请求救 120 急救中心。

参考文献

[1] Wang Z, Chen Z, Zhang L, et al. Status of Hypertension in China:Results from the China Hypertension Survey, 2012–2015[J]. Circulation，2018.

[2] 国家基本公共卫生服务项目基层高血压管理办公室，基层高血压管理专家委员会 . 国家基层高血压防治管理指南 [J]. 中国循环杂志 ,2017,32（11）:1041–1048.

[3] Elliott P, Stamler J, Nichols R, et al. Intersalt revisited: further analyses of 24 hour sodium excretion and blood pressure within and across populations. Intersalt Cooperative Research Group[J]. BMJ，1996，312（7041）:1249–1253.

[4] 国家卫生和计划生育委员会疾病预防控制局 . 中国居民营养与慢性病状况报告（2015）[M]. 北京 : 人民卫生出版社，2015.

[5] Liu Z. Dietary sodium and the incidence of hypertension in the Chinese population: a review of nationwide surveys[J]. Am J Hypertens，2009，22（9）:929-933.

[6] Kieneker LM，Gansevoort RT，Mukamal KJ，et al. Urinary potassium excretion and risk of developing hypertension: the prevention of renal and vascular end-stage disease study[J]. Hypertension，2014，64（4）:769-776.

[7] 郭统帅，褚超，汪洋，等. 高盐摄入及补钾干预对盐敏感个体血压昼夜节律的影响 [J]. 诊断理论与实践，2017，16（6）:582-586.

[8] 王建，孙强，陈小芳，等. 彭州市居民饮酒行为与高血压患病率的关系探讨 [J]. 预防医学情报杂志，2018，34（6）:711-716.

[9] 王文绢，王克安，陈春明，等. 北京地区儿童青少年体重指数与血压关系的研究 [J]. 中华流行病学杂志，2004，25（2）:109-112.

[10] 李丹丹，梁学清，乔木，等. 吉林省部分农村中老年人群人体肥胖指数、体重指数、腰围、腰臀比、腰围身高比与血压的关系 [J]. 中国老年学杂志，2017，37（20）:5151-5153.

[11] Hori A，Nanri A，Sakamoto N，et al. Comparison of body mass index，waist circumference，and waist-to-height ratio for predicting the clustering of cardiometabolic risk factors by age in Japanese workers-Japan Epidemiology Collaboration on Occupational Health study[J]. Circ J，2014，78（5）:1160-1168.

[12] Li Y，Zhou L，Coulter D，et al. Prospective cohort study of the association between use of low-dose oral contraceptives and stroke in Chinese women [J]. Pharmacoepidemiol Drug Saf，2006，15（10）: 726-734.

[13] 陈同，李瑛，王春，等. 低剂量口服避孕药、高血压及其联合作用对女性脑卒中发病危险性的影响 [J]. 中华疾病控制杂志，2014，18（2）:135-138.

[14] Momeni M，Katz JD. Mitigating GI risks associated with the use of NSAIDs[J]. Pain Med，2013，14（Suppl. 1）: S18.

[15] McDowell K，Clements JN. How can NSAIDs harm cardiovascular and renal function? [J]. J Am Acad Physician Assist，2014，27（4）:12.

[16] Fournier JP，Sommet A，Bourrel R，et al. Non-steroidal anti-inflammatory drugs （NSAIDs）and hypertension treatment intensification: a population-based cohort study[J]. Eur J Clin Pharmacol，2012，68（11）: 1533

[17] Stoellberger C，Finsterer J. Nonsteroidal anti-inflammatory drugs in patients with cardio- or cerebrovascular disorders[J]. Zeitschrift Fuer Kardiologie，2003，92（9）: 721.

[18] Sanders M H.Article reviewed:association of sleep-disorderd breathing, sleep apnea, and hypertension in a large community-based study[J].Sleep Med, 2000, 1 （4）:327-328.

[19] Correa C M, Gismindi R A, Cunha A R, et al.Twenty-four hour blood pressure in obese patients with moderate-to-severe obstructive sleep apnea[J].Arq Bras Cardiol, 2017, 109（4）:313-320.

[20] 马艳丽, 马晓虎. 高血压合并阻塞型睡眠呼吸暂停综合征患者血浆儿茶酚胺、血浆醛固酮水平的相关研究 [J]. 宁夏医学杂志, 2019, 41（21）:136-138.

[21] 周超, 雷燕, 杨春霞, 等. 饮酒、吸烟和嗜盐等生活方式与高血压发病关联的 Meta 分析 [J]. 现代预防医学, 2006, 33（4）: 488-490.

[22] 黄兴建, 王璐. 利用寿命表法研究淮安市居民吸烟量与高血压的患病关联 [J]. 健康教育与健康促进, 2018, 13（4）:307-324.

[23] 李想, 罗春英. 超声评估吸烟对动脉血管弹性影响的研究进展 [J]. 疑难病杂志, 2018, 17（3）: 319-324.

[24]《中国高血压防治指南》修订委员会. 中国高血压防治指南（2005 年修订版）[M]. 北京：人民卫生出版社, 2006.

[25] Gu D, Reynolds K, Wu X, et al. Prevalence of the metabolicsyndrome and overweight among adults in China[J]. Lancet, 2005, 365（9468）:1398-1405.

[26] Collins R, Peto R, MacMahon S, et al. Blood pressure, stroke, and coronary heart disease. Part 2, Short-term reductions in blood pressure: overview of randomised drug trials in their epidemiological context[J]. Lancet（London, England）, 1990, 335（8693）:827-838.

[27] Weber MA, Schiffrin EL, White WB, et al. Clinical practice guidelines for the management of hypertension in the community: a statement by the American Society of Hypertension and the International Society of Hypertension[J]. Journal of clinical hypertension （Greenwich, Conn）, 2014, 16（1）:14-26.

[28] Elliott HL, Meredith PA. Preferential benefits of nifedipine GITS in systolic hypertension and in combination with RAS blockade: further analysis of the "ACTION" database in patients with angina[J]. Journal of human hypertension, 2011, 25（1）:63-70.

[29] Kernan WN, Ovbiagele B, Black HR, et al.Guidelines for the prevention of stroke

in patients with stroke and transient ischemic attack: a guideline for healthcare professionals from the American Heart Association/American Stroke Association[J]. Stroke，2014，45（7）:2160-2236.

[30] Fowkes FG，Price JF，Stewart MC，et al. Aspirin for prevention of cardiovascular events in a general population screened for a low ankle brachial index: a randomized controlled trial[J]. Jama，2010，303（9）:841-848.

[31] Franklin SS，Wilkinson IB，McEniery CM. Unusual hypertensive phenotypes: what is their significance?[J]. Hypertension（Dallas，Tex : 1979），2012，59（2）:173-178.

[32] Schnabel RB，Yin X，Gona P，et al. 50 year trends in atrial fibrillation prevalence，incidence，risk factors，and mortality in the Framingham Heart Study: a cohort study[J]. Lancet（London，England），2015，386（9989）:154-162.

[33] 张健，张宇辉. 多中心、前瞻性中国心力衰竭注册登记研究——病因、临床特点和治疗情况初步分析 [J]. 中国循环杂志，2015，30（5）:413-416.

[34] Ettehad D，Emdin CA，Kiran A，et al. Blood pressure lowering for prevention of cardiovascular disease and death: a systematic review and meta-analysis[J].Lancet（London，England），2016，387（10022）:957-967.

[35] SPRINT Research Group，Wright JT，Jr.，et al.A Randomized Trial of Intensive versus Standard Blood-Pressure Control[J]. N Engl J Med，2015，373（22）:2103-2116.

[36] Zhang W，Shi W，Liu Z，et al. A nationwide cross-sectional survey on prevalence，management and pharmacoepidemiology patterns on hypertension in Chinese patients with chronic kidney disease[J]. Sci Rep，2016，6:387.

[37] 林静，丁吉俊，傅辰生，等 . 慢性肾脏病患者高血压现状的横断面调查 [J]. 中华肾脏病杂志，2009，11（25）: 827-831.

[38] Liu L，Wang Z，Gong L，et al. Blood pressure reduction for the secondary prevention of stroke: a Chinese trial and a systematic review of the literature[J]. Hypertension research : official journal of the Japanese Society of Hypertension，2009，32（11）:1032-1040.

[39] Magee LA，Von Dadelszen P，Rey E，et al. Less-tight versus tight control of hypertension in pregnancy[J]. The New England journal of medicine，2015，372（5）:407-417.

[40] Bujold E，Roberge S，Lacasse Y，et al. Prevention of preeclampsia and intrauterine

growth restriction with aspirin started in early pregnancy: a meta-analysis[J].obstetrics and gynecology，2010，116（2 Pt 1）:402-414.

[41] Lip GY，Makin AJ. Treatment of hypertension in peripheral arterial disease[J]. Cochrane Database Syst Rev，2003（4）:307.

第二节　高血压的社会心理问题

一、概述

根据美国心理生理障碍学会制定的分类，高血压被划归为身心疾病。身心疾病的发生发展与社会心理因素密切相关。

随着全球化和社会文化变迁，个体面临更大的社会心理压力，当压力过大、持续时间过久，会超出个体承受能力，不仅给人的心理、精神带来影响，也会损害到个体的躯体健康，出现支气管哮喘、消化性溃疡、原发性高血压等身心疾病。

近年来，不少专家学者致力于社会心理因素与高血压的研究，归纳出引起高血压的常见应激因素，如性格问题、职业压力、社会经济地位、孤立/社会支持差、焦虑、睡眠障碍等，并从不同的角度阐述了应激产生高血压的机理，包括交感神经功能、神经内分泌和免疫状况异常等。

二、性格基础与高血压

1.A 型性格

环境应激到精神、躯体疾病的产生，除了与应激事件数量、强度、持续时间有关之外，还与性格特点有关。A 型性格与心血管疾病关联密切。A 型性格特点主要为：寻求以最少的时间获得更多的成就，一方面雄心勃勃、不知疲倦、好胜，另一方面表现暴躁、易激怒、缺乏耐心、敌意等。这种性格的人容易罹患高血压、冠心病等。

2. 焦虑型人格障碍

具有焦虑性格特点的人做事认真、追求完美，容易出现不踏实、不放心的心态，压力增加或状态不佳时，常常出现多虑（杂念增多，诸多小事也要考虑），或预期焦虑（遇事容易往坏处想）、紧张不安，也常出现失眠多梦等问题。这类人通常放大应激事件及其后果，压力反应过度，长期处于心理紧张、交感神经功能活跃状态，容易诱发高血压。

三、心理应激

急性应激会引起血压和心率短暂性升高，这种升高通常随着应激反应的减轻或消失而回归正常。对高血压而言，慢性、持久的应激源及伴随的心理、生理变化（慢性压力）尤其重要。常见导致血压升高的慢性压力源有多种。

1. 职业压力

职业压力（occupational stress），可以理解为与职业相关的压力源引起的内心冲突和伴随的情绪体验。是否产生工作压力，要看来自工作场所的压力源大小和个人心理承受能力水平。来自工作方面的压力源包括工作环境条件，工作中的人际关系，工作数量，质量要求，薪资待遇，裁员风险等。

有研究报道称，职业压力与高血压发生显著相关。例如，在一项针对城市公交司机的研究中，在控制了性别和基线血压水平后，每周平均工作时间的增加与舒张压升高有关。同样，在一组汽车制造厂的员工中，加班及工作压力大的人高血压发生率更高。工作压力还包括工作不稳定、面临裁员风险等。在研究裁员对健康的影响时，Modrek 和 Cullen 等在未被裁掉的钟点工群体中发现，较高的工作不安全感（通过公司裁员比例高低界定）与高血压患病率有关。

2. 社会经济地位

在最近一项针对我国 9 个省（区）成年居民高血压患病率影响的研究中发现，社会经济地位与女性高血压患病率呈负相关，与男性高血压患病率暂时未发现关联。国内的另一项研究选取 18 ~ 50 岁非学生样本，根据个人收入、受教育程度和职业对社会经济地位进行划分，结果发现社会经济地位低的人患高血压的风险更高。国外发达国家的研究结论类似，即职业地位、收入和教育程度与血压呈负相关。社会经济地位低下与血压长时间升高、夜间血压下降以及压力消除后血压恢复延迟有关。究其原因，研究分析认为社会经济地位低下的人平常的健康知识、医疗保健不足，面对压力时可利用的经济、社会资源有限，对压力的应对能力差，这可能是社会经济地位与高血压关联的原因之一。

3. 孤立 / 社会支持差

城市化进程中，青壮年外出，农村留守老人比例增加，另外，城市高楼、小区的建筑模式使人际距离增大，不少人处于空巢状态或事实上被孤立。有学者研究证实，孤独、缺少社会支持的人血压较高，而家庭、邻里关系良好，社会融合度高的人血压相对低一些。

四、精神心理状况与高血压

1. 抑郁焦虑

抑郁症和高血压之间的关系一直不太清楚。Scuteri A 等人研究发现，抑郁症可能出现夜间收缩压下降，增加心脑血管疾病风险。通常认为焦虑在高血压发病过程中起着比抑郁更重要的作用。Paterniti 等人的研究表明，焦虑与高血压风险的增加是独立相关的。最近的荟萃分析发现与非焦虑的人相比，焦虑个体发生高血压的风险增加 55%。

焦虑状态的患者从感知到思维，从情感体验到行为表现，包括身体反应都被激活。如感觉过敏，对嘈杂、吵闹敏感；头脑杂念增多，注意被分散；情绪焦虑，莫名感到紧张恐惧；心跳加快，心慌，胸闷不适，恶心，多汗；肌肉紧张，严重时坐立不安等。长期处于这种状态，会损害自主神经对心脏的调节功能，出现心脏交感神经放电模式改变，心脏迷走神经功能下调，引起血压升高。自主神经功能对心脏的调节受损可能是高血压与心理因素之间的病理生理学联系之一。

2. 睡眠障碍

有关研究显示了睡眠障碍与高血压疾病的关联。在 2011 年的一项研究中，Fung 等人对 65 岁以上男性进行多导睡眠图研究，关注睡眠呼吸紊乱、睡眠时间和睡眠结构与高血压事件的关系，发现睡眠结构不良的个体（慢波睡眠减少）其高血压发生率增加了 1.8 倍。一项研究随机抽样了 1 741 位社区居民，发现患有慢性失眠的人（主诉失眠 1 年以上）与每天达到 6 小时以上正常睡眠的人相比，失眠者患高血压的风险增加 4 倍。此外，在进行了 7.5 年的随访后，研究者发现个人主诉睡眠质量差（包括中、重度入睡困难，睡眠浅，早醒或醒后不解乏）和睡眠时间短的人其高血压风险增加近 2 倍。在校正肥胖等混杂因素下，这种关联仍然存在。另外，那些自述慢性失眠或睡眠不好，但实际睡眠时间达到 6 小时的被调查者，没有发现高血压风险增加。该结果提示睡眠时间的客观测评比主观感受更具有临床意义。

五、社会心理因素诱发高血压的机制

社会心理压力诱发高血压的机制是复杂的。其中，异常行为和病理生理反应起着至关重要的作用。处于慢性应激之下，个体容易出现不良行为反应，包括吸烟、饮酒、缺乏运动、熬夜和不良的饮食习惯。随着时间的推移，这些行为会导致个体患上高血压。病理生理反应是由生理途径介导的，包括迷走神经功能失调、下丘脑—垂体—肾上腺轴（HPA 轴）被激活和免疫反应。

1. 应激、自主神经功能与高血压

有关数据表明，慢性应激（压力）会带来更大的心血管疾病患病风险，包括血压问题。有许多可能的机制将压力与心血管疾病的发展联系起来。Lambert E 等人研究了高血压患者交感神经放电模式与焦虑水平的关联，发现交感神经放电模式异常（不规则的放电模式）与焦虑程度有关。研究进一步指出，慢性精神压力主要调节交感神经活动的模式，不规则的神经放电模式会产生更多的神经递质释放，并增强末梢器官的交感反应，进而影响包括高血压在内的心血管系统疾病发生发展。

迷走神经张力变化对社会心理因素诱发的血压升高同样重要。jagmeet 等人研究发现迷走神经张力降低是发生高血压的独立因素，而且那些长期处于压力下而不能放松的人有更早发生冠心病的可能。

2. 应激、神经内分泌与高血压

慢性应激会激活下丘脑—垂体—肾上腺轴（HPA 轴），HPA 轴的第一个步骤是从下丘脑室旁核释放促肾上腺皮质激素释放激素（CRH）。CRH 与垂体受体结合后，促肾上腺皮质激素（ACTH）释放进入血液循环。ACTH 的主要目标是肾上腺皮质，它在那里刺激糖皮质激素和盐皮质激素的合成和释放，二者均可带来水钠潴留、外周血管阻力增加和血容量增加等问题，最终导致高血压的发生。

3. 肾素—血管紧张素系统与高血压

详见第二章第一节。

六、高血压的临床表现

高血压的临床表现详见第二章第一节。

高血压可能出现的心理障碍是焦虑障碍。焦虑障碍主要包含两大类问题：一种是对具体明确的特定情境或物体的恐惧，如对人际交往和那些可能被审视的情景恐惧，对广场或封闭环境的恐惧，对血液、注射、损伤的恐惧等。患者通过回避这些情景或对象，恐惧情绪得以减轻或消失。另一种为广泛的担心，常常被描述为"自由浮游性焦虑"，患者的焦虑不局限于任何特定的情景或事件，患者感到紧张、担心，但往往说不清楚其担心、害怕的是什么；或者患者能说清楚担心的具体问题，但这种担心明

显是过度的。患者对于日常生活的很多方面（经济、家庭、健康、未来）过度担忧，对还没有发生的事情总是往坏处想，越想越可怕，即所谓灾难化思维，如高血压患者对并发症的过度恐惧。

患者除了上述表现之外，还经常伴发焦虑障碍的其他表现，如情绪失控、容易生气激动；头脑杂念多、注意力集中困难；肌肉紧张或坐立不安；交感神经活动亢进，表现为心慌、胸闷、呼吸困难、胃肠道不适、多汗等。

七、心理并发症

与慢性应激、高血压最为关联的精神心理问题应该是焦虑症状或焦虑障碍。焦虑与血压的关系是双向的。一方面，焦虑是高血压的独立风险因素；另一方面，高血压及其并发症会诱发焦虑等心理精神问题。患者可能对高血压及其并发症（动脉血管硬化、冠心病、卒中等）、突发死亡感到恐惧，这种担心可能有焦虑性格为背景基础，或者受到非专业见闻的困扰，或者经历自身或身边人某次突发高血压危急重症（也可能与高血压无关）事件的刺激。患者过于紧张，在服下降压药后迫不及待地测量血压，或者在测量血压的医生面前紧张，出现白大衣高血压。患者监测发现血压过高，加重紧张担忧，继而再次复测，仍然偏高，始终处于紧张状态，形成恶性循环。

八、诊断及病情评估

医师需要询问患者首次高血压诊断的时间、诊疗经过、血压控制情况，以及对高血压及其并发症的认识、治疗依从性、药物不良反应、有害的生活方式及其改善情况等。就精神心理角度而言，还要注意做出相应评估。

1. 应激相关评估

评估社会心理应激的量表较多，包括生活事件量表、团体用心理社会应激调查表以及针对特定人群，如老年人、军人、运动员、孕妇的心理应激及应对方式评估表等。

早在20世纪90年代末，由杨德森、张亚林等编制的生活事件量表在国内应用广泛，适用于16岁以上人群自评使用，包括家庭生活、工作学习和社交等三个方面的问题，共有48条。对不同的生活事件给予不同的评分，然后累加得其总值。总分越高反映个体承受的精神压力越大，95%的正常人总分不超过20分。负性事件的分值越高，对身心健康的影响越大。

该量表可用于各种躯体疾病的病因学研究，可确定心理因素在这些疾病发生、发展和转归中的作用分量。也可指导正常人了解自己的精神压力，以维护身心健康，提高生活质量。

2. 个性特点评估

认知行为理论认为，个体对应激性生活事件产生什么样的情绪体验，不仅取决于事件本身，还取决于个体认知评价。显然，同样的事情发生在不同的人身上，是不一样的。乐观主义者心态良好，积极应对；而悲观主义者，则倾向于用负性思维、灾难化思维来看待问题，他们往往放大困难，或把后果想得很可怕。这类人采取"躲"的方式逃避问题，或者毫无耐心，不能等待，事情不办好则念念不忘、寝食难安。

评估性格特点的量表很多，与高血压密切相关的性格为 A 型性格，临床上可以选择 A 型行为问卷来评估。A 型行为问卷（type A behavior pattern scale,TABP）包含 60 个条目，回答按"是"和"否"评分，用于区别 A 型或者 B 型（与 A 型相反）性格。评分越高表明越具备 A 型性格特点。按照国内常模，37~50 分属于典型的 A 型；29~36 分属于中间偏 A 型。

3. 社会支持评估

应激性生活事件对人心理、身体的影响，除了事件本身外，还有个体在应对刺激压力时所能调动的资源。通常认为，良好的社会支持系统有助于个体应对负性生活事件带来的消极影响。临床常用肖水源版社会支持量表，该量表共 10 个条目，包括客观支持、主观支持、对支持的利用度三个方面。量表总分 40 分，分数越低表明社会支持越差，总分低于 20 分，通常认为社会支持不良。

4. 睡眠质量评估

失眠与精神心理问题关系密切，严重失眠可以诱发精神心理问题，而精神心理问题多数存在睡眠障碍。不仅如此，睡眠与身体健康密切相关。在睡眠状态下，肌肉放松、心率变慢、体温降低、血压下降；而严重失眠，焦虑紧张，容易诱发高血压，增加血压控制难度。

临床工作中，常用匹兹堡睡眠质量指数量表（pittsburgh sleep quality index，PSQI）评估失眠。该量表由美国匹兹堡大学医学中心睡眠专家编制，用于评定被试者最近一个月的主观睡眠质量。国内已完成信度检验、效度检验，制定了适合国内人群使用的心理卫生评定量表手册（增订版）。此量表共 7 个方面，总分 21 分，得分越高表示睡眠质量越差。

5. 焦虑评估

笔者在从事精神心理卫生工作中经常遇到一些患者，他们多经历这样的过程：社会心理应激→思想情绪波动→失眠→焦虑→罹患高血压等身心疾病。其中，焦虑（从部分焦虑症状到诊断为焦虑障碍）是该链条的重要环节。不仅如此，血压控制困难的患者从焦虑着手治疗，往往会收获意想不到的效果。因此，应当加强高血压患者焦虑症状的评估与处理。

1）焦虑评估要点

（1）收集焦虑症状及其演变、就诊经历。

（2）评估高血压及其他应激性生活事件对焦虑发生、发展的影响。

（3）评估患者对焦虑症状的认识和理解。

（4）评估焦虑期间带来的功能影响。

（5）评估患者的自杀意念、计划或自杀未遂史。

（6）评估患者常见的共患精神疾病（如抑郁症、物质滥用等）。

（7）评估血压控制及并发症情况。

（8）评估患者对高血压或其他躯体疾患的担忧与恐惧程度。

2）常用焦虑评估工具

鼓励社区医生、非精神专科医院对高血压患者进行焦虑症筛查，可通过"90秒4问题询问法"来快速筛查焦虑症状（表2-17）。如果回答阳性（即是或有）有2项或以上，则需进一步做精神检查。

表2-17　焦虑症状的简易筛查

问题	目的	阳性
你认为你是一个容易感到焦虑或是紧张的人吗？	了解是否有焦虑性人格或特质	是
最近一段时间，你是否比平时更感到焦虑或忐忑不安？	了解是否有广泛性焦虑	是
是否有一些特殊场合或情景更容易使得你感到紧张、焦虑？	了解是否有恐惧	是
你曾经有过惊恐发作吗，即突然发生的强烈不适感或心慌、眩晕，感到憋气或呼吸困难等症状？	了解是否有惊恐	有

也可以使用为普通人群开发的焦虑自评量表，通常可用于焦虑自评的量表有：

（1）Zung氏焦虑自评量表（SAS），按照中国常模结果，SAS标准分的分界值为50分，其中50~59分为轻度焦虑，60~69分为中度焦虑，70分以上为重度焦虑。

（2）医院焦虑与抑郁量表（HADS），为14个条目的自评量表。其包含两个独立的分量表评估焦虑和抑郁，每个分量表以9分作为分界值。超过9分，需要进一步排除焦虑、抑郁。

（3）广泛性焦虑障碍（GAD）7条目问卷（GAD-7，表2-18），患者只需数分钟即可完成。该量表的得分范围为0~21分，总分5~9分提示轻度、可能在临床水平以下的焦虑，建议加强监测；总分10~14提示中度、可能具有临床意义的焦虑，需进一步评估及治疗（如有需要）；总分15~21分提示严重焦虑，很可能需要治疗。

表2-18　GAD-7问卷

在过去两周内，你被以下问题困扰的频率是什么？（用"√"来表示你的答案）	完全没有	几天	超过一半时间	几乎每天
1. 感觉紧张、焦虑或不安	0分	1分	2分	3分
2. 无法停止或控制担忧	0分	1分	2分	3分
3. 过于担心各种事情	0分	1分	2分	分3
4. 很难放松下来	0分	1分	2分	3分
5. 由于不安而无法静坐	0分	1分	2分	3分
6. 容易生气或烦躁	0分	1分	2分	3分
7. 感到害怕，担心会发生可怕的事情	0分	1分	2分	3分

需要注意的是，不能仅仅根据量表评估结果就作出诊断，还需进行精神心理问题解释，甚至进行精神科诊断。进一步解释需要寻求专科医生，如果患者自觉焦虑症状突出，量表测评提示焦虑严重，需要寻求专科治疗。

九、治疗及管理

治疗包括饮食治疗、运动治疗、心理及精神相关因素干预。

1. 心理干预

高血压危险因素包括遗传因素、年龄以及多种不良生活方式。另外，长期精神紧张是高血压患病的危险因素，精神紧张可激活交感神经，从而使血压升高。一项包括13个横断面研究和8个前瞻性研究的荟萃分析，定义精神紧张包括焦虑、担忧、心理压力紧张、愤怒、恐慌或恐惧等，结果显示有精神紧张者发生高血压的风险是正常人群的1.18倍（95% CI: 1.02 ~ 1.37）和1.55倍（95% CI: 1.24 ~ 1.94）。因此，我国高血压防治指南推荐社会心理干预作为预防或延迟高血压发病的一种手段。

1）治疗关系建立

心理干预要取得更好的效果，需要建立良好的、可以信赖的治疗关系。治疗关系的建立需要技巧，而倾听患者的声音是建立良好关系的法宝。医务人员通过积极倾听患者的意见，并适时表达对患者的关心，鼓励患者提问，有助于改善治疗关系。

任何提高沟通技巧的干预措施都是建立在共情、合作和治疗联盟基础之上的。将患者意见纳入高血压防控计划，通过共同决策，能提高治疗依从性，同时能够减少患者的焦虑，减少白大衣高血压相关的问题。

2）改善认知（心态调整）

良好心态的形成涉及方方面面。焦虑性格或焦虑障碍患者对躯体疾病或心理问题往往过度担忧。患者听闻某高血压患者突然死于冠心病或脑溢血，可能大受刺激，认为自己随时也会因冠心病猝死或脑溢血身亡；又如失眠患者，常过度关注睡眠问题，把失眠当作头等大事来对待，机械式进行睡前准备，喝牛奶、泡脚、10点准时上床等等，然而却无法减少杂念，放松身心。于是，家人提醒患者少想事情，一些失眠者也领悟到不该胡思乱想，告诫自己摒弃杂念，好好睡觉。殊不知进一步误入歧途，患者将杂念当作敌人来对待，竭力排斥它的存在，正如他不能接受失眠问题，竭力对抗失眠一样，不过换了一个敌人而已。拥有良好的心态，要做到接受症状（失眠及伴随的杂念、痛苦），甚至与之交朋友，但凡夫俗子谁又能做到呢。当症状难以在头脑、心中去除时，我们鼓励通过行为，即简单而有意义的活动来转移注意力，减少症状及伴随的忧虑、痛苦。

3）情绪调节

高血压与焦虑情绪关联密切，减轻焦虑的心理干预技术包括认知行为治疗、放松训练（教导达到放松状态）、生物反馈治疗和正念疗法等，均有助于改善焦虑。

情绪调节的概念是一个过程，需要个人识别情绪，进而管理情绪。与调节情绪有关的知识是在成长期间，通过社会化和经验习得的。情绪反应、表达模式一经形成，则相对稳定、不易改变。

情绪调控有两个关键点，一是认知与重新评估，通过认识情绪，认识引起该情绪的事件，重新解释事件的含义来改变与事件相关的情绪；二是抑制情绪行为。最新的荟萃分析（48项研究，$n=21\,150$）表明，认知重估可能更具适应性，因为它与较高的心理健康相关，而表达抑制的适应性相对较低，因为它与较高的心理疾病相关。压抑情绪当然可能伤害身体，关键点在于抑制行为，或者借助对人对己安全的行为方式表达、处理情绪。总之，有效的情绪调节与身体健康有关，包括血压。

4）放松训练

放松训练是应对压力、减轻焦虑并实现血压下降的有效途径。有些患者长期处于紧张焦虑状态，已经很久没有体会过真正的放松，以为当前紧张的状态是一种正常状态，甚至否认自己的紧张。因此，需要通过训练，让其体会紧张与放松的区别。放松训练的方法有很多，常用的有行为放松训练、生物反馈治疗、正念疗法等。通过感受紧张，并借助指导语、音乐、仪器，或通过想象，调整呼吸，逐渐达到放松。

生物反馈疗法是一种好的选择。该治疗是利用现代生理监测仪器，通过对人体心率、呼吸、血压、肌电、皮温等生物学信息进行处理，然后通过视觉、听觉等人们可以认识的方式显示出来。使用者可以借助生物信号，体会紧张与放松状态，并有意识地进行自我放松训练，达到更好的放松状态，调整机体功能。

"正念"这个概念最初源于佛教禅修，是从坐禅、冥想、参悟等发展而来，是一种自我调节的方法。正念疗法是对以正念为核心的各种心理疗法的统称。该疗法获得了大量科学实证支持。目前较为成熟的正念疗法包括正念减压疗法、正念认知疗法和接纳承诺疗法等。在这种精神训练中，强调的是有意识地觉察，将注意力集中于当下，对当下的一切观念都不作评判。在训练的过程中，如果头脑中出现了其他的一些想法、感受或者感情，注意力被分散也不要紧，只需要回到原来的注意力上就可以，不用害怕，不用后悔，也不用作任何评判。

需要注意的是，对高血压患者而言，心理干预不是为了减少生活方式调整的分量，也不是终止药物降压治疗。Blom K 等使用正念减压疗法（借助冥想和瑜伽）来治疗高血压，研究结果表明，对于中、重度高血压而言，该减压治疗策略与药物治疗同时使用才有效，也就是说，如果患者血压较高，不要忘了药物治疗的重要性。

2. 精神科药物治疗

如前所述，社会生活应激、失眠、焦虑、血压升高系列问题中，焦虑是重要的环节。高血压并发精神心理问题，更多地表现为焦虑状态（失眠也可理解为焦虑症状之一）。接下来主要谈谈焦虑障碍的药物治疗。

中度以上的焦虑障碍，可以选择药物治疗，抗焦虑药物治疗可减轻患者的症状，提高生活质量。用于治疗焦虑的药物主要有：大多数抗抑郁药物，如选择性5- 羟色胺再摄取抑制剂（SSRIs）、选择性 5- 羟色胺和去甲肾上腺素再摄取抑制剂（SNRIs）；选择性 5- 羟色胺 1A 受体激动剂，如丁螺环酮、坦度螺酮等；部分苯二氮䓬类药物。

1）SSRIs 和 SNRIs

SSRIs 和 SNRIs 通常被视为治疗焦虑障碍的一线药物，尚无哪一种 SSRIs 或 SNRIs 被证明优于其他任何一种药物，因此选择治疗药物应基于药物成本、患者既往对特定药物的疗效以及医师对药物的熟悉程度。使用 SSRIs 和 SNRIs 治疗焦虑时，按照治疗抑郁症时的相同剂量给药，通常起效时间为 4~6 周。使用该类药物可能出现胃肠道反应、口干、犯困等不适，甚至加重焦虑症状。常见不良反应通常随着使用时间推移而逐渐减轻，可以通过采取降低起始剂量、饭后服用、联合苯二氮䓬类药物、进行健康教育等措施，减少不良反应，增加治疗依从性。

2）苯二氮䓬类药物

大多数处方指南建议，苯二氮䓬类药物仅适合于短期治疗（3~6个月）。阿普唑仑、劳拉西泮、氯硝西泮常用于抗焦虑治疗。这类药物能起到快速抗焦虑效果。许多专家认为，在焦虑治疗初期，为追求快速起效，减少抗抑郁药物某些不良反应（如药源性焦虑），增加依从性，或者应对急性焦虑（惊恐障碍）发作，苯二氮䓬类药物是合理选择。需要注意的是，针对老年人应使用最小剂量，因为老年群体面临更大的用药风险，包括跌倒骨折、认知损害等，在使用氯硝西泮时尤需注意。

3）选择性 5- 羟色胺 1A 受体激动剂

丁螺环酮和坦度螺酮为选择性 5- 羟色胺 1A 受体部分激动剂，非苯二氮䓬类药物抗焦虑药物，起效较慢，作用力度温和，不良反应相对小，主要用于焦虑状态的治疗，也可用于抑郁症的增效治疗。其中枸橼酸坦度螺酮是一种新型抗焦虑药物，可有效调节生物节律紊乱，因与 D_2 受体结合率低而优于其前一代产品丁螺环酮，剂量相关性的缓解锥体外系副作用的安全性更高。

3. 难治性情况分析及处理

焦虑症状突出的高血压患者，血压控制难度增加。有一位 65 岁的老太太，确诊高血压 3 年，平素饮食清淡，每日服用 1 片降压药，血压控制良好。半年前某日下午，老太太与几个老人打麻将，一老头突然瘫倒在椅子上，呼之不应，旋即身亡。目睹此情此景，老太太大受刺激，加之众人推测老头是高血压突发脑溢血死亡，她从此恐惧自己某天也会因高血压导致脑溢血。老太太逐渐失眠，担忧加重，对血压数值非常关注，多次检查血压，若有逐渐升高趋势就变得更加紧张，并出现头晕、头疼等症状。

经医生指导，该患者逐渐增加降压药物剂量、种类，效果仍不理想。近 3 月来，患者使用便携式血压计频繁监测血压，最多时每日 20~30 次，早晨新装的电池，晚上血压计就没电了，而血压也愈来愈高，最终用了 3 种减压药物治疗，但效果仍不理想。经评估发现，该患者失眠、焦虑突出，后通过抗焦虑治疗，2 周后睡眠、情绪改善，血压下降，最终患者焦虑显著减轻，恢复 1 种降压药治疗，血压控制良好。

伴有失眠、焦虑的高血压患者，血压不易得到满意控制，靶器官损害风险增加。对血压控制不良的患者，需要评估是否存在焦虑情绪。如果失眠、焦虑等精神心理问题突出，需要心理干预或精神科药物治疗，可以申请会诊或转介到相关专业人员，多学科医师和患者共同规划控制患者的高血压及心理问题。

参考文献

[1] Landsbergis PA.Disability rates for cardiovascular and psychological disorders among autoworkers by job category, facility type, and facility overtime hours[J]. Am J Ind Med，2013，56（7）:755-764.

[2] Modrek S, Cullen MR. Health consequences of the "Great Recession" on the employed: evidence from an industrial cohort in aluminum manufacturing[J]. Social Science & Medicine，2012，92：105-113.

[3] 马玉霞，张兵，姜微波，等，社会经济地位对中国9个省（区）成年居民高血压患病率影响的研究[J]. 中华流行病学杂志，2013,34（11）:1051-1054.

[4] 汤淑女，简伟研，郭岩. 社会经济地位对中国非在学成人高血压患病的影响[J]. 中国慢性病预防与控制，2011,19（3）:238-240.

[5] Spruill TM. Chronic psychosocial stress and hypertension[J]. Curr Hypertens Rep，2010，12（1）:10-16.

[6] Simone C , Picavet H S J , Annemien H N , et al. Do positive or negative experiences of social support relate to current and future health? Results from the Doetinchem Cohort Study [J]. BMC Public Health, 2012, 12（1）:65.

[7] Scuteri A, Spalletta G, Cangelosi M, et al. Decreased nocturnal systolic blood pressure fall in older subjects with depression[J]. Aging Clin Exp Res，2009，21:292-297.

[8] Paterniti S, Alperovitch A, Ducimetiere P, et al. Anxiety but not depression is associated with elevated blood pressure in a community group of French elderly[J]. Psychosom Med，1999，61（1）:77-83.

[9] Pan Y. Association between anxiety and hypertension: a systematic review and meta-analysis of epidemiological studies[J]. Neuropsychiatric Disease and Treatment，2015，11:1121-1130.

[10] Fung MM. Decreased slow wave sleep increases risk of developing hypertension in elderly men[J]. Hypertension，2011，58（4）:596-603.

[11] Fernandez-Mendoza J. Insomnia with objective short sleep duration and incident hypertension: the Penn State Cohort[J]. Hypertensio, 2012, 60（4）:929-935.

[12] Lambert E , Dawood T , Straznicky N , et al. Association between the sympathetic firing pattern and anxiety level in patients with the metabolic syndrome and elevated blood

pressure[J]. Journal of Hypertension, 2010, 28（3）:543–550.

[13] Singh JP, Larson MG, Tsuji H, et al. Reduced heart rate variability and new-onset hypertension: insights into pathogenesis of hypertension: the Framingham heart study[J]. Hypertension，1998，32（2）:293–297.

[14] Pan Y，Cai W，Cheng Q, et al. Association between anxiety and hypertension: a systematic review and meta_analysis of epidemiological studies[J]. Neuropsychiatr Dis Treat，2015，11: 1121–1130.

[15] T Hu, D Zhang, J Wang, et al. Relation between emotion regulation and mental health: A meta-analysis review[J]. Psychological Reports，2014，114（2）:341–362.

[16] Blom K, Baker B, How M, et al. Hypertension analysis of stress reduction using mindfulness meditation and yoga: Results from the harmony randomized controlled trial[J]. Am J Hypertens，2014，27:122–129.

第三节　高血压眼底病变

一、概述

高血压未控制或控制不良时，对眼部血管系统的结构和功能产生长期的影响，导致高血压视网膜病变、高血压脉络膜病变及高血压视神经病变。高血压也是其他多种眼底疾病的危险因素，引起或使原有的视网膜血管病变恶化，如糖尿病视网膜病变、视网膜静脉阻塞、视网膜动脉阻塞等。眼底的视网膜血管系统是人体唯一可以直接观察的血管系统，因此了解高血压视网膜病变的严重程度对于了解全身的血管情况都有十分重要的作用。

二、高血压眼底病变及危害

高血压病变长期未予以良好控制或规范化治疗，可导致高血压相关眼底病变，现分述如下。

1. 高血压脉络膜病变

高血压脉络膜病变是血压升高导致脉络膜缺血从而影响视网膜色素上皮层及视网膜功能。脉络膜对血压改变非常敏感，但临床上很难直接观察到脉络膜血管系统改变，许多视网膜改变的表现是脉络膜血管系统对血压变化反应的结果，主要表现为 Elsching 斑和 Siegrist 条纹。Elsching 斑提示视网膜色素上皮层缺血梗死，表现为后极部视网膜下局灶性白色或者黄色晕。赤道色素上皮层缺血梗死，表现为沿着脉络膜动脉的高色素条纹，称为 Siegrist 条纹。严重者随着色素上皮层的水肿，血—视网膜屏障被破坏，允许脉络膜液体进入视网膜下腔，导致渗出性视网膜脱离。晚期因为视网膜色素上皮层的萎缩和脉络膜血管的坏死变性，眼底检查可直接看到硬化的脉络膜大血管（见最后彩图 2-3-1、2-3-2）。

2. 高血压视神经病变

急进性或恶性高血压常常引起双侧或单侧视盘水肿，表现为恶性高血压视网膜病变阶段，患者出现视力急剧下降，可伴有高血压引起的头晕，眼底表现见本节第四点"恶性高血压眼底病变及危害"。

三、高血压视网膜病变

1. 原发性高血压视网膜病变的发病机制

小动脉病变是高血压最重要的病理改变。早期小动脉痉挛，长期高血压和反复血管痉挛使小动脉管壁纤维化，出现平滑肌和内皮细胞坏死的病理改变，血管内纤维蛋白和血栓形成导致管腔闭塞，引起视网膜缺血，从而造成视网膜微血管瘤、视网膜出血、硬性渗出和棉绒斑等眼底病变。急性血压升高主要引起末端视网膜小动脉扩张和自动调节机制失常，血－视网膜屏障破坏，导致大分子渗漏和聚集，表现为视网膜深层的局灶性卵圆形白色渗出物。严重的血压升高（恶性高血压）可引起颅内压升高的高血压脑病，导致视盘水肿。

2. 原发性高血压视网膜病变眼底表现

高血压视网膜病变（hypentensive retinopathy）根据高血压的分类分为急性高血压及慢性高血压视网膜病变两种。二者的眼底改变也不尽相同。慢性高血压视网膜病变起病隐匿，发展缓慢，病程长，早期无任何症状，逐渐出现动静脉压迹、动脉白鞘，严重者出现毛细血管无灌注、视网膜微动脉出血、硬性渗出和棉绒斑、黄斑水肿；急性高血压视网膜病变发病较急剧，伴有血压显著升高，严重者直接出现视盘水肿。

临床上一般根据 Wagener 及 Keith 的分类将高血压视网膜病变分为四级。

Ⅰ级：视网膜小动脉反光带加宽，管径粗细不均，动脉静脉交叉压迹不明显（见最后彩图 2-3-3）。

Ⅱ级：动脉光带加宽，呈铜丝或银丝状外观，动静脉交叉处压迹明显，视网膜可见硬性、渗出或线状小出血（见最后彩图2-3-4）。

Ⅲ级：动脉管径明显变细，视网膜水肿，可见棉絮斑及片状出血（见最后彩图2-3-5）。

Ⅳ级：Ⅲ级眼底改变伴有视盘水肿（见最后彩图2-3-6）。

四、恶性高血压眼底改变

恶性高血压可引起视盘水肿，表现为双眼视力急剧下降，同时伴有血压升高引起的头晕。眼底检查可见视盘隆起、边界模糊，视盘表面和周围火焰状出血，严重者因出血，血液进入玻璃体腔，导致玻璃体积血（见最后彩图2-3-7、2-3-8）。

五、妊娠高血压综合征眼底改变

妊娠高血压眼底病变是妊娠高血压综合征的表现之一，通常发生在妊娠的最后三个月，是因为血压急剧升高，视网膜、脉络膜和视神经血管痉挛、狭窄、闭塞导致的眼底疾病，同时伴有全身水肿、蛋白尿，主要表现为孕期或产后双眼视力下降。眼底检查视网膜小动脉功能性痉挛、局限性缩窄，视网膜水肿出血、渗出，黄斑区星芒状渗出，棉绒斑等，严重者可引起渗出性视网膜脱离及视盘水肿（见最后彩图2-3-9）。

六、高血压诱发相关眼病及危害

1. 球结膜下出血

球结膜下出血系结膜小血管破裂引起。高血压血管功能异常易诱发该病。一般情况下无需特殊药物治疗。48小时内冷敷有利于血管收缩而避免再出血，48小时后热敷促进血肿吸收，2周至1月内可自行吸收。如血压控制不稳，其可反复发生（见最后彩图2-3-10）。

2. 视网膜静脉阻塞

视网膜静脉阻塞是高血压常见并发症之一，根据阻塞部位不同分为视网膜中央静脉阻塞和视网膜分支静脉阻塞，主要表现为无痛性视力下降。典型眼底表现是视盘充血、轻度水肿，视网膜静脉迂曲扩张，可呈腊肠状或结节状，整个眼底以视盘为中心出现点状和片状出血，出血多呈火焰状，以后极部为主（见最后彩图2-3-11、2-3-12）；少量出血或黄斑受累较轻者视力下降不严重，大量玻璃体积血者需要行玻璃体切除手术治疗。治疗以活血化瘀药物促进血肿吸收，有新生血管及无灌注区则需要行激光光凝治疗。

3. 视网膜动脉阻塞

视网膜中央动脉阻塞是眼科急诊疾病之一，高血压造成动脉粥样硬化斑形成是其主要病因之一。其临床表现为无痛性单眼视力严重下降，发病前部分患者出现短暂黑蒙或者无任何征兆。眼底检查为全视网膜灰白水肿，以后极部明显，黄斑区呈现樱桃红点。因为视网膜中央动脉阻塞会造成不可逆的损害，故 24 小时内应给予积极眼部治疗，发病 6 小时内给予眼部抢救治疗（见最后彩图 2-3-13）。

七、高血压视网膜病变及相关眼病的治疗

1. 原发病治疗

控制血压（见第二章第一节）。

2. 高血压视网膜病变的治疗原则

（1）视网膜血管闭塞，出现毛细血管无灌注，行视网膜光凝治疗。若不能及时行视网膜光凝治疗，可能造成视网膜进一步缺血、缺氧，严重者因并发新生血管性青光眼而失明。

（2）玻璃体积血。轻度玻璃体积血，用活血化瘀药物治疗以促进血肿吸收，药物治疗效果不理想或大量出血则考虑玻璃体切除手术治疗。长时间玻璃体积血而又未及时采取手术治疗者，病变视网膜表面可能产生新生血管增殖膜牵拉，最终引起牵拉性视网膜脱离而失明。

（3）视网膜静脉阻塞。采取活血化瘀治疗促进血肿吸收，长期阻塞造成组织缺血、缺氧而形成新生血管及无灌注区，则需要行激光光凝治疗；引起黄斑水肿等并发症时需要玻璃体腔注药（抗血管内皮生长因子或者激素）。黄斑水肿若不及时处理，会影响黄斑区解剖结构的恢复，而解剖结构恢复是视功能恢复的基础，黄斑区又是中心视力最敏锐的地方，故及时消除黄斑水肿能够有效地恢复视功能。

（4）视网膜动脉阻塞。视网膜动脉阻塞是眼科急诊疾病之一，该病视力下降严重，发病初始，90% 患者视力低于 0.05，预后差，临床上需要争分夺秒抢救，因此推荐中央动脉阻塞视力损害后的 24 小时内都应给予积极的眼部治疗。其主要的治疗方法有按摩眼球、吸氧、前房穿刺放液及溶栓治疗等。

3. 高血压眼病预防保健

（1）治疗原发病，控制高血压。长期反复的高血压易造成血管内纤维蛋白和血栓

形成导致管腔闭塞，引起视网膜缺血，从而造成视网膜微血管瘤、视网膜出血、硬性渗出和棉绒斑等高血压眼底病变。急性血压升高引起末端视网膜小动脉扩张及颅内压升高的高血压脑病会导致视盘水肿，故笔者认为除了要急速降低过高血压外，还应长期将血压控制在稳定范围内，减少血压的波动。

（2）低盐、低脂饮食，控制体重和腰围，以防止高血压的发生。

（3）提倡健康的生活方式，坚持身体锻炼以增加血管弹性，可以选择有氧运动如慢跑、游泳，这样能够促进血液循环，增强血管弹性，有利于血压的稳定，增强体质。

（4）学会监测血压，血压异常应及时用药及求医。笔者在临床工作中经常见到有一些患者因为眼底病变前来就诊，结果眼科医生根据其眼底病变才诊断出患者患有长时间高血压。

（5）生活规律，戒烟，限酒。

（6）合理用眼，不要长时间看电视、电脑等电子产品。

（7）合理控制情绪及精神压力。

（8）选择科学的治疗方法，定期眼科门诊随访。

参考文献

[1] 葛坚，王宁利 . 眼科学 [M]. 北京：人民卫生出版社 ,2005.

[2] 张立波，王锦纶 . 眼科诊断与治疗 [M]. 北京：人民卫生出版社 ,2008.

[3] 文峰，易长贤 . 临床眼底病 [M]. 北京：人民卫生出版社 ,2015.

第三章　糖尿病相关问题

第一节　糖尿病

　　糖尿病是一组以慢性高血糖为特征的代谢性疾病，由胰岛素分泌和/或作用缺陷所致。长期糖代谢异常引起机体代谢紊乱，导致多种并发症的发生，如心脏、血管、眼、肾、神经等组织器官的慢性进行性病变，病情严重者甚至发生糖尿病酮症酸中毒、高渗高血糖综合征等，如治疗不及时，死亡率非常高，严重危害身体健康，需要引起高度重视和重点防治。

一、糖尿病的分类

　　目前国际上通用 WHO 糖尿病专家委员会提出的分型标准（1999）。

　　（1）1 型糖尿病（T1DM）。由于胰岛 β 细胞受到破坏导致胰岛素绝对缺乏，可见免疫介导性及特发性两种。

　　（2）2 型糖尿病（T2DM）。从以胰岛素抵抗为主伴胰岛素进行性分泌不足，到以胰岛素进行性分泌不足为主伴胰岛素抵抗。

　　什么是胰岛素抵抗呢？胰岛素抵抗是指胰岛素的靶器官（主要是骨骼肌、脂肪组织及肝脏）对胰岛素的敏感性及反应性降低，对葡萄糖的摄取利用率下降，使正常数量的胰岛素产生低于正常作用的生理效应，这种现象被称为胰岛素抵抗。

　　（3）特殊型糖尿病。即由其他原因如胰岛 β 细胞功能的遗传缺陷、胰岛素作用的遗传缺陷、胰腺外分泌疾病（如囊性纤维病）以及药物或化学原因引起的（如治疗艾滋病或器官移植后）糖尿病。

（4）妊娠糖尿病（GDM）。其是指妊娠前糖代谢正常或者有潜在的糖耐量减退，但是未被诊断，妊娠期间发生不同程度的糖代谢异常。通常是在妊娠中末期出现，一般只有轻度无症状性血糖增高。

有些患者不能明确归为 1 型或 2 型糖尿病，其临床表现和疾病进展同时具有两型的特征，如个别表现为 T2DM，可能有酮症酸中毒，同样有的 T1DM 患者尽管有自身免疫疾病表现，但其发病晚、进展缓慢，这种情况可见于儿童、青少年和成年人，确切诊断将会随着时间推移而明确。

二、目前糖尿病的发病情况

近年来，随着社会的发展、饮食运动结构的变化等多种原因，糖尿病发病率不断攀升。据报道，2017 年，国际糖尿病联盟（IDF）发布的第 8 版全球糖尿病地图数据显示，目前全球共有 4.25 亿成人（20 ～ 79 岁）糖尿病患者，估计患病率为 8.8%；预计到 2045 年，糖尿病患者人数可能会达到 6.29 亿，而中国成人糖尿病患者数量高达 1.14 亿，位居世界第一，占全球成人糖尿病患者总数的 1/4 以上，且这一数据仍在继续增长，预计到 2045 年将增至 1.2 亿。以上数据表明我国糖尿病防治工作面临巨大的挑战。

糖尿病发病率如此之高，高危人群需警惕。

1. 成年人中糖尿病高危人群的定义

在成年人（>18 岁）中，具有下列任何一个及以上的糖尿病危险因素者即为糖尿病高危人群。

（1）年龄 ≥ 40 岁。

（2）有糖尿病前期［糖耐量减低（IGT）、空腹血糖受损（IFG）或两者同时存在］史。

（3）超重（BMI ≥ 24）或肥胖（BMI ≥ 28）和 / 或腹型肥胖（男性腰围 ≥ 90 cm，女性腰围 ≥ 85 cm）。

（4）静坐的生活方式。

（5）一级亲属中有 2 型糖尿病家族史。

（6）有妊娠糖尿病病史的妇女。

（7）高血压（收缩压 ≥ 140 mmHg 和 / 或舒张压 ≥ 90 mmHg），或正在接受降压治疗。

（8）血脂异常（高密度脂蛋白胆固醇 ≤ 0.91 mmol/L 和 / 或甘油三酯 ≥ 2.22 mmol/L），或正在接受调脂治疗。

（9）动脉粥样硬化性心血管疾病患者。

（10）有一过性类固醇糖尿病病史者。

（11）多囊卵巢综合征（PCOS）患者或伴有与胰岛素抵抗相关的临床状态（如黑棘皮征等）。

（12）长期接受抗精神病药物和／或抗抑郁药物治疗和他汀类药物治疗的患者。

在上述各项中，糖尿病前期人群及腹性肥胖是 2 型糖尿病最重要的高危人群，其中糖耐量减低的人群每年有 6%~10% 的个体进展为 2 型糖尿病。

2. 儿童和青少年中糖尿病高危人群的定义

在儿童和青少年（≤ 18 岁）中，超重（BMI> 相应年龄正常值、性别的第 85 百分位）或肥胖（BMI> 相应年龄正常值、性别的第 95 百分位）且合并下列任何一个危险因素者即为糖尿病高危人群。

（1）一级或二级亲属中有 2 型糖尿病家族史。

（2）存在与胰岛素抵抗相关的临床状态（如黑棘皮征、高血压、血脂异常、多囊卵巢综合征、出生体重小于胎龄者）。

（3）母亲怀孕时有糖尿病病史或被诊断为妊娠糖尿病。

三、如何筛查糖尿病

高危人群可以通过居民健康档案、基本公共卫生服务和机会性筛查（如在健康体检中或在进行其他疾病的诊疗时）等渠道筛查。糖尿病筛查有助于早期发现糖尿病，提高糖尿病及其并发症的防治水平。

1. 糖尿病筛查的年龄和频率

对于成年人的糖尿病高危人群，宜及早进行糖尿病筛查；对于儿童和青少年的糖尿病高危人群，宜从 10 岁开始进行糖尿病筛查，但青春期提前的个体则推荐从青春期开始。首次筛查结果正常者，宜至少每 3 年重复筛查一次。

2. 糖尿病筛查的方法

对于具有至少一项危险因素的高危人群应进一步进行空腹血糖或任意点血糖筛查。其中空腹血糖筛查最简单易行，宜作为常规的筛查方法，但有漏诊的可能性。如果空腹血糖 ≥ 6.1 mmol/L 或任意点血糖 ≥ 7.8 mmol/L 时，建议行口服葡萄糖耐量试验（OGTT）。

OGTT 是一种口服葡萄糖负荷试验，可反映机体对血糖浓度的调节能力。通过OGTT，可以早期发现糖代谢异常，早期诊断糖尿病。

糖尿病筛查前患者应做如下准备：

（1）试验前数日患者可正常饮食，如患者进食量很少，做 OGTT 前 3 天，每天饮食中碳水化合物含量不应低于 150 g，并且维持正常活动。

（2）影响本试验的药物应停用，如胰岛素和肾上腺皮质激素。

（3）试验前 10 ~ 14 个小时患者应不进食，试验当天 8 点以前抽空腹血。

（4）试验当日早晨空腹静脉取血后在 5 分钟之内饮入 300 mL 含 75 g 葡萄糖的糖水，分别抽取饮下糖水 60 分钟后、120 分钟后、180 分钟后静脉血一次，并留取尿液做尿糖定性试验。

（5）试验前和试验过程中，禁止吸烟、饮酒，不喝浓茶和咖啡，不做剧烈运动，保持情绪稳定，试验中不允许外出。

（6）试验过程中不得进食，但不绝对限制饮水，口渴时可以喝少量白开水（起到润喉作用即可）。

3. 如何判断 OGTT 的结果

（1）糖耐量正常。空腹静脉血糖 <6.1 mmol/L，OGTT 2 小时血糖 <7.8 mmol/L，提示人体对进食葡萄糖后的血糖调节能力正常。

（2）糖尿病。静脉空腹血糖 ≥ 7.0 mmol/L 或 OGTT 2 小时血糖 ≥ 11.1 mmol/L，尿糖 + ~ ++++，提示人体调节进食后葡萄糖的能力明显降低。

（3）糖耐量减低。空腹静脉血糖 <7.0 mmol/L，OGTT 2 小时血糖介于 7.8 ~ 11.1 mmol/L，提示人体对葡萄糖的调节能力轻度下降。

（4）空腹血糖受损。当空腹静脉血糖介于 6.1 ~ 7.0 mmol/L，OGTT 2 小时血糖 < 7.8 mmol/L，提示人体对进食葡萄糖后的血糖调节能力尚好，但对空腹血糖调节能力轻度减退。

四、糖尿病的诊断标准

我国目前采用国际上通用的 WHO 糖尿病专家委员会（1999）提出的诊断标准。

1. 糖尿病诊断标准

糖尿病诊断标准：糖尿病症状加任意时间血糖 ≥ 11.1 mmol/L 或空腹血糖 ≥ 7.0 mmol/L 或 OGTT 2 小时血糖 ≥ 11.1 mmol/L。糖尿病症状包括多尿、烦渴多饮和难以解释的体重减轻；任意时间，指一日内任何时间，无论上一次进餐时间及食物摄入量；空腹指至少 8 小时内无任何热量摄入。

2. 妊娠糖尿病诊断标准

2017 年《中国 2 型糖尿病防治指南》将妊娠合并高血糖状态分为 3 类。

（1）妊娠糖尿病（GDM），指孕期任何时间行 OGTT，空腹血糖 5.1~6.9 mmol/L，

OGTT 1 小时血糖 ≥ 10.0 mmol/L，OGTT 2 小时血糖 8.5~10.9 mmol/L。血糖值达到上述指标之一即可诊断。

（2）妊娠期显性糖尿病（ODM），主要是指孕期任何时间被发现且达到非孕人群糖尿病诊断标准，即空腹血糖 ≥ 7.0 mmol/L 或糖负荷后 2 小时血糖 ≥ 11.1 mmol/L，或随机血糖 ≥ 11.1 mmol/L。

（3）糖尿病合并妊娠（PGDM），指孕前确诊为 1 型、2 型或特殊类型糖尿病，是孕期高血糖程度最重的糖尿病。

3. 如何正确应用血糖检查诊断糖尿病

糖尿病的临床诊断推荐采用葡萄糖氧化酶法测定静脉血浆葡萄糖；对于无糖尿病症状，仅一次血糖值达到糖尿病诊断标准者，必须在另一天复查核实以确定诊断；儿童糖尿病诊断标准与成人相同。美国糖尿病学会（ADA）已把糖化血红蛋白 ≥ 6.5% 作为糖尿病的诊断标准，但在我国由于相关资料不足及检测方法缺乏标准化，且目前也有学者对此诊断标准提出较多的质疑，故目前我国尚不采用此方法诊断糖尿病。

五、糖尿病的治疗

在临床上针对糖尿病的治疗，国际糖尿病联盟提出糖尿病综合管理五个要点（俗称"五架马车"），即糖尿病教育、医学营养治疗、运动治疗、血糖监测、药物治疗五个方面。

（一）糖尿病教育

目前，虽然针对糖尿病的诊断、治疗和预防方面的医疗体系建构已经非常完善了，但是仍然有部分医务人员对其认识不足，或者轻视，或者对患者的指导不力，导致在慢性病管理体系中未能有效引起患者及家属的重视，甚至有默认或者同意患者自行执行民间处方等情况发生。另外，作为糖尿病的被防对象——患者和高危人群，也是慢性病管理的中心。其对疾病的态度、处理意见和依从性直接关系到糖尿病治疗是否能成功，并发症的防治是否能落实到位。针对糖尿病高危人群的健康教育是有效遏制糖尿病发病率的重要手段，但是改变一个人的生活习惯是个高难度任务，因此，糖尿病管理是否能够取得成功，医务人员的干预固然很重要，但是患者和高危人群的生活方式、疾病态度的修正才是问题的关键。要想把这项工作做好，"五驾马车"中的患者教育是必由之路。

（二）医学营养治疗

1. 计算总热量

依据患者的年龄、性别、身高，计算理想体重 [理想体重（kg）= 身高（cm）−105]，并参照生活习惯计算每日所需总热量。

休息状态下需要热量 25~30 kcal[①]/（kg·d）；轻体力劳动需要热量 30~35 kcal/（kg·d）；中度体力劳动者需要热量 35~40 kcal/（kg·d）；重体力劳动者需要热量 ≥ 40 kcal/（kg·d）。儿童、孕妇、营养不良及伴有消耗性疾病者应酌情增加，肥胖者酌减，使体重逐渐恢复至理想体重的 ± 5%。

2. 总热量的营养分配

膳食中碳水化合物所提供能量占饮食总热量的 50%~60%；推荐蛋白质的摄入量占总热量的 10%~15%；脂肪提供能量不超过总热量的 30%，胆固醇摄入量应 < 300 mg/d。

确定饮食组成后，按每克糖类、蛋白质产热 4 kcal，每克脂肪产热 9 kcal，将热量换算成食品并制定食谱，每日三餐分配为 1/5、2/5、2/5。

碳水化合物主要由主食供给，如大米中碳水化合物含量为 77%，谷类为 60%~80%，薯类含量为 15%~29%，豆类为 40%~60%。一般谷类提供的碳水化合物占总能量的 50% 左右较合理。

另外，如果计算困难，每天主食（米饭和面食）可以按以下方法估算：

完全休息的患者每天主食 200~250 g，轻体力劳动的患者每天主食 250~300 g，中体力劳动的患者每天主食 300~400 g，重体力劳动患者每天主食 400~500 g。

蛋白质主要从肉、蛋、奶类食品及主食中供给，如瘦猪肉中蛋白质含量为 18%，即吃 50 g 瘦猪肉可提供约 9 g 蛋白质。

由于富含蛋白质的食品常常含有大量的脂肪，而"五高症"患者均应选用低脂食品，因此在选用这类食品时千万要注意脂肪的含量。通常按以下方法选择：

（1）尽可能选择低脂肉类，如瘦牛肉、羊、猪瘦肉、鱼等。

（2）蛋类的选择，建议选用鸡蛋。

（3）豆类的选择，包括大豆类和其他豆类。大豆类（如黄豆、青豆、黑豆等）的蛋白质含量高达 30% ~ 50%，而且品质非常好，富含人体需要的 8 种必需氨基酸，是植物性食品中唯一可与动物性食品相媲美的高蛋白食物，有"植物肉"的美称。另外，其他豆类（如赤豆、绿豆、白扁豆、芸豆、豇豆、豌豆、蚕豆等），含脂量很少，只

---

① 1 kcal=4.186 kJ

占 1%，蛋白质含量为 20% ~ 25%，能够补充普通谷类缺乏的赖氨酸，还含有矿物质和 B 族维生素。

（4）坚果和种子类食物的选择，这类食物也含有高质量的蛋白质，但含脂量高，患者应尽量少吃或不吃。

（5）奶和奶制品的选择，常见的奶及其制品大都富含脂肪，但是目前市场上已逐渐拥有许多低脂的奶制品可供放心选用，如脱脂 / 低脂牛奶、脱脂酸奶等。

（6）脂肪，可由烹调油及肉、鱼、奶、豆类食品提供。"五高症"患者应以低脂饮食为主，烹饪以植物油为主。在各类食物中，果仁脂肪含量最高，各种肉类居中，米、面、蔬菜、水果的脂肪含量很少。

（三）运动治疗

运动可增加胰岛素敏感性，有助于控制血糖和体重。患者应结合自身情况，在医师指导下开展有规律的、适宜的运动，循序渐进，并长期坚持。但血糖很高或波动明显，有糖尿病急性并发症和严重心、脑、眼、肾等慢性并发症者暂不适宜运动。

运动量的估计：

（1）运动量适宜。运动后有微汗，轻松愉快；稍感乏力，休息后可消失；次日体力充沛。

（2）运动量过大。运动后大汗、胸闷气短；非常疲乏，休息 15 分钟后脉（心）率未恢复至安静状态下脉（心）率；次日周身乏力。

（3）运动量不足。运动后无汗，无发热感；脉（心）率无变化或在休息 2 分钟内恢复至安静状态下脉（心）率。

运动治疗是否有效，可从两方面评价：一是运动目标是否能达到，二是运动是否安全。二者相辅相成，缺一不可。安全性评价主要是了解运动治疗中是否有不利于健康的事件发生，如是否有运动损伤，是否有与运动有关的不良事件发生，包括准备活动未做好引起的韧带拉伤、关节扭伤，运动过度诱发心绞痛，户外受凉引起上呼吸道感染，鞋袜不适引起足部磨擦伤等。

（四）血糖监测

1. 血糖值应保持在多少

由于糖尿病患者血糖波动大，在治疗过程中，一般不可能要求其血糖水平达到正常人的水平，因此只要达到空腹血糖 4.0 ~ 7.8 mmol/L，餐后两小时血糖 6.0 ~ 10.0 mmol/L，任何随机时间血糖在 10.0 mmol/L 以下，同时又不发生低血糖，就可以认为血糖控制良好。由于个体的差异，血糖控制目标也因人而异，患者有必要随时向社区全科医生进行咨询，根据自身情况确定血糖的适当范围。由于老年人容易发生低血糖，制定的血糖标准可略高一点。糖尿病孕妇为了胎儿的健康发育，血糖要严格控制在标准范围内。

2. 什么时候监测血糖最合适

许多糖尿病患者都知道要监测空腹或餐前、餐后两小时血糖。应注意空腹血糖是指在隔夜空腹（至少8小时未进任何食物，饮水除外）后，早餐前所测定的血糖值，中、晚餐前测定的血糖不能叫空腹血糖；餐前血糖是指早、中、晚餐前测定的血糖；餐后两小时血糖是指从吃第一口饭时开始计时到两小时后准时测得的血糖值；随机血糖是指一天中任意时间测定的血糖，如睡前、午夜等。

3. 监测血糖的频率怎么算

血糖监测的时间和频度，患者可以和社区全科医生商量后决定。当近期血糖常常偏高时，应监测空腹及餐后两小时血糖，能较准确地反映出血糖升高的水平。如果近期经常出现低血糖反应时，最好监测餐前血糖和夜间血糖。可以尝试间隔一段时间，在某日的不同时间测4～6次血糖，了解一天24小时中血糖的变化规律。对于血糖控制较稳定的患者，血糖监测的间隔可以较长。但对于近期血糖波动较大、使用胰岛素治疗、新被确诊为糖尿病、近期血糖控制不稳定、近期有低血糖发生、换药或调整剂量、妊娠、生病、手术、运动、外出、饮酒等各种生活应激情况的患者，应增加监测频率。另外，驾车时发生低血糖是非常危险的，因此驾车前监测血糖十分必要。

4. 餐后两小时血糖如何监测

监测餐后两小时血糖的目的是为了检查当前的饮食、药物等治疗计划是否能良好地控制血糖，因此在监测餐后血糖时，只有和平常一样吃饭、服药，才能正确地反映出日常的血糖控制情况。有人特意在监测血糖那天停止用药是错误的。餐后两小时是从吃第一口饭时开始计时，并且精确到分，用同一块表计时，不能从进餐中间或结束后开始计时。

5. 自我监测血糖的操作方法

（1）首先应认真阅读血糖仪的使用说明书，注意各种提示信号，并保证操作前有充足的电量，然后调整好血糖仪代码，使之与试纸代码相同。建议最好使用原厂家配套生产的试纸条。每次自测时，都要注意检查试纸条的有效期，并检查试纸表面有无受潮或受其他污染，切忌用手触摸试纸条表面。

（2）用温水或中性肥皂洗净双手，反复揉搓准备采血的手指，直至血运丰富。用75%的酒精消毒指腹，待干。手臂下垂30秒，以便使血液充分流到手指。

（3）打开血糖仪开关，用吸血的血糖仪，则取一条试纸插入机内；用滴血的血糖仪，则取一条试纸拿在手上（手指不可触及试纸测试区）。

（4）取出试纸后随手将盖筒盖紧，用采血笔紧挨指腹，按动弹簧开关，根据手指皮肤厚度选择穿刺深度，刺破手指皮肤取适量血。采血部位要交替轮换，不要长期刺扎一个地方，以免形成疤痕。另外，扎针时需要注意千万不要挤压采血的手指，因为太用力挤压手指可致血液稀释，影响检测结果。无名指指腹两侧取血最好，因其血管丰富而神经末梢分布较少，不但不痛而且出血充分。

（5）如果是吸血的血糖仪，就将血吸到试纸专用区域后等待结果；如果是滴血的血糖仪，就将一滴饱满的血滴或抹到试纸测试区域，将试纸插入机内等待结果。不要追加滴血，否则会导致测试结果不准确。几秒或十几秒之后，从血糖仪上读出血糖值；在记录本上记录血糖值和监测时间。

（6）自我监测血糖的注意事项

血量不够、血糖试纸超过有效期、手指消毒酒精未干、未将血糖仪代码调到和试纸一样时，都会影响检测的准确性。手指消毒后，一定要等酒精挥发干燥后再采血。妥善保管用过的酒精棉球、针头等，最好集中送到社区卫生站处理；血糖仪要放置在干燥清洁处，不要让小孩、宠物触及、玩耍；血糖仪都应该有售后服务，要定期到购买的商店或厂家指定处校正血糖仪是否准确，到医院与抽血检查结果对比也可知道其准确性。

糖化血红蛋白是评价血糖控制方案的金标准。治疗达标和血糖控制稳定的患者应每年检测糖化血红蛋白至少 2 次，也可用糖化血清白蛋白来评价近 2~3 周血糖控制情况。若更改治疗方案或血糖控制未达标的患者应每 3 个月检测 1 次糖化血红蛋白。

（五）药物治疗

生活方式干预是糖尿病治疗的基础，在饮食和运动不能使血糖控制达标（糖化血红蛋白 ≥ 7.0%）时，应及时采用药物治疗。

1. 口服降糖药物

高血糖的药物治疗多基于纠正导致人类血糖升高的两个主要病理生理改变——胰岛素抵抗和胰岛素分泌受损。根据作用效果的不同，口服降糖药可分为以促进胰岛素分泌为主要作用的药物 [磺脲类、格列奈类、二肽基肽酶Ⅳ抑制剂（DPP-4 抑制剂）] 和通过其他机制降低血糖的药物 [双胍类、噻唑烷二酮类（TZDs）、α - 糖苷酶抑制剂、钠 - 葡萄糖协同转运蛋白 2（SGLT-2）抑制剂]。磺脲类和格列奈类药物直接刺激胰岛 β 细胞分泌胰岛素；DPP-4 抑制剂通过减少体内胰高血糖素样肽 -1（GLP-

1）的分解、增加 GLP-1 浓度，从而促进胰岛 β 细胞分泌胰岛素；双胍类药中的主要药理作用是减少肝脏葡萄糖的输出；TZDs 的主要药理作用为改善胰岛素抵抗；α - 糖苷酶抑制剂的主要药理作用为延缓碳水化合物在肠道内的消化吸收；SGLT-2 抑制剂的主要药理作用为通过减少肾小管对葡萄糖的重吸收来增加肾脏葡萄糖的排出。

　　二甲双胍、α - 糖苷酶抑制剂或胰岛素促泌剂可作为单药治疗的选择，其中，二甲双胍是单药治疗的首选。在单药治疗疗效欠佳时，可开始二联治疗、三联治疗或胰岛素多次注射。

　　（1）磺脲类（SUs）。磺脲类药物属于胰岛素促泌剂，主要药理作用是通过刺激胰岛 β 细胞分泌胰岛素，提高体内的胰岛素水平而降低血糖。磺脲类药物可使糖化血红蛋白降低 1.0% ~ 1.5%。目前在我国上市的磺脲类药物主要为格列本脲、格列美脲、格列齐特、格列吡嗪和格列喹酮。作为单药治疗主要选择应用于新诊断的 2 型糖尿病非肥胖者。其常见不良反应为低血糖，还可见体重增加、皮肤过敏反应、消化系统及心血管系统不良反应。建议从小剂量开始，根据血糖逐渐增加剂量。磺脲类药物如果使用不当可导致低血糖，特别是对于老年患者和肝、肾功能不全者，有肾功能轻度不全的患者，宜选择格列喹酮。应注意不宜同时使用两种磺脲类药物，也不宜与其他胰岛素促分泌剂（如格列奈类）合用。常见磺脲类药物剂量及服法见表 3-1。

表 3-1　常见磺脲类药物剂量及服法

常见品种	剂量范围	服用次数	用药时间
格列本脲①	2.5 ~ 15 mg/d	1 ~ 2 次 / 日	餐前 30 分钟
格列美脲	1 ~ 8 mg/d	1 次 / 日	早餐前或餐时服
格列齐特	80 ~ 320 mg/d	1 ~ 2 次 / 日	餐时
格列吡嗪	2.5 ~ 30 mg/d	1 ~ 2 次 / 日	餐前半小时
格列喹酮	30 ~ 180 mg/d	1 ~ 2 次 / 日	餐前半小时

注：①格列本脲因其低血糖发生风险较高及其对肝、肾功能的不良影响较大，现临床多不推荐应用此药，尤其是老年患者。

　　（2）双胍类。目前临床上使用的双胍类药物主要是盐酸二甲双胍。双胍类药物的主要药理作用是通过减少肝脏葡萄糖的输出和改善外周胰岛素抵抗而降低血糖。许多国家和国际组织制定的糖尿病诊治指南中均推荐二甲双胍作为 2 型糖尿病患者控制血糖的一线用药和药物联合中的基本用药。二甲双胍可使糖化血红蛋白下降 1.0% ~ 1.5%，并可减轻体重。二甲双胍还可减少肥胖的 2 型糖尿病患者心血管事件和死亡的发生。单独使用二甲双胍不易导致低血糖，但二甲双胍与胰岛素或胰岛素促泌剂联合使用时可增加低血糖发生的风险。二甲双胍的主要不良反应为胃肠道反应。从小剂量开始并逐渐加量是减少其不良反应的有效方法。双胍类药物禁用于肾功能不全 [血肌酐水平男性 >132.6 μ mol/L，女性 >123.8 μ mol/L，或估算的肾小球滤过率（eGFR）<45 ml/min]、肝功能不全、严重感染、缺氧或接受大手术的患者。正在服用二甲双胍者，当 eGFR 在 45 ~ 59 ml/min 时无需停用，可以适当减量继续使用。造影检查如使用碘化对比剂时，应暂时停用二甲双胍。长期使用二甲双胍者应注意维生素 B_{12} 缺乏的可能性。常用双胍类药物剂量及服法见表 3-2。

表 3-2 常用双胍类药物剂量及服法

常见品种	剂量范围	服用次数	用药时间
二甲双胍	500 ~ 1 500 mg/d	2 ~ 3 次 / 日	餐中或餐后

（3）α - 糖苷酶抑制剂（AGI）。通过抑制碳水化合物在小肠上部的吸收而降低餐后血糖。适用于以碳水化合物为主要食物成分和餐后血糖升高的患者。国内上市的 α - 糖苷酶抑制剂有阿卡波糖、伏格列波糖和米格列醇。α - 糖苷酶抑制剂的常见不良反应为胃肠道反应，如腹胀、排气增多、腹泻等。从小剂量开始，逐渐加量可减少不良反应。单独服用本类药物通常不会发生低血糖。用 α - 糖苷酶抑制剂的患者如果出现低血糖，治疗时需使用葡萄糖或蜂蜜，而食用蔗糖或淀粉类食物纠正低血糖的效果差。常用 α - 糖苷酶抑制剂剂量及服法见表 3-3。

表 3-3 常用 α - 糖苷酶抑制剂剂量及服法

常见品种	剂量范围	服用次数	用药时间
阿卡波糖	50 ~ 100 mg/d	3 次 / 日	进食第一口主食时
伏格列波糖	0.2 mg/d	3 次 / 日	进食第一口主食时
米格列醇	50 ~ 100 mg/d	3 次 / 日	进食第一口主食时

（4）噻唑烷二酮类（TZDs）：TZDs 主要通过增加靶细胞对胰岛素作用的敏感性而降低血糖。目前在我国上市的 TZDs 主要有罗格列酮和吡格列酮。在我国 2 型糖尿病患者中开展的临床研究结果显示 TZDs 可使糖化血红蛋白下降 0.7% ~ 1.0%，TZDs 单独使用时不导致低血糖，但与胰岛素或胰岛素促泌剂联合使用时可增加低血糖发生的风险。体重增加和水肿是 TZDs 的常见不良反应，这些不良反应在与胰岛素联合使用时表现更加明显。TZDs 的使用与骨折和心力衰竭风险增加相关。有心力衰竭（纽约心脏学会心功能分级 Ⅱ级以上）、活动性肝病或转氨酶升高超过正常上限 2.5 倍及严重骨质疏松和有骨折病史的患者应禁用本类药物。常用噻唑烷二酮类药物的剂量及服法见表 3-4。

表 3-4　常用噻唑烷二酮类药物剂量及服法

常见品种	剂量范围	服用次数	用药时间
罗格列酮	4 ~ 8 mg/d	每日 1 次或两次分服	与进食无关
吡格列酮	15 ~ 30 mg/d	1 次 / 日	与进食无关

（5）格列奈类（非磺脲类胰岛素促分泌剂）。此类药物主要通过刺激胰岛素的早时相分泌而降低餐后血糖，可将糖化血红蛋白降低 0.5% ~ 1.5%。我国上市的有瑞格列奈、那格列奈和米格列奈。此类药物需在餐前即刻服用，可单独使用或与其他降糖药联合应用（与磺脲类降糖药联合应用需慎重）。在我国新诊断的 2 型糖尿病人群中，瑞格列奈与二甲双胍联合治疗较单用瑞格列奈可更显著地降低糖化血红蛋白，但低血糖的风险显著增加。格列奈类药物的常见不良反应是低血糖和体重增加，但低血糖的风险和程度较磺脲类药物轻。格列奈类药物可以在肾功能不全的患者中使用。常用格列奈类药物剂量及服法见表 3-5。

表 3-5　常用格列奈类药物剂量及服法

常见品种	剂量范围	服用次数	用药时间
瑞格列奈	0.5 ~ 4 mg/d	3 次 / 日	餐前或进餐时
那格列奈	60 ~ 120 mg/d	3 次 / 日	餐前或进餐时
米格列奈	10 ~ 20 mg/d	3 次 / 日	餐前或进餐时

（6）二肽基肽酶Ⅳ抑制剂（DPP-4 抑制剂）。该类药物是通过抑制 DPP-4 的合成而减少胰高血糖素样肽 -1（GLP-1）在体内的失活，使内源性 GLP-1 的水平升高。GLP-1 以葡萄糖浓度依赖的方式增强胰岛素分泌，抑制胰高糖素分泌。目前在国内上市的 DPP-4 抑制剂为西格列汀、沙格列汀、维格列汀等。在我国 2 型糖尿病患者中的临床研究结果显示 DPP-4 抑制剂的降糖疗效可降低糖化血红蛋白 0.4% ~ 0.9%。单独使用 DPP-4 抑制剂不增加低血糖发生的风险。DPP-4 抑制剂对体重的作用为中度或轻度增加。西格列汀、沙格列汀、阿格列汀不增加心血管事件疾病风险。在有肾功能不全的患者中使用西格列汀、沙格列汀、阿格列汀和维格列汀时，应注意按照药物说明书来减少药物剂量。在有肝、肾功能不全的患者中使用利格列汀时不需要调整剂量。我国的研究显示在二甲双胍联用西格列汀的基础上加格列美脲、格列奇特缓释片、瑞格列奈或阿卡波糖后可以进一步降低糖化血红蛋白。常用 DPP-4 抑制剂类药物及用法见表 3-6。

表 3-6　常用 DPP-4 抑制剂类药物剂量及服法

常见品种	剂量范围	服用次数	用药时间
西格列汀	100 mg/d	1 次 / 日	与进餐时间无关
沙格列汀	5 mg/d	1 次 / 日	与进餐时间无关
维格列汀	50 mg/d	1 ~ 2 次 / 日	与进餐时间无关

（7）钠 – 葡萄糖协同转运蛋白 2（SGLT-2）抑制剂。通过抑制肾小管重吸收葡萄糖，促进尿糖排泄，从而达到降低血液循环中葡萄糖水平的作用。SGLT-2 抑制剂可降低糖化血红蛋白 0.5% ~ 1.0%。SGLT-2 抑制剂与其他口服降糖药物比较，其降糖疗效与二甲双胍相当。目前在我国，被批准临床使用的 SGLT-2 抑制剂为达格列净、恩格列净和卡格列净。在具有心血管高危风险的 2 型糖尿病患者中应用 SGLT-2 抑制剂恩格列净或卡格列净的临床研究结果显示，该药物可使主要心血管不良事件和肾脏事件复合终点发生发展的风险显著下降，心衰住院率显著下降。SGLT-2 抑制剂单独使用时不增加低血糖发生的风险；联合胰岛素或磺脲类药物时，可增加低血糖发生风险。SGLT-2 抑制剂在中度肾功能不全的患者中可以减量使用；在重度肾功能不全患者中因降糖效果显著下降，不建议使用。SGLT-2 抑制剂的常见不良反应为生殖泌尿道感染；罕见的不良反应包括酮症酸中毒（主要发生在 1 型糖尿病患者）；可能的不良反应包括急性肾损伤（罕见）、骨折风险（罕见）和足趾截肢（见于卡格列净）。

2. 胰岛素治疗

胰岛素治疗是控制高血糖的重要手段。1 型糖尿病患者需依赖胰岛素维持生命，也必须使用胰岛素控制高血糖，并降低糖尿病并发症的发生风险。2 型糖尿病患者虽不需要胰岛素来维持生命，但当口服降糖药效果不佳或存在口服药使用禁忌时，仍需使用胰岛素控制高血糖，并减少糖尿病并发症的发生危险。在某些时候，尤其是病程较长时，胰岛素治疗可能是最主要的，甚至是必需的控制血糖措施。医务人员和患者必须认识到，与口服药相比，胰岛素治疗涉及更多环节，如药物选择、治疗方案、注射装置、注射技术、自我血糖监测（SMBG）、根据血糖监测结果所采取的行动等。与口服药治疗相比，胰岛素治疗需要医务人员与患者间更多的合作，并且需要患者掌握更多的自我管理技能。开始胰岛素治疗后应继续指导患者坚持饮食控制和运动，并加强对患者的教育和指导，鼓励和指导患者进行 SMBG 并掌握根据血糖监测结果来适当调节胰岛素剂量的技能，以控制高血糖并预防低血糖的发生。开始胰岛素治疗的患者均应通过接受有针对性的教育来掌握胰岛素治疗相关的自我管理技能，了解低血糖发生的危险因素、症状以及掌握自救措施。

1）胰岛素的分类

胰岛素按照来源和化学结构的不同，可分为动物胰岛素、重组人胰岛素和胰岛素类似物（利用基因工程对胰岛素结构进行修饰，使其更符合生理需要）。

胰岛素按作用起效快慢和维持时间，可分为超短效、短效、中效、长效和预混胰岛素。

（1）超短效胰岛素（属于胰岛素类似物）。起效时间10～15分钟，作用高峰1～2小时，持续时间为3～5小时。需在餐前立即皮下注射，也可用于临时高血糖的降糖治疗。代表药物有门冬胰岛素、赖脯胰岛素、谷赖胰岛素等。

（2）短效胰岛素。起效时间30～60分钟，作用高峰2～4小时，持续时间为6～8小时。需在餐前30分钟皮下注射。代表药物有普通胰岛素、重组人胰岛素等。

（3）中效胰岛素。起效时间2～4小时，作用高峰4～10小时，持续时间为10～16小时。可单独使用或作为基础胰岛素与超短效或短效胰岛素混合餐前使用。代表药物有低精蛋白锌胰岛素等

（4）长效胰岛素。起效时间2～4小时，注射后体内药物浓度相对稳定，无明显高峰，持续时间为24～36小时。主要提供基础胰岛素。每日注射1～2次。代表药物有甘精胰岛素、地特胰岛素等。

（5）预混胰岛素。将超短效或短效胰岛素与中效胰岛素按一定比例预先混合而成，短效成分可快速降餐后血糖，中效成分缓慢持续释放，起到代替基础胰岛素的作用。代表药物有预混门冬胰岛素30等。

（6）胰高血糖素样肽（GLP-1）受体激动剂。通过激动GLP-1受体而发挥降低血糖的作用。GLP-1受体激动剂以葡萄糖浓度依赖的方式增强胰岛素分泌，抑制胰高血糖素分泌，并能延缓胃排空，通过中枢性的食欲抑制来减少进食量。目前国内上市的GLP-1受体激动剂为艾塞那肽、利拉鲁肽和贝那鲁肽，均需皮下注射。GLP-1受体激动剂可有效降低血糖，并有显著降低体重、改善甘油三酯水平和血压的作用。单独使用GLP-1受体激动剂不明显增加低血糖发生的风险。GLP-1受体激动剂可以单独使用或与其他降糖药联合使用。GLP-1受体激动剂的常见不良反应为胃肠道症状（如恶心、呕吐等），主要见于初始治疗时，不良反应可随治疗时间延长逐渐减轻。建议对于需要更有效的注射药物治疗的患者，应在胰岛素前首选GLP-1受体激动剂。然而，成本较高和耐受问题是GLP-1受体激动剂推广使用的主要障碍。

需要特别说明的是，一般商品名中带有R的为短效胰岛素，带有N的为中效胰岛素，带有数字的为预混胰岛素，数字代表了短效和中效胰岛素所占的比例，30代表短效30%、中效70%，50则代表短效和中效各占50%。

2）胰岛素的起始治疗

（1）1型糖尿病患者在发病时就需要胰岛素治疗，且需终身胰岛素替代治疗。

（2）新发病2型糖尿病患者如有明显的高血糖症状，发生酮症或酮症酸中毒，可首选胰岛素治疗。待血糖得到良好控制和症状得到显著缓解后再根据病情确定后续的治疗方案。

（3）新诊断糖尿病患者分型困难，与1型糖尿病难以鉴别时，可首选胰岛素治疗。待血糖得到良好控制、症状得到显著缓解、确定分型后再根据分型和具体病情制定后续的治疗方案。

（4）2型糖尿病患者在生活方式和口服降糖药治疗的基础上，若血糖仍未达到控制目标，即可开始口服降糖药和起始胰岛素的联合治疗。

（5）在糖尿病病程中（包括新诊断的2型糖尿病），出现无明显诱因的体重显著下降时，应该尽早使用胰岛素治疗。

（6）根据患者具体情况，可选用基础胰岛素或预混胰岛素起始胰岛素治疗。

胰岛素的起始治疗中基础胰岛素的使用注意事项：①基础胰岛素包括中效人胰岛素和长效胰岛素类似物。当仅使用基础胰岛素治疗时，保留原有各种口服降糖药物，不必停用胰岛素促泌剂。②使用方法为继续口服降糖药治疗，联合中效人胰岛素或长效胰岛素类似物睡前注射。起始剂量为0.1～0.3 U/（kg·d）。根据患者空腹血糖水平调整胰岛素用量，通常每3～5日调整1次，根据血糖水平每次调整1～4U，直至空腹血糖达标。③如3个月后空腹血糖控制理想但糖化血红蛋白不达标，应考虑调整胰岛素治疗方案。

预混胰岛素的使用注意事项：①预混胰岛素包括预混人胰岛素和预混胰岛素类似物。根据患者的血糖水平，可选择每日1～2次的注射方案。当糖化血红蛋白比较高时，使用每日2次注射方案。②每日1次注射预混胰岛素，起始的胰岛素剂量一般为0.2 U/（kg·d），晚餐前注射。根据患者空腹血糖水平调整胰岛素用量，通常每3～5日调整1次，根据血糖水平每次调整1～4U，直至空腹血糖达标。③每日2次注射预混胰岛素，起始的胰岛素剂量一般为0.2～0.4 U/（kg·d），按1∶1的比例分配到早餐前和晚餐前。根据空腹血糖和晚餐前血糖分别调整早餐前和晚餐前的胰岛素用量，每3～5日调整1次，根据血糖水平每次调整的剂量为1～4U，直到血糖达标。④1型糖尿病在蜜月期阶段可短期使用预混胰岛素，每日2～3次注射。预混胰岛素不宜用于1型糖尿病的长期血糖控制。

3）胰岛素的多次治疗

（1）胰岛素多次皮下注射。在胰岛素起始治疗的基础上，经过充分的剂量调整，如患者的血糖水平仍未达标或出现反复的低血糖，需进一步优化治疗方案。可以采用餐时＋基础胰岛素（每日2～4次）或每日2～3次预混胰岛素进行胰岛素强化治疗。使用方法如下：

餐时＋基础胰岛素：根据睡前和餐前血糖的水平分别调整睡前和餐前胰岛素用量，每3～5日调整1次，根据血糖水平每次调整的剂量为1～4U，直至血糖达标。开始使用餐时＋基础胰岛素方案时，可在基础胰岛素的基础上采用仅在一餐前（如主餐）加用餐时胰岛素的方案。之后根据血糖的控制情况决定是否在其他餐前加用餐时胰岛素。

每日2～3次预混胰岛素（预混人胰岛素每日2次，预混胰岛素类似物每日2～3次）：根据睡前和三餐前血糖水平进行胰岛素剂量调整，每3～5日调整1次，直到血糖达标。

（2）持续皮下胰岛素输注（CSII）。CSII是胰岛素强化治疗的一种形式，需要使用胰岛素泵来实施治疗。经CSII输入的胰岛素在体内的药代动力学特征更接近生理性胰岛素分泌模式。与多次皮下注射胰岛素的强化胰岛素治疗方法相比，CSII治疗与低血糖发生的风险减少相关。在胰岛素泵中只能使用短效胰岛素或速效胰岛素类似物。

CSII的主要适用人群有：1型糖尿病患者、计划受孕和已孕的糖尿病妇女或需要胰岛素治疗的妊娠糖尿病患者、需要胰岛素强化治疗的2型糖尿病患者。

短期胰岛素强化治疗方案适用于糖化血红蛋白≥9.0%或空腹血糖≥11.1 mmol/L伴明显高血糖症状的新诊断2型糖尿病患者，治疗时间以2周至3个月为宜，治疗目标为空腹血糖4.4～7.0 mmol/L，非空腹血糖＜10.0 mmol/L，可暂时不以糖化血红蛋白达标作为治疗目标。胰岛素强化治疗时应同时对患者进行医学营养及运动治疗，并加强对糖尿病患者的教育。胰岛素强化治疗方案包括餐时＋基础胰岛素治疗方案（多次皮下注射胰岛素或CSII）或预混胰岛素每日注射2或3次的方案。

4）胰岛素注射装置和注射技术及使用注意事项

患者可根据个人需要和经济状况选择胰岛素注射装置[胰岛素注射笔（胰岛素笔或特充装置）、胰岛素注射器、胰岛素泵]。胰岛素注射装置的合理选择和正确的胰岛素注射技术是保证胰岛素治疗效果的重要环节。接受胰岛素治疗的患者应接受与胰岛素注射相关的教育，以掌握正确的胰岛素注射技术。注意事项如下：

（1）开封的胰岛素制剂应置于避光阴凉处保存，避免温度过高过低及剧烈晃动，最理想的保存温度为2～8℃。未开封的胰岛素制剂应冷藏保存以保持生物活性。胰岛素注射前应达室温状态后注射，因为过冷的胰岛素将影响吸收，引起局部反应，并有导致注射部位脂肪萎缩的可能。

（2）胰岛素有多种制剂，注射前应注意药品种类是否与自己所用胰岛素相符，以及药品质量、有效期、效价。抽取胰岛素的量要准确无误，每天在规定时间注射，要注意注射时间与进餐时间的配合，否则会导致低血糖反应。

（3）胰岛素注射抽取药液前，应将药瓶反复颠倒几次，使悬浊液混匀，但严禁强力振摇，以致产生泡沫，造成抽取药量不准。

（4）胰岛素注射时刺入皮下组织，推药前应回抽针栓，无回血时方可推注，以防误入静脉内引起低血糖反应。注射完药液后压迫针眼 2～3 秒，但不可按摩。

（5）胰岛素注射部位可选择上臂外侧、大腿外侧及腹部。首推腹部脐周注射，因为腹部注射吸收最均衡、迅速。不应短时间内在同一注射点多次注射，可多个部位循环使用，尽量减少组织损伤、肿胀和皮下脂肪萎缩。

（6）胰岛素给药时，注射部位可能有红肿、发痒或发热等局部过敏反应，这可能与胰岛素的赋形剂有关，通常数周后可消失，不必惊慌。如无消失，可以更换其他种类的胰岛素。

（7）胰岛素治疗初期发生轻度水肿可自行缓解；部分患者出现视物模糊，为晶状体屈光改变，常于数周内自然恢复。

（8）使用胰岛素治疗期间不应随意中断治疗；调整胰岛素用量、更换胰岛素的剂型和品种时，要在医生的指导下进行，以免病情失控或发生低血糖反应。

（9）胰岛素治疗期间，注意监护并告知患者及其家属观察低血糖反应。一旦出现疲乏、思睡、软弱、心悸、出汗、饥饿感等症状时须立即给予食物，可饮糖水、果汁等，如 30 分钟内未缓解或加重时，应与医生联系。患者外出时应准备些糖果、饼干，并随身携带疾病卡，以便及时得到他人的帮助。要经常监测血糖以确定与调整胰岛素剂量，注意剂量个体化。

需注意除胰岛素之外，还有许多其他因素可以影响血糖水平，不能简单地把血糖的波动仅仅归咎于胰岛素的注射剂量不当。影响血糖的其他因素有：运动的频率和强度，进食的数量及种类，是否合并其他疾病以及机体对胰岛素的吸收速度等。因此，要按饮食疗法和运动疗法的要求，定时、定量进餐和运动；额外增加运动量时应加餐。

六、糖尿病的并发症

糖尿病容易并发感染，尤其是血糖控制差者。常见泌尿生殖系统感染、皮肤真菌感染、化脓性感染，近年来糖尿病合并肺结核的发生率也显著升高，因影像学表现多不典型，容易漏诊或误诊。

（一）急性严重代谢紊乱

1. 糖尿病酮症酸中毒

糖尿病酮症酸中毒（DKA）是由于胰岛素严重缺乏和升糖激素不适当升高引起的糖、脂肪和蛋白质代谢严重紊乱的临床综合征，临床以高血糖、高血清酮体和代谢性酸中毒为主要表现。1 型糖尿病有发生 DKA 的倾向；2 型糖尿病亦可发生 DKA。常见诱因包括急性感染、胰岛素不适当减量或突然中断治疗、饮食不当、胃肠疾病、脑卒中、心肌梗死、创伤、手术、妊娠、分娩、精神刺激等。

DKA 按临床表现分为轻度、中度和重度。仅有酮症而无酸中毒称为糖尿病酮症；轻、中度 DKA 除有酮症外，还有轻至中度酸中毒；重度 DKA 是指酸中毒伴意识障碍（DKA 昏迷），或虽无意识障碍，但血清碳酸氢根低于 10 mmol/L。DKA 常呈急性发病。在 DKA 发病前数天可有多尿、烦渴多饮和乏力症状的加重；失代偿阶段出现食欲减退、恶心、呕吐、腹痛，常伴头痛、烦躁、嗜睡等症状，呼吸深快，呼气中有烂苹果味（丙酮气味）；病情进一步发展，出现严重失水、电解质紊乱、周围循环衰竭、不同程度意识障碍，到晚期，各种反射迟钝甚至消失，终至昏迷。

因此，早期诊断是决定 DKA 治疗成败的关键。临床上疑为该病者应立即行相关检查，包括血糖、血清酮体、电解质、渗透压、尿常规、尿酮体、血气分析、血常规、心电图等。若怀疑合并感染还应进行血、尿和咽部的细菌培养。如血清酮体升高或尿糖和酮体阳性伴血糖增高，血液 pH 值和 / 或二氧化碳结合力降低，无论有无糖尿病史，都可诊断为 DKA。具体诊断标准见表 3-7。

表 3-7　DKA 诊断标准

DKA	血糖（mmol/L）	动脉血 pH 值	血清碳酸氢根	尿酮体[①]	血清酮体	血浆有效渗透压[②]	阴离子间隙[③]（mmol/L）	神经状态
轻度	> 13.9	7.25 ~ 7.30	15 ~ 18	阳性	阳性	可变	> 10	清醒
中度	> 13.9	7.00 ~ 7.24	10 ~ 14	阳性	阳性	可变	> 12	清醒 / 嗜睡
重度	> 13.9	< 7.00	< 10	阳性	阳性	可变	12	木僵 / 昏睡

注：①采用硝普盐反应方法所得。②血浆有效渗透压的计算公式：2×（Na⁺+K⁺）（mmol/L）+ 血糖（mmol/L）。③阴离子间隙：波动范围为 12±2mmol/L。

DKA 的治疗原则为尽快补液以恢复血容量、纠正失水状态，降低血糖，纠正电解质紊乱及酸碱平衡失调，同时积极寻找和消除诱因，防治并发症，降低病死率。对单有酮症者，需适当补充液体和胰岛素治疗，直到酮体消失。DKA 应按以下方法积极治疗：

（1）补液。纠正失水，恢复血容量和肾灌注，有助于降低血糖和清除酮体。治疗中补液速度应先快后慢，第 1 小时输入生理盐水，速度为 15 ~ 20 ml /（kg·h）（一般成人总补液量 1.0 ~ 1.5 L）。随后补液速度取决于脱水程度、电解质水平、尿量等。要在第 1 个 24 小时内补足预估的液体丢失量，补液治疗是否奏效要看血流动力学（如血压）、出入量、实验室指标及临床表现。对有心、肾功能不全者，在补液过程中要监测血浆渗透压，并经常对患者心脏、肾脏、神经系统状况进行评估以防止补液过多。当 DKA 患者血糖 ≤ 13.9 mmol/L 时，需补充 5% 葡萄糖溶液并继续胰岛素治疗，直至血清酮体、血糖均得到控制。

（2）注射胰岛素。小剂量胰岛素连续静脉滴注方案已得到广泛认可，推荐采用连续胰岛素静脉输注 0.1 U /（kg·h），但对于重症患者，可采用首剂静脉注射胰岛素 0.1 U /（kg·h），随后以 0.1 U /（kg·h）速度持续输注。若第 1 小时内血糖下降不足 10%，或有条件监测血清酮体时，血清酮体每小时下降速度小于 0.5 mmol/L，且脱水已基本纠正，则增加胰岛素剂量 1 U / h。当 DKA 患者血糖降至 13.9 mmoL/L 时，应减少胰岛素输入量至 0.05 ~ 0.10 U/（kg·h），并开始给予 5% 葡萄糖溶液，此后需要根据血糖来调整胰岛素给药速度和葡萄糖溶液浓度，并需持续注射胰岛素直至 DKA 缓解。

（3）纠正电解质紊乱。在开始胰岛素及补液治疗后，若患者的尿量正常，血钾低于 5.2 mmol/L 即应静脉补钾，一般在每升输入溶液中加氯化钾 1.5 ~ 3.0 g，以保证血钾在正常水平。治疗前已有低钾血症，尿量 ≥ 40 ml/h 时，在补液和胰岛素治疗的同时必须补钾。严重低钾血症可危及生命，若发现血钾 <3.3 mmol/L，应优先进行补钾治疗，当血钾升至 3.5 mmol/L 时，再开始胰岛素治疗，以免发生心律失常、心脏骤停和呼吸肌麻痹。

（4）纠正酸中毒。DKA 患者在注射胰岛素后会抑制脂肪分解，进而纠正酸中毒，一般认为无需额外补碱。但严重的代谢性酸中毒可能会引起心肌受损、脑血管扩张、严重的胃肠道反应以及昏迷等并发症。因此《指南》推荐仅在血液 pH 值 <7.0 时考虑适当补碱治疗。每 2 小时测定 1 次血液 pH 值，直至其维持在 7.0 以上。治疗中加强复查，防止过量。

（5）去除诱因和治疗并发症，如休克、感染、心力衰竭和心律失常、脑水肿和肾衰竭等。

（6）治疗监测。治疗过程中应准确记录液体入量及出量、血糖及血清酮体水平。

对 DKA 的预防，我国研究提出，当随机血糖超过 19.05 mmol/L（血清酮体 ≥ 3 mmol/L）时，可预警 DKA。

2. 高渗高血糖综合征

高渗高血糖综合征（HHS）多发生于中老年患者，半数无明确糖尿病史。该症起病缓慢，常先出现口渴、多尿和乏力等糖尿病症状，或原有症状进一步加重；多食不明显，有时甚至厌食。病情逐渐加重出现典型症状，主要表现为脱水和神经系统两组症状和体征。通常患者的血浆渗透压 >320 mmol/L 时，即可以出现精神症状，如神情淡漠、嗜睡等；当血浆渗透压 >350 mmol/L 时，可出现定向力障碍、幻觉、上肢拍击样粗震颤、癫痫样发作、偏瘫、偏盲、失语、视觉障碍、昏迷和阳性病理征。

HHS 的实验室诊断参考标准：①血糖 ≥ 33.3 mmol/L；②有效血浆渗透压 ≥ 320 mmol/L；③血清碳酸氢根 ≥ 18 mmol/L 或动脉血 pH 值 ≥ 7.3；④尿糖呈强阳性，而血清酮体及尿酮体为阴性或弱阳性；⑤阴离子间隙 <12 mmol/L。

治疗主要包括积极补液，纠正脱水；小剂量胰岛素静脉输注控制血糖；纠正水、电解质紊乱和酸碱失衡以及去除诱因和治疗并发症。

（1）补液。24 小时总的补液量一般应为 100 ~ 200 ml/kg。推荐 0.9% 氯化钠溶液作为首选，补液速度与 DKA 治疗相仿，第 1 小时给予 1.0 ~ 1.5 L，随后补液速度根据脱水程度、电解质水平、血浆渗透压、尿量等调整。治疗开始时应每小时检测或计算血浆有效渗透压 [公式：$2 \times （Na^+ + K^+）（mmol/L）+ 血糖（mmol/L）$]，并据此调整输液速度以使其逐渐下降，下降速度为每小时 3 ~ 8 mmol/L。当补足液体而血浆渗透压不再下降或血钠升高时，可考虑给予 0.45% 生理盐水。24 小时血钠下降速度应不超过 10 mmol/L。HHS 患者补液本身即可使血糖下降，当血糖下降至 16.7 mmol/L 时需补充 5% 葡萄糖溶液，直到血糖得到控制。

（2）胰岛素。当单纯补液后血糖仍大于 16.7 mmol/L 时，开始应用胰岛素治疗。使用原则与治疗 DKA 大致相同，以 0.1 U/（kg·h）持续静脉输注。当血糖降至 16.7 mmol/L 时，应减慢胰岛素的输注速度至 0.02 ~ 0.05 U/（kg·h），同时予以 5% 葡萄糖溶液静滴，并不断调整胰岛素用量和葡萄糖溶液浓度，使血糖维持在 13.9 ~ 16.7 mmoL/L，直至 HHS 高血糖危象的表现消失。

（3）补钾。HHS 患者总体钾是缺失的，补钾原则与 DKA 相同。

（4）抗凝治疗。HHS 患者发生静脉血栓的风险显著高于 DKA 患者，高钠血症及抗利尿激素分泌的增多可促进血栓形成。除非有禁忌证，建议患者住院期间接受低分子肝素的预防性抗凝治疗。

（5）连续性肾脏替代治疗（CRRT）。早期给予 CRRT 治疗，能有效减少并发症的发生，降低患者病死率，其机制为 CRRT 可以平稳有效地补充水分和降低血浆渗透压。另外，CRRT 可清除循环中的炎性介质、内毒素，减少多器官功能障碍综合征（MODS）等严重并发症的发生。但 CRRT 治疗 HHS 仍是相对较新的治疗方案，还需要更多的研究以明确 CRRT 的治疗及预后。

（6）其他治疗。包括去除诱因，纠正休克，防治低血糖和脑水肿，预防足部压疮等。

（二）慢性并发症

其机制极其复杂，尚未完全阐明，认为与遗传易感性、胰岛素抵抗、高血糖、低度炎症状态、血管内皮功能紊乱等多种因素有关。

1. 大血管病变

糖尿病患者动脉粥样硬化患病率较一般人更高，发病更早，病情进展更快。动脉粥样硬化主要侵犯主动脉、冠状动脉、脑动脉、肾动脉和肢体动脉等，引起冠心病、出血或缺血性脑血管病、肾动脉硬化、肢体动脉硬化等疾病，其中心血管疾病（CVD）是糖尿病患者致残、致死的主要原因。对于已发生 CVD 或伴有多个心血管危险因子的患者，应早期和全面控制危险因素，治疗时要在控制好血糖的基础上，控制好血压、血脂，以及进行抗血小板治疗。

（1）调脂治疗。推荐降低低密度脂蛋白胆固醇（LDL-C）为首要目标，非 LDL-C 作为次要目标，起始宜用低、中等强度他汀，根据个体调脂疗效和耐受情况，适当调整剂量，若胆固醇水平不能达标，与其他调脂药联合使用。

（2）降压治疗。目标血压 < 130/80 mmHg，老年患者或伴有严重冠心病的糖尿病患者，可采取相对宽松的降压目标值，推荐以血管紧张素转化酶抑制剂或血管紧张素 Ⅱ 受体拮抗剂为基础的联合降压治疗方案，可与钙通道阻滞剂、小剂量利尿剂、选择性 β 受体阻滞剂联合应用。

（3）抗血小板治疗。阿司匹林作为 2 型糖尿病心血管疾病的一级预防药物，≥ 50 岁的男性和女性患者均应开始使用，剂量范围 75 ~ 162 mg/d，对阿司匹林不耐受者，可用氯吡格雷（75 mg/d）替代。

2. 微血管病变

微血管病变是糖尿病的特异性并发症，典型改变是微血管障碍和微血管基底膜增厚，病变可累及全身组织器官，以糖尿病肾病和视网膜病变更为明显。

1）糖尿病肾病

糖尿病肾病是指由糖尿病所致的慢性肾脏病（CKD）。我国有 20% ~ 40% 的糖尿病患者合并糖尿病肾病，现已成为 CKD 和终末期肾病的主要原因。糖尿病肾病的危险因素包括年龄、病程、血压、肥胖（尤其是腹型肥胖）、血脂、尿酸等。诊断主要依赖于尿白蛋白和估算的肾小球滤过率（eGFR）水平，治疗强调以降糖和降压为基础的综合治疗，规律随访和适时转诊可改善糖尿病肾病预后。

（1）筛查。确诊 2 型糖尿病后每年应至少进行一次肾脏病变筛查，包括尿常规、尿白蛋白 / 肌酐比值（UACR）和血肌酐（计算 eGFR）。这些筛查方式有助于发现早期肾脏损伤，并鉴别其他一些常见的非糖尿病肾病。1 型糖尿病患者一般 5 年后才会发生糖尿病肾病，2 型糖尿病患者在诊断时即可伴有糖尿病肾病。

（2）诊断。糖尿病肾病通常是根据 UACR 增高或 eGFR 下降，同时排除其他 CKD 而做出的临床诊断。以下情况应考虑非糖尿病肾病并及时转诊至肾脏专科：活动性尿沉渣异常（血尿、蛋白尿伴血尿、管型尿）、短期内 eGFR 迅速下降、不伴视网膜病变（特别是 1 型糖尿病）、短期内 UACR 迅速增高或肾病综合征。值得注意的是，视网膜病变并非诊断 2 型糖尿病患者糖尿病肾病的必备条件。病理诊断为糖尿病肾病的金标准，病因难以鉴别时可行肾穿刺病理检查。但不推荐糖尿病患者常规行肾穿刺活检，推荐采用随机尿测定 UACR。24 小时尿白蛋白定量与 UACR 诊断价值相当，但前者操作较为烦琐。随机尿 UACR ≥ 30 mg/g 为尿白蛋白排泄增加。在 3 ~ 6 个月内重复检查 UACR，3 次中有 2 次尿蛋白排泄增加，排除感染等其他因素即可诊断白蛋白尿。临床上将 UACR 30 ~ 300 mg/g 称为微量白蛋白尿，UACR>300 mg/g 称为大量白蛋白尿。UACR 升高与 eGFR 下降、心血管事件、死亡风险增加密切相关。UACR 测定存在较多影响因素，如感染、发热、显著高血糖、显著高血压、24 小时内运动、心力衰竭、月经等，结果分析时应考虑这些因素。糖尿病肾病诊断确定后应根据 eGFR 进一步判断 CKD 严重程度，见表 3-8。

表 3-8 慢性肾脏病分期

CKD 分期	肾脏损害度	eGFR（ml/min）
1 期（G1）	肾脏损伤伴 eGFR 正常	≥ 90
2 期（G2）	肾脏损伤伴 eGFR 轻度下降	60 ~ 89
3a 期（G3a）	eGFR 轻中度下降	45 ~ 59
3b 期（G3b）	eGFR 中重度下降	30 ~ 44
4 期（G4）	eGFR 重度下降	15 ~ 29
5 期（G5）	肾衰竭	< 15

（3）治疗。具体如下：

a. 改变不良生活方式。如合理控制体重、糖尿病饮食、戒烟及适当运动等。

b. 营养。早期限制蛋白质摄入量，肾功能正常患者给予 0.8 g /（kg·d）；已有大量蛋白尿、肾功能不全患者给予 0.6 g /（kg·d），以动物蛋白质为主；开始透析后，患者蛋白质摄入量适当增加，蛋白质来源应以优质动物蛋白质为主，必要时可补充复方 α－酮酸制剂。我国 2 型糖尿病伴白蛋白尿患者维生素 D 水平较低，补充维生素 D 或激活维生素 D 受体可降低 UACR，但能否延缓糖尿病肾病进展尚有争议。

c. 控制血糖。有效的降糖治疗可延缓糖尿病肾病的发生和进展，有研究显示，钠－葡萄糖协同转运蛋白 2 抑制剂有降糖之外的肾脏保护作用，胰高血糖素样肽－1 受体激动剂亦能延缓糖尿病肾病进展。部分口服降糖药物需要根据肾脏损害程度相应调整剂量。肾功能不全的患者可选择从肾脏排泄较少的降糖药，严重肾功能不全患者宜采用胰岛素治疗。

d. 控制血压。合理的降压治疗可延缓糖尿病肾病的发生和进展，《指南》推荐 >18 岁的非妊娠糖尿病患者血压应控制在 140/90 mmHg 以下。对伴有白蛋白尿的患者，血压控制在 130/80 mmHg 以下可能获益更多。舒张压不宜低于 70 mmHg，老年患者舒张压不宜低于 60 mmHg。对糖尿病伴高血压且 UACR>300 mg/g 或 eGFR<60 ml/min 的患者，强烈推荐血管紧张素转化酶抑制剂或血管紧张素 II 受体拮抗剂类药物治疗。对于这类患者，血管紧张素转化酶抑制剂和血管紧张素 II 受体拮抗剂类药物不但减少心血管事件的发生，而且延缓肾病进展，包括终末期肾病的发生。对于伴高血压且 UACR 30 ～ 300 mg/g 的糖尿病患者，推荐首选血管紧张素转化酶抑制剂或血管紧张素 II 受体拮抗剂类药物治疗。对于这些患者，血管紧张素转化酶抑制剂和血管紧张素 II 受体拮抗剂类药物可延缓蛋白尿进展和减少心血管事件的发生，但减少终末期肾病发生的证据不足。对于不伴高血压但 UACR ⩾ 30 mg/g 的糖尿病患者，使用血管紧张素转化酶抑制剂或血管紧张素 II 受体拮抗剂类药物可延缓蛋白尿进展，但尚无证据显示血管紧张素转化酶抑制剂和血管紧张素 II 受体拮抗剂可带来肾脏终点事件（如终末期肾病）获益。

（4）透析治疗和移植。当估算的肾小球滤过率（eGFR）<60 ml/min 时，应评估并治疗潜在的慢性肾脏病并发症；当 eGFR<30 ml/min 时，应积极咨询肾脏专科，评估是否应当接受肾脏替代治疗。透析方式包括腹膜透析和血液透析，有条件的患者可行肾移植。

（5）纠正血脂异常。调脂治疗，治疗目标为总胆固醇 < 4.5 mmol/L，低密度脂蛋白胆固醇 < 2.5 mmol/L，高密度脂蛋白胆固醇 > 1.1 mmol/L，甘油三酯 < 1.5 mmol/L。以血浆总胆固醇增高为主的高脂血症，首选他汀类药物；以甘油三酯升高为主的首选贝

特类药物，同时配合饮食治疗，科学控制体重。

（6）随访与转诊。具体如下：

a. 随访。所有患者需每年检查 UACR、血清肌酐、血钾水平。慢性肾脏病 3 ~ 4 期的患者需密切随访慢性肾脏病相关的代谢紊乱，如维生素 D、血红蛋白、碳酸氢盐、钙磷代谢、甲状旁腺激素等。应根据病情的严重程度确定患者的随访频率。

b. 转诊。出现下述情况的糖尿病患者应转诊至肾脏专科：慢性肾脏病进展至 4 ~ 5 期，考虑肾脏替代治疗；出现慢性肾脏病相关的代谢紊乱，如贫血、继发性甲状旁腺功能亢进、代谢性骨病、难治性高血压等；临床考虑非糖尿病肾病，如 eGFR 短期内迅速下降、蛋白尿短期内迅速增加、肾脏影像学异常、合并难治性高血压等。有研究显示，慢性肾脏病 4 期开始咨询肾脏专科可以显著降低诊疗费用，提升医疗质量，延缓透析时间。

2）糖尿病视网膜病变

详见第三章第三节。

3. 神经系统并发症

1）糖尿病周围神经病变（DPN）的分型及临床表现

（1）远端对称性多发性神经病变（DSPN）。其临床表现为双侧肢体疼痛、麻木、感觉异常等。

（2）近端运动神经病变。其临床表现为一侧下肢近端严重疼痛为多见，可与双侧远端运动神经同时受累，伴迅速进展的肌无力和肌萎缩。

（3）局灶性单神经病变。其可累及单颅神经或脊神经。颅神经损伤以上睑下垂（动眼神经）最常见，其次为面瘫（面神经）、眼球固定（外展神经）、面部疼痛（三叉神经）及听力损害（听神经）。

（4）非对称性的多发局灶性神经病变。即同时累及多个单神经的神经病变，可出现麻木或疼痛。

（5）多发神经根病变。其最常见为腰段多发神经根病变，主要为第 2 腰椎、第 3 腰椎和第 4 腰椎等高腰段的神经根病变引起的一系列单侧下肢近端麻木、疼痛等症状。

（6）自主神经病变。其可累及心血管、消化、呼吸、泌尿生殖等系统，还可出现体温调节、泌汗异常及神经内分泌障碍。

2）DPN 的筛查与诊断

（1）DSPN 的筛查。DSPN 是 DPN 最常见的类型，2 型糖尿病确诊时、1 型糖尿病诊断后 5 年，至少每年筛查一次。有典型症状者易于发现和诊断，无症状者需要通过体格检查或神经电生理检查做出诊断。在临床工作中联合应用踝反射、针刺痛觉、震动觉、压力觉、温度觉 5 项检查来筛查 DPN。最常用的方法为用 128Hz 音叉评估震动觉（大纤维功能）以及 10 g 尼龙丝评估压力觉以明确 DPN 的风险，其更适用于基层医疗单位或大规模人群筛查。

（2）DSPN 的诊断。①明确的糖尿病病史。②诊断为糖尿病时或之后出现的神经病变。③临床症状和体征与 DPN 的表现相符。④有临床症状（疼痛、麻木、感觉异常等）者，5 项检查（踝反射、针刺痛觉、震动觉、压力觉、温度觉）中任意 1 项异常；无临床症状者，5 项检查中任意 2 项异常，临床诊断为 DPN。⑤排除以下情况：其他病因引起的神经病变，如颈腰椎病变、脑梗死、格林—巴利综合征；严重动静脉血管性病变等；药物尤其是化疗药物引起的神经毒性作用以及肾功能不全引起的代谢毒物对神经的损伤。如根据以上检查仍不能确诊，需要进行鉴别诊断，可以做神经肌电图检查，见图 3-1。

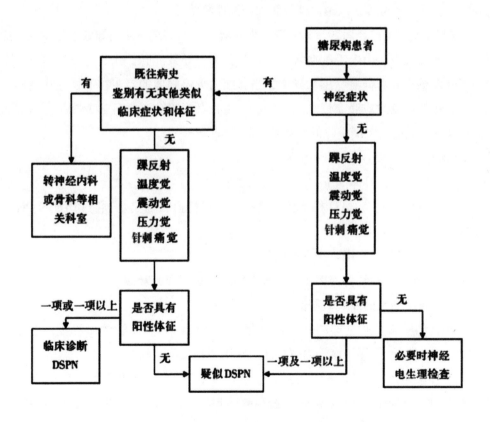

图 3-1 远端对称性多发性神经病变（DSPN）诊断流程

3）糖尿病自主神经病变的诊断

（1）心血管自主神经病变。其表现为直立性低血压、晕厥、冠状动脉舒缩功能异常、无痛性心肌梗死、心脏骤停或猝死。可以采用心率变异性及体位性血压变化测定、24 小时动态血压监测等辅助诊断。

（2）消化系统自主神经病变。其表现为吞咽困难、呃逆、上腹饱胀、胃部不适、便秘、腹泻及排便障碍等。胃电图、胃排空的闪烁图扫描（测定固体和液体食物排空的时间）等有助于诊断。

（3）泌尿生殖系统自主神经病变。其表现为：①性功能障碍，男性表现为勃起功能障碍和 / 或逆向射精；女性表现为性欲减退，性交疼痛。对于勃起功能障碍应考虑进行性激素水平评估来排除性腺功能减退。此外，还应排除药物及其他原因导致的病变。②膀胱功能障碍，表现为排尿障碍、尿失禁、尿潴留、尿路感染等。超声检查可判定膀胱容量、残余尿量等，以确诊糖尿病神经源性膀胱。

（4）其他自主神经病变。其表现为出汗减少或不出汗，从而导致手足皮肤干燥皲裂，容易继发感染。由于毛细血管缺乏自身张力，导致静脉扩张，易在局部形成微血管瘤而继发感染。对低血糖感知异常，当支配内分泌腺体的自主神经发生病变时，糖尿病患者在低血糖时应激激素如儿茶酚胺、生长激素等分泌常延迟或减少，造成患者对低血糖感知减退或无反应，低血糖恢复的过程延长。

4）治疗

针对病因治疗，具体如下：

（1）血糖控制。积极严格地控制高血糖并保持血糖稳定是预防和治疗 DPN 的最重要措施。

（2）神经修复。常用药物有甲钴胺、神经生长因子等。

（3）其他。如神经营养因子、肌醇、神经节苷脂和亚麻酸等。

·针对神经病变的发病机制治疗

a. 抗氧化应激。通过抑制脂质过氧化，增加神经营养血管的血流量，增加神经 Na^+–K^+–ATP 酶活性，保护血管内皮功能。常用药物为硫辛酸。

b. 改善微循环。周围神经血流减少是导致 DPN 的一个重要因素。通过扩张血管，改善血液高凝状态和微循环，提高神经细胞的血氧供应，可有效改善 DPN 的临床症状。常用药物为前列腺素 E1、西洛他唑、胰激肽原酶、钙通道阻滞剂和活血化瘀类中药等。

c.改善代谢紊乱。通过抑制醛糖还原酶、糖基化产物、蛋白激酶 C、氨基己糖通路、血管紧张素转化酶而发挥作用。常用药物为醛糖还原酶抑制剂，如依帕司他。

·疼痛管理

治疗痛性糖尿病神经病变的药物如下：

a.抗惊厥药。如普瑞巴林、加巴喷丁、丙戊酸钠和卡马西平等，普瑞巴林可以作为初始治疗药物，改善症状。

b.抗抑郁药物。包括度洛西汀、阿米替林、丙米嗪和西肽普兰等，度洛西汀可以作为疼痛的初始治疗药物。

c.阿片类药物。如曲马朵和羟考酮等。由于其具有成瘾性，发生其他并发症的风险较高，阿片类药物曲马朵不推荐作为治疗 DPN 疼痛的一、二线药物。

5）预防

良好的代谢控制，包括血糖、血压、血脂管理等是预防糖尿病神经病变发生的重要措施，尤其是血糖控制至关重要。应定期进行神经病变的筛查及评估，重视足部护理，降低足部溃疡的发生风险。

4.糖尿病性下肢血管病变

糖尿病患者教育与行为改变可以预防下肢动脉粥样硬化性病变（LEAD）发生；对于 LEAD 患者，可以改善患者的下肢运动功能。

筛查 LEAD 的高危因素并给予早期干预，纠正不良生活方式，如戒烟、限酒、控制体重，严格控制血糖、血压、血脂，可以预防 LEAD 发生；运动康复锻炼有助于改善患者的下肢运动功能；可采用扩血管药物治疗 LEAD；在内科保守治疗无效时，需转入相关专科治疗。

1）LEAD 的筛查

对于 50 岁以上的糖尿病患者，应该常规进行 LEAD 的筛查。伴有 LEAD 发病危险因素（如合并心脑血管病变、血脂异常、高血压、吸烟或糖尿病病程 5 年以上）的糖尿病患者应该每年至少筛查一次。对于有足溃疡、坏疽的糖尿病患者，不论年龄，应该进行全面的动脉病变检查及评估。筛查流程见图 3-2。

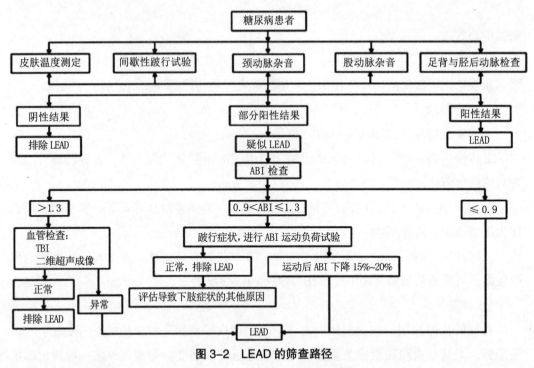

图 3-2 LEAD 的筛查路径

注：TBI——趾肱指数；ABI——踝肱指数

2）LEAD 的诊断

（1）如果患者静息踝肱指数（ABI）≤ 0.90，无论患者有无下肢不适的症状，应该诊断为 LEAD。

（2）运动时出现下肢不适且静息 ABI ≥ 0.90 的患者，如踏车平板试验后 ABI 下降 15%~20%，应该诊断为 LEAD。

（3）如果患者静息 ABI < 0.40 或踝动脉压 <50 mmHg 或趾动脉压 <30 mmHg，应该诊断为严重肢体缺血。

LEAD 一旦诊断，临床上应该进行 Fontaine's 分期，见表 3-9。

表 3-9　下肢动脉粥样硬化性病变（LEAD）的 Fontaine's 分期

分期	临床评估
Ⅰ	无症状
Ⅱa	轻度间歇性跛行
Ⅱb	中到重度间歇性跛行
Ⅲ	缺血性静息痛
Ⅳ	缺血性溃疡或坏疽

3）LEAD 的预防及治疗

·LEAD 的治疗目的

其目的包括预防全身动脉粥样硬化疾病的进展，预防心血管事件的发生，预防缺血导致的溃疡和肢端坏疽，预防截肢或降低截肢平面，改善间歇性跛行患者的功能状态。需要强调的是，由于多数有 LEAD 的糖尿病患者往往合并周围神经病变，这些患者常缺乏 LEAD 的临床症状，因此医务人员对糖尿病患者常规进行 LEAD 筛查至关重要。

·糖尿病性 LEAD 的预防

糖尿病患者管理可以预防 LEAD 发生；对于 LEAD 患者，可以改善患者的下肢运动功能，改善患者的身体状况；简要的心理干预可以改善患者的步行行为，增加无痛性行走距离，提高患者的生活质量。

a. 糖尿病性 LEAD 的一级预防。筛查糖尿病性 LEAD 的高危因素，早期干预，即纠正不良生活方式，如戒烟、限酒、控制体重，严格控制血糖、血压、血脂，有助于防止或延缓 LEAD 的发生。年龄 50 岁以上的糖尿病患者，尤其是合并多种心血管危险因素者，都应该口服阿司匹林以预防心血管事件。对于阿司匹林过敏者或合并有溃疡者，可服用氯吡格雷。

b. 糖尿病性 LEAD 的二级预防。对于有症状的 LEAD 患者，应在一级预防的基础上，指导患者进行运动康复锻炼，时间持续 3～6 个月以及给予相应的抗血小板药物、他汀类调脂药、血管紧张素转化酶抑制剂及血管扩张药物治疗，可以改善患者的下肢运动功能。对于间歇性跛行患者，尚需使用血管扩张药物。目前所用的血管扩张药主要有前列地尔、贝前列素钠、西洛他唑、盐酸沙格雷酯等。

c. 糖尿病性 LEAD 的三级预防。主要针对慢性严重肢体缺血患者，即临床上表现为：静息痛或缺血性溃疡，Fontaine's 分期在 3 期以上以及 Rutherford's 分类在 Ⅱ 级 3 类以上者。其治疗的最终目的是减轻缺血引起的疼痛，促进溃疡愈合，避免因肢体坏死而导致的截肢，提高生活质量。在内科保守治疗无效时，需行各种血管重建手术，包括外科手术治疗和血管腔内治疗，可大大降低截肢率，提高患者的生活质量。外科手术治疗包括动脉内膜剥脱术、人造血管和 / 或自体血管旁路术等。血管腔内治疗具有微创、高效、可同时治疗多平面病变、可重复性强等优点，是目前 LEAD 的首选治疗方法。其特别适用于高龄、一般情况差、没有合适的可供移植的自体血管以及流出道条件不好的 LEAD 患者。当出现不能耐受的疼痛、肢体坏死或感染播散，则考虑行截肢手术。

糖尿病性 LEAD 的三级预防要求临床多学科协作，即首先由糖尿病专科医师评估患者全身状况，做到尽可能地降低心血管并发症的发生；同时评估其血管条件，创造经皮血管腔内介入治疗或外科手术治疗条件，血管外科和血管腔内介入治疗医师一起讨论手术方式，制定术中和术后发生心血管事件的抢救预案，并且在手术成功后给予随访及药物调整。如此，才能最大限度地改善糖尿病性 LEAD 患者的血循环重建，减少截肢和死亡。

5. 糖尿病足

糖尿病足是糖尿病最严重，花费最多，非外伤性致残、截肢率最高的慢性并发症之一，是因下肢远端神经异常和不同程度的血管病变导致的足部感染、溃疡和/或深层组织破坏。因此应对糖尿病患者每年进行全面的足部检查，详细询问以前大血管及微血管病变的病史，评估目前神经病变的症状（疼痛、烧灼、麻木感）和下肢血管疾病（下肢疲劳、跛行）以确定溃疡和截肢的危险因素；检查应包括皮肤视诊、足部畸形评估、神经评估及血管评估。对糖尿病足患者应给予综合的足部自我管理的教育及强调多学科协作诊治。

1）糖尿病足的诊断及分级

目前临床上广为接受的分级方法主要是 Wagner 分级，其是目前临床及科研中应用最为广泛应用的分级方法，见表 3-10。

表 3-10　糖尿病足病的 Wagner 分级

分级	临床表现
0 级	有发生足溃疡的危险因素，但目前无溃疡
1 级	足部表浅溃疡，无感染征象，突出表现为神经性溃疡
2 级	足部较深溃疡，常合并软组织感染，无骨髓炎或深部脓肿
3 级	足部深部溃疡，有脓肿或骨髓炎
4 级	局限性坏疽（趾、足跟或前足背），其特征为缺血性坏疽
5 级	全足坏疽

2）糖尿病足预防

糖尿病足强调预防重于治疗。糖尿病足治疗困难，但预防则比较有效。应对所有的糖尿病患者定期进行足部检查，包括足部是否有畸形、胼胝、溃疡、皮肤颜色变化、足背动脉和胫后动脉搏动、皮肤温度是否感觉异常等。如果患者足部动脉搏动正常，尼龙丝触觉正常，没有足畸形以及没有明显的糖尿病慢性并发症，这类患者属于无足病危险因素的患者，可进行一般的糖尿病足预防教育，包括：教育患者及其家属和有关医务人员进行足的保护；穿着合适的鞋袜；去除和纠正容易引起溃疡的因素。糖尿病患者应每天检查双足，特别是足趾间；定期洗脚，用干布擦干，尤其是擦干足趾间；洗脚时的水温要合适，低于37℃；不宜用热水袋、电热器等物品直接保暖足部；避免赤足行走；避免自行修剪胼胝或用化学制剂来处理胼胝或趾甲；穿鞋前先检查鞋内是否有异物或异常；不穿过紧的或毛边的袜子或鞋；足部皮肤干燥可以使用油膏类护肤品；每天换袜子；不穿高过膝盖的袜子；不过度修剪趾甲；由专业人员修剪胼胝或过度角化的组织；一旦有问题，及时寻求专科医师诊治。

3）糖尿病足的治疗

·在进行足溃疡治疗之前，首先要评估溃疡性质

神经性溃疡常见于反复受压部位，如跖骨头足底面、胼胝中央，常伴有感觉缺失或异常，而局部供血良好。缺血性溃疡多见于足背外侧、足趾尖部或足跟部，局部感觉正常，但皮肤温度低，足背动脉和／或胫后动脉搏动明显减弱或消失。对于缺血性溃疡，则要重视解决下肢缺血问题，轻中度缺血的患者可以实行内科治疗；病变严重的患者可以接受介入治疗或血管外科成形手术，待足部血供改善后再进行溃疡局部处理。对于神经性溃疡，主要是制动减压（垫减压鞋垫、穿糖尿病足鞋），特别要注意患者的鞋袜是否合适。

·足溃疡感染的处理

糖尿病足感染必须通过临床诊断，以局部或全身的体征或炎症的症状为基础。在选择抗生素控制感染之前，应进行溃疡创面细菌培养和药敏试验，细菌培养方法可选择严格清创后的棉拭子及病理组织培养。在细菌培养和药敏试验结果未出来之前，可经验性地选择抗生素。抗生素的替换根据治疗后的临床效果判断，若临床效果明显，即使药敏试验结果对该抗生素耐药，也应该持续使用该抗生素，若临床效果不明显或无效，且药敏试验结果对该抗生素耐药，则根据药敏试验结果替换抗生素。

对于未合并骨髓炎的足溃疡感染，抗生素治疗疗程1～2周；合并骨髓炎的感染，抗生素治疗疗程至少4周；如同时合并严重缺血，抗生素使用时间还需要适当延长1～2周；如果及时手术去除感染的骨组织，抗生素使用可以减少到2周。

a. 足溃疡创面的处理。彻底的糖尿病足溃疡的清创有利于溃疡愈合。采用水凝胶清创较纱布敷料、外科清创或蛆虫清创更有利于溃疡愈合。当清创到一定程度后，可选择溃疡局部负压吸引治疗（NPWT，包括真空辅助闭合及真空封闭引流），可促进肉芽生长和足溃疡的愈合。当溃疡肉芽生长到一定程度且周边有上皮爬行时，可选择适当的敷料和／或脱细胞真皮基质、皮肤替代物以及脱细胞生物羊膜治疗，促进溃疡愈合。

b. 物理治疗。足溃疡创面高压氧治疗有助于改善创面的炎症和微循环状况，促进

创面愈合。

c. 转诊或会诊。一旦出现以下情况，应及时转诊给糖尿病足专科或请血管外科、骨科、创面外科等相关专科会诊：皮肤颜色急剧变化、局部疼痛加剧并有红肿等炎症表现、新发生的溃疡、原有的浅表溃疡恶化并累及软组织和 / 或骨组织、播散性的蜂窝组织炎、全身感染征象、骨髓炎等。及时转诊或多学科协作诊治有助于提高溃疡愈合率，降低截肢率和减少医疗费用。

七、糖尿病的合并症

1. 糖尿病合并代谢综合征

糖尿病合并代谢综合征（MS）最常见且两者相互影响、相互促进。胰岛素抵抗是 2 型糖尿病的主要发病机制，同时也是 MS 的基本特征。MS 是一组复杂的代谢紊乱症候群，由于蛋白质、脂肪、碳水化合物的代谢紊乱，临床可见肥胖症、血脂异常、糖尿病、高血压、冠心病和脑卒中等。有 MS 的非糖尿病者中发生 2 型糖尿病的概率约为无 MS 的非糖尿病者的 5 倍，而 2 型糖尿病患者也更容易合并 MS。

2. 糖尿病合并胰腺炎或男性低睾酮症

患有内科难治性慢性胰腺炎需要进行全胰切除术的患者，应考虑自体胰岛移植以预防术后糖尿病的发生。对于伴有性腺功能减退症状和体征的男性糖尿病患者，应考虑测定其血清睾酮水平。

3. 糖尿病合并妊娠及妊娠糖尿病的管理

糖尿病合并妊娠及妊娠糖尿病（GDM）均与先兆子痫、剖宫产等母婴并发症有关，故整个妊娠期糖尿病的控制对确保母婴安全至关重要，应尽早对 GDM 进行诊断，确诊后即按诊疗常规进行管理；医学营养治疗原则与非妊娠患者相同，务必使体重正常增长。应选用胰岛素控制血糖，我国目前尚未批准任何口服降糖药可用于治疗妊娠糖尿病。密切监测血糖，控制餐前血糖 3.3 ~ 5.3 mmol/L，餐后 1 小时血糖 ≤ 7.8 mmol/L，餐后 2 小时血糖 ≤ 6.7 mmol/L；糖化血红蛋白在 6.0% 以下；避免低血糖。GDM 患者应在产后 6~12 周筛查是否有永久性糖尿病，若血糖正常，应至少每 3 年筛查一次糖尿病。

八、糖尿病的其他治疗方法

1. 代谢手术治疗

临床证据显示，代谢手术治疗可明显改善肥胖伴 2 型糖尿病患者的血糖控制，甚至可使一些患者的糖尿病缓解。国内报道，手术 1 年后糖尿病缓解率可达 73.5%。与强化生活方式干预和降糖药物治疗相比，手术能更有效地减轻体重和改善血糖，同时使血脂、血压等代谢指标得到全面控制，还能显著降低糖尿病大血管及微血管并发症的发生风险，明显改善肥胖相关疾病，非糖尿病肥胖患者在接受手术治疗后发生糖尿病的风险也显著下降。我国也已开展这方面的治疗，但由于种种原因，目前还不适合大规模推广。

2. 细胞替代治疗

近年来，基于细胞的替代疗法展示了在糖尿病治疗上的优势，间充质干细胞（MSCs）被认为是治疗糖尿病的理想候选细胞类型。MSCs 对血糖控制的相关研究已经显示出其具有显著的治疗效果，有些已运用到临床试验中，但是仍然存在许多潜在的问题。此外，胰腺移植和胰岛细胞移植治疗 1 型糖尿病的方案由于供体来源的短缺和需要长期应用免疫抑制剂而限制了在临床上的广泛推广。

九、如何预防糖尿病

近年来糖尿病发病率逐年攀升，严重危害人类健康，给社会造成沉重负担，因此防治糖尿病迫在眉睫。从预防对象来看可分为针对社会人群的预防和针对个体的预防。从防治疾病发生发展的不同阶段来看主要是糖尿病的三级预防。

（一）糖尿病的一级预防

一级预防是指最大限度地减少疾病的发生。糖尿病是一种非传染性疾病，虽有一定的遗传倾向，但关键是后天的环境因素。预防包括一般人群和重点人群的预防。

1. 一般人群预防

（1）加强宣传有关糖尿病的知识，提高群众的认知度及重视度，如：什么是糖尿病？糖尿病有哪些常见症状、体征、并发症以及危险因素？

（2）提倡健康的生活方式，如合理饮食、适量运动、戒烟限酒、心理平衡。

（3）定期体检，一旦发现有糖耐量受损（IGT）或空腹血糖受损（IFG），要及早地实行干预。

2. 重点人群预防

（1）需要干预的重点人群：年龄 ≥ 45 岁者；BMI ≥ 25 者；有糖尿病家族史者；以往发现 IGT 或 IFG 者；有血脂代谢紊乱者；有高血压和 / 或心脑血管病变者；有妊娠糖尿病史者；有曾分娩大婴儿（出生时体重 ≥ 4 kg）者；有不能解释的滞产者；有多囊卵巢综合征的妇女；使用一些特殊药物（如糖皮质激素、利尿剂）者等。

（2）干预生活方式，可使这部分人群获益。具体改变生活方式的目标：使BMI达到或接近24，或减少5%~7%，每日总热量减少400～500 kcal，饱和脂肪酸摄入占总脂肪酸摄入的30%以下，体力活动增加到250～300分钟/周。为实现这个目标，就要"管住嘴，迈开腿"。

怎样"管住嘴"？饮食治疗是预防糖尿病及治疗糖尿病的基础，不论哪一型糖尿病，均应长期坚持。糖尿病饮食治疗的总原则是，在定额热量范围内，达到营养平衡，应做到主食适量（每餐主食量约100 g）；甜食、油腻食品不吃；水果慎吃；鱼、虾、豆制品、粗杂粮、蔬菜多吃。需注意以下几点：

a. 在两次正餐之间食用少量含糖量相对较低的水果，如西红柿、苹果、草莓、樱桃等，但香蕉、菠萝、石榴、哈密瓜、葡萄干等水果及果脯应禁食。

b. 含淀粉量较高的食物应少吃，如红薯、土豆、山药等。

c. 瓜子、松子、核桃少吃或不吃。

d. 最好不饮酒。如果一定要饮酒，饮少量低度酒（每天不超过50 g）。

e. 循序渐进增加膳食纤维的摄入量。

f. 定时、定量进餐。

怎样"迈开腿"？运动治疗是饮食治疗的最佳搭档，同样也是糖尿病的基础治疗。运动对糖尿病的益处是肯定的，尤其是对于2型糖尿病。经常有规律的运动不仅可减少2型糖尿病的发生率，还可降低血糖，提高胰岛素敏感性，延缓其慢性并发症的发生和发展。一般主张糖尿病患者最好进行有氧运动如步行、慢跑、游泳、骑自行车、打太极拳、跳舞等。为了取得运动治疗成效，需保证适宜的运动量（一周至少三次，每次有效运动时间45分钟），运动时要保证安全。为防止运动性低血糖的发生，应注意以下几点：

a. 避免空腹运动，最好在饭后1~2小时进行。

b. 要进行长时间、中等强度以上运动时，可在运动前适当进食。

c. 运动前的餐前胰岛素注射部位以腹部为宜，尽量避开运动肌群。

d. 运动时应随身携带糖尿病卡及含糖食品。

（二）糖尿病的二级预防

防治糖尿病并发症的关键是尽早发现糖尿病，尽可能控制和纠正糖尿病患者的高血糖、高血压、血脂紊乱、肥胖、吸烟、饮酒等致病的危险因素。

1型糖尿病患者应尽早开始胰岛素治疗，在加强血糖监测基础上控制好全天的血糖，同时注意保护残存的胰岛 β 细胞；对2型糖尿病患者应定期进行糖尿病并发症以及相关疾病的筛查，了解患者的病情，以加强相关治疗措施，全面达到治疗目标。

糖尿病并发症筛查内容包括：

（1）眼：视力、扩瞳查眼底。

（2）心脏、血管：标准 12 导联心电图、卧位和立位血压、大血管彩色超声。

（3）肾脏：尿常规，镜检，24 小时尿白蛋白定量或尿白蛋白与肌酐的比值、血肌酐和尿素氮检查。

（4）神经：四肢腱反射、音叉振动觉或尼龙丝触觉。

（5）足：足背动脉、胫后动脉搏动情况和缺血表现；皮肤色泽，有否破溃、溃疡、真菌感染、胼胝、毳毛脱落等；询问有关症状。

（6）血液生化检查：血脂（胆固醇、甘油三酯、低密度脂蛋白胆固醇和高密度脂蛋白胆固醇）、尿酸、电解质、肝功能、肾功能。

必须强调糖尿病治疗要全面达标，即除了血糖控制满意外，还要求血脂、血压正常或接近正常，体重保持在正常范围，并有良好的精神状态。

（三）糖尿病的三级预防

三级预防的目的是延缓糖尿病慢性合并症的发生和发展，减少其伤残和死亡率。要对糖尿病慢性并发症加强监测，做到早期发现、早期治疗。

（1）糖尿病控制和并发症试验（DCCT 试验）和英国前瞻性糖尿病研究（UKPDS）均已证实，严格地控制好血糖和血压可以降低糖尿病患者的残废率和死亡率。

（2）预防失明。定期地进行眼底并发症的筛查，在控制好血糖的基础上，对于有治疗指征的视网膜病变及时给予治疗，避免不良后果。

（3）预防肾功能衰竭。严格控制好血糖、血压及血脂。适当地限制蛋白质摄入，能明显延缓糖尿病肾病的发生与发展。

（4）严重的周围神经病变，如痛性糖尿病性外周神经病变，在血糖控制满意并稳定一段时期后病情可以得到缓解或好转。

（5）严重的糖尿病足可以导致患者截肢，指导糖尿病患者科学进行血糖控制和自我保护，可以使截肢率明显下降。

十、健康教育

心脑血管疾病是目前糖尿病的主要死因，重症感染也不少见，肾脏、视网膜、神经系统等慢性病变严重影响劳动力。对糖尿病患者及高危人群进行健康教育，普及糖尿病知识是降低糖尿病发病率，减少糖尿病急、慢性并发症和降低致死率的重要措施。我们应在全面评估患者身体心理、家庭、社会和文化的基础上，制定包括患者家属在内的糖尿病教育计划。

教育内容包括：

（1）使患者认识糖尿病是一种终身性疾病，目前尚不能根治，必须终身治疗。

（2）了解饮食治疗在控制病情、防治并发症中的重要作用，掌握饮食治疗的具体要求和措施并长期坚持。

（3）了解体育锻炼在治疗中的意义，掌握体育锻炼的具体方法、注意事项，特别是运动时鞋袜要合适，以防足损伤；外出时随身携带甜食和病情卡片以应急需；运动中如感到头晕、无力、出汗应立即停止运动。

（4）了解情绪、精神压力对疾病的影响，指导患者正确处理疾病所致的生活压力。

（5）学会正确注射胰岛素，清楚药物的作用、毒副作用及使用注意事项。

（6）学会监测血糖和尿糖。

（7）生活规律，戒烟限酒，注意个人卫生，每日做好足部护理，预防各种感染。

（8）了解糖尿病治疗控制的要求，定期随访。每3个月复查一次糖化血红蛋白，在专科指导下调整用药剂量或方案。每年定期全身检查，以尽早防治慢性并发症。

参考文献

[1] 葛均波，徐永建.内科学[M].北京：人民卫生出版社，2013.

[2] 王儒.糖尿病防治新理念——解读《中国2型糖尿病防治指南（2017版）》[J].江苏卫生保健,2018（09）:14-16.

[3] 李成，周健.2019年ADA糖尿病医学诊疗标准解读[J].中国医学前沿杂志（电子版）,2019,11（01）:66-74.

[4] 司一鸣，应令雯，周健.2018年ADA糖尿病医学诊疗标准解读[J].中国医学前沿杂志（电子版）,2018,10（01）:24-31.

[5] 国际血管联盟中国分会糖尿病足专业委员会.糖尿病足诊治指南[J].介入放射学杂志,2013,22（09）:705-708.

[6] 中华医学会糖尿病学分会.中国2型糖尿病防治指南（2017年版）[J].中国实用内科学杂志,2018,38（04）:292-344.

[7] 段静，肖星华，熊丽霞.间充质干细胞治疗2型糖尿病的机制及研究进展[J].中国细胞生物学学报,2019,41（03）:516-522.

[9]Vlado Perkovic,Dick de Zeeuw,Kenneth W Mahaffey,et al. Canagliflozin and renal

outcomes in type 2 diabetes: results from the CANVAS Program randomised clinical trials[J]. The Lancet Diabetes & Endocrinology,2018,6（9）．

第二节　糖尿病社会心理问题

一、发病机制及危险因素

（一）可能的心理应激因素

在生物—心理—社会医学模式下，人们对精神心理问题和糖尿病之间的关系很感兴趣。生活方式改变、体力活动减少、生活节奏加快、环境应激增加是糖尿病常见的社会心理诱因。不良的心理状况被认为是糖尿病潜在的危险因素，与糖尿病发病和糖尿病预后较差有关。

与一般人群相比，糖尿病患者的心理问题所占的比例更大。糖尿病患者常见且重要的心理问题包括抑郁症、焦虑症、进食相关障碍等。

1. 精神心理状况影响糖尿病

1）精神心理状况与血糖控制

大多数精神心理问题与血糖控制较差或糖化血红蛋白升高有关。

抑郁症影响血糖控制。研究表明，抑郁症与糖尿病血管损害并发症之间存在较强的相关性，有抑郁症病史的患者，即便抑郁症状完全缓解，多年后仍然可能为患者带来更糟糕的结果，包括血糖控制差、心血管功能受损、在遭受急性应激时生理反应失调。糖尿病伴抑郁症患者，会导致医疗成本增加，预期寿命缩短。

焦虑症是糖尿病的独立风险，不仅如此，焦虑症与糖尿病的其他危险因素之间存在微妙而复杂的关系。焦虑症患者容易出现影响糖尿病的风险行为，如不健康的生活方式、睡眠障碍、过度进食、肥胖等；焦虑症还会引起机体功能状态改变，这些变化会增加患糖尿病的风险，如炎症反应和代谢相关问题。

进食相关障碍带来微血管并发症如糖尿病视网膜病变、糖尿病肾病（蛋白尿）、周围神经病变等问题，也常导致糖尿病酮症酸中毒住院增加。

2）精神心理状态与糖尿病自我管理行为

抑郁症、焦虑症、进食障碍等心理问题会影响成年糖尿病患者日常自我管理行为。

抑郁症患者对治疗的依从性下降，具体表现在不按时就诊、饮食控制不当、缺乏锻炼、随意用药以及未做好血糖监测和足部护理等方面。抑郁症患者缺乏主动性，遇事拖延，解决问题能力受损（这是糖尿病自我管理的核心组成部分）。焦虑症也影响糖尿病患者的自我照料行为，例如，焦虑症患者对糖尿病饮食的遵从性下降，可能间歇性暴饮暴食或过于严苛控制饮食，对注射胰岛素恐惧等。同样，进食障碍与患者对治疗的依从性下降高度相关，尤其是胰岛素治疗。患者过度节食以免体重增加，或者有意降低胰岛素剂量，或不能按时注射胰岛素，都可能导致糖尿病酮症酸中毒，甚至昏迷和死亡。

（二）糖尿病影响精神心理状况

无论首发于儿童、青少年还是成年，无论1型还是2型糖尿病，对患者及其家人来说都会面临巨大的身体和心理压力。糖尿病是一种需要终身治疗的疾病，长期治疗、自我健康管理、经济压力、疾病可能的糟糕结局以及社会和环境压力等，一方面会干扰疾病的自我管理和药物治疗，另一方面也会影响成年糖尿病患者的心理状况，增加发生精神心理问题的风险。这里所说的心理状况，指的是首次发病之前或之后出现的（精神心理）症状、综合征和诊断。这些情况不同于糖尿病自我管理（例如自我效能、知识、坚持）涉及的重要和更广泛的心理过程。

二、临床表现

（一）可能的心理障碍表现

1. 抑郁症。抑郁发作的患者在患病期间多数时间会表现出情绪低落、兴趣丧失及精力减退等抑郁症核心症状。抑郁症典型表现简述如下：

（1）情绪低落。情绪低落者主观感到悲伤（或空虚）或他人观察到流泪，最严重的抑郁症患者可能体会不到（或无法描述）情绪低落，也无流泪等表现，情感变得迟钝、麻木。

（2）兴趣丧失。对所有的或几乎所有活动的兴趣或愉快感显著减低，对既往感兴趣的事情，也觉得没有意思，不愿参与。

除此之外，患者还可能表现出其他抑郁症症状，如多数时间表现出：

（1）没有节食时体重明显下降（例如一个月内体重变化超过5%）。

（2）失眠早醒，个别患者表现为睡眠过多（整天卧床）。

（3）几乎每天都有精神运动性激越或迟滞，患者活动减少，说话声音变低，做事动作缓慢；伴发焦虑的患者可能表现为心情烦躁、生气激动、坐立不安。

（4）精力减退，几乎每天都感到疲倦或缺乏精力。

（5）几乎每天都感到自己无用，或过分的内疚自责。

（6）思维能力或注意集中能力减退，或者犹豫不决。

（7）悲观厌世，出现消极自杀念头，或有自杀行为。

患者在连续2周内有5项（或更多）上述症状，并且其中至少有一项是核心症状，需要考虑抑郁症，病情严重或风险突出者，需要及时前往精神心理科进行相关诊疗。

（二）焦虑症

与抑郁不同，焦虑可以是一种正常的情绪体验，即正常的担忧。病理性的焦虑叫作焦虑障碍，也称作焦虑症。其主流的分类主要包含两大类，一种是对具体明确的特定情境或物体的恐惧，如对人际交往和那些可能被审视的情景恐惧，对广场或封闭环境的恐惧，对血液、注射、损伤的恐惧等，患者通过回避这些情景或对象，其恐惧情绪得以减轻消失；另一种为广泛的担心，常常被描述为"自由浮游性焦虑"，患者的焦虑不局限于任何特定的情景或事件，患者感到紧张担心，但往往说不清楚担心、害怕的是什么，或者患者能说清楚担心的具体问题，但这种担心明显是过度的。患者对于日常生活的很多方面（经济、家庭、健康、未来）过度担忧，对还没有发生的事情总是往坏处想，越想越可怕，即所谓"灾难化思维"，如糖尿病患者对并发症的过度恐惧。

患者除了上述表现之外，还经常伴发焦虑症的其他表现，如：情绪失控、容易生气激动；头脑杂念多，注意力集中困难；肌肉紧张或坐立不安；交感神经功能亢进，如心慌、胸闷、呼吸困难、胃肠道不适、多汗等。

（三）糖尿病特有的焦虑

除上述焦虑之外，糖尿病患者可能表现出与糖尿病相关的焦虑，包括对糖尿病并发症、低血糖和侵入性操作的恐惧。对严重、长期并发症的担心通常是糖尿病患者最大的苦恼。对低血糖的预期恐惧是一个常见的担忧。低血糖，即血糖水平明显低于正常范围。低血糖会引起身体上的不适，治疗不及时可导致患者昏迷或死亡。低血糖发作对患者来说可能是难以预测或无法解释的，由于短期功能障碍和身边人对待方式的变化，患者可能会经历被嫌弃或遭遇尴尬。对低血糖反应的本能恐惧，可能导致患者自我管理行为的改变，将血糖控制目标超出建议水平，以预防低血糖发作。

对糖尿病患者来说，一种特别麻烦的恐惧症是对侵入性自我血糖管理行为的恐惧，如害怕打针、血糖自我监测、胰岛素皮下注射。这些问题可能让青少年及成年糖尿病患者自我管理行为不到位，也可能成为老年2型糖尿病患者从口服制剂成功转为胰岛素注射的障碍。

与之相关的问题是对身体新部位注射胰岛素的担忧。医生常常向患者建议，注射胰岛素应常规交换注射部位，以减少可能阻碍胰岛素吸收的皮下组织瘢痕形成。对身体新部位注射胰岛素的担忧可能会妨碍注射部位变更，导致胰岛素使用未达标，整体血糖控制不佳。

（四）进食障碍

进食障碍以进食或进食相关行为的持续性紊乱为特征，导致食物消化或吸收的改变，并显著损害躯体健康或心理社会功能。患者可能对体重或体形错误感知（即使显著消瘦，仍认为太胖），通过限制热量摄入或清除行为（如过度运动、呕吐和使用泻药）减肥。需要注意的是，即使是过度节食的进食障碍患者，也可能间断出现暴饮暴食行为。

糖尿病患者可能基于对血糖升高或糖尿病并发症的恐惧，过度控制饮食或通过清除行为减少热量摄入。一些糖尿病患者可能认识不到饮食调整在糖尿病治疗中的作用，或在心理上否认糖尿病及其躯体并发症，依然大量进食，导致血糖难以控制。

三、并发症

1. 并发抑郁症

不同的研究对糖尿病患者抑郁症的定义存在差异，从自我报告的抑郁症症状到正式的精神疾病诊断，如重度抑郁症、心境恶劣或伴有抑郁情绪的适应障碍。定义的差异性导致了关于患病率、影响和治疗结果的异质性文献。总体而言，约1/4的2型或1型糖尿病患者存在抑郁症状或抑郁障碍。多种因素可能带来患者的抑郁症状甚至达到抑郁症诊断标准。糖尿病患者需要极大地改变生活方式并加强对疾病的自我管理，这会显著增加患者的负担。Hermanns研究发现，在2型糖尿病患者中，与单纯使用非胰岛素类药物或饮食和生活方式干预相比，处方胰岛素组的抑郁症发生率更高。虽然胰岛素本身不是诱因，但使用胰岛素对患者的疾病自我管理负担更大。未规范治疗管理的糖尿病患者还存在血糖控制不佳，反复发生低血糖，较早出现并发症，出现严重并发症等问题，这些均增加发生抑郁症的风险。

2. 并发焦虑症

最近的综述总结了糖尿病患者并发焦虑症的比例，在1型和2型糖尿病患者中，焦虑症的发生率相似。引起糖尿病患者焦虑的常见因素是对高血糖、未达降糖目标、胰岛素注射或输液以及对发生并发症的担忧。与没有糖尿病的成年人相比，糖尿病患者出现焦虑症的概率增加了20%。女性、年轻人、糖尿病持续时间较长的患者以及伴有其他身体状况不佳的患者，出现广泛性焦虑障碍的比例最高。另一项研究指出，创伤后应激障碍与2型糖尿病发生的风险存在量效关系，更多（严重）的创伤事件会增加糖尿病发生的风险。同时，糖尿病的神经病变导致的躯体症状，也可以以焦虑的形式体现。

3. 并发进食障碍

对1型糖尿病和2型糖尿病患者的管理涉及进食障碍所致的多种不良后果，如：超重和肥胖问题，食物种类和摄入量的计划与执行，按计划进行体育活动等。

糖尿病患者进食障碍的患病率因为评估方法的差异而不同。多数研究都集中在患有1型糖尿病的青少年和女性身上。有学者根据《精神障碍诊断和统计手册标准》（第四版）的定义，采用适宜糖尿病患者的改编量表进行调查发现，在1型糖尿病样本中，进食障碍的患病率为6.4%；而在非糖尿病样本中，进食障碍的患病率为3.0%，其中绝大多数表现为贪食症或暴饮暴食障碍。在进食相关行为症状中，1型糖尿病患者较2型糖尿病患者更易出现贪食症状和未能按时注射胰岛素。

尽管2型糖尿病与超重和肥胖高度相关，但调查成年2型糖尿病患者进食障碍患病率的资料有限。Çelik S等人调查发现，成年2型糖尿病患者进食障碍患病率为5.26%。2型糖尿病患者存在对自己的体形不满意和追求苗条的现象。与1型糖尿病相比，2型糖尿病患者更常见的进食障碍症状是热量限制/节制和不伴清除行为的暴饮暴食。

除抑郁症、焦虑症、进食障碍外，一些其他心理和行为（如认知、人格、睡眠、性功能等）障碍也常见于糖尿病患者。

四、诊断及病情评估

糖尿病不仅需要进行综合医学评估，还需要进行精神心理方面的评估，主要包括：筛查社会心理问题和其他影响糖尿病患者自我管理的精神心理因素；筛查糖尿病社会心理并发症或合并症；适当的方法筛查抑郁症、焦虑症和进食障碍及糖尿病患者的痛苦。

心理状态的评估应始终贯穿糖尿病的治疗，尤其是对有抑郁症、焦虑症病史的糖尿病患者，在病情变化（如出现并发症）或存在其他心理社会因素时，应特别注意情绪评估。

（一）抑郁症的评估诊断

1. 抑郁症的评估重点

（1）收集抑郁症状及其演变、就诊经历。

（2）评估糖尿病及应激性生活事件对抑郁症发生、发展的影响。

（3）评估患者及家庭对抑郁症的认识和理解。

（4）评估抑郁症发作期间带来的功能影响。

（5）评估患者的自杀意念、计划或自杀未遂史。

（6）评估患者常见的共患精神疾病（如焦虑症、进食障碍等）。

（7）评估血糖控制及并发症情况。

2. 抑郁症的评估工具

鼓励社区医生、非精神专科医院对糖尿病患者进行抑郁症筛查，可通过"90秒4问题询问法"来快速筛查抑郁症状（见表3-11）。如果回答皆为阳性（即"是"或"有"），则需要进一步进行精神检查。

表 3-11　抑郁症状的简易筛查

问题	阳性
过去几周（或几月）是否感到无精打采、伤感，或对生活的乐趣减少了？	是
除了不开心之外，是否比平时更悲观或想哭？	是
经常早醒吗（事实上并不需要那么早醒来）？	每月超过1次以上
近来是否经常觉得活着没意思？	经常或是

也可以使用为普通人群开发的抑郁自评量表，通常可用于抑郁自评的量表有：

（1）Zung氏抑郁自评量表（SDS）。该量表包含20个条目，通过抑郁严重度指数评价抑郁程度。抑郁严重度指数 = 各条目累计分/80（最高总分），指数范围为0.25~1.0，指数越高，抑郁程度越重；0.60~0.69为中至重度抑郁；0.70以上为重度抑郁，需要引起重视。

（2）医院焦虑与抑郁量表（HADS）。其为14个条目的自评量表，包含两个独立的分量表评估焦虑和抑郁，每个分量表以9分作为分界值，超过9分，需要进一步排除焦虑、抑郁。

（3）患者健康问卷（PHQ-9）。PHQ-9由9个条目组成，基于DSM-Ⅳ中重度抑郁障碍诊断的 9 条症状标准，通过询问研究对象在过去两周有多少时间会受到上述 9 个方面的困扰及发生的频率进行抑郁的评价。该问卷在使用中发展了不同的版本。在我国，PHQ-9 广泛应用于人群抑郁的判别和干预措施疗效的评价。评分 5、10、15 和 20 分别代表轻度、中度、中重度和重度抑郁。

（4）老年抑郁量表（GDS）。其为 30 个条目的自评问卷，适用于老年人，采用"是"或"否"的答案便于老年人的理解。中文版以 10 ～ 20 分作为轻度抑郁。

在抑郁症筛查中，一个重要的考虑因素是标准抑郁症筛查清单中评估的躯体症状在多大程度上应归因于抑郁症或糖尿病。例如，相当一部分 1 型糖尿病或 2 型糖尿病患者肠促胰岛素分泌不足，从而影响饱腹感。这种缺乏会导致持续的饥饿感和热量摄入的增加，这可能被错误地归因于与抑郁情绪相关的食欲增加。自我评估如果不能正确地将这些症状归因于糖尿病或抑郁症，需要医疗随访和动态诊断评估。

单独筛查不足以改善临床结果。患者自行完成自评量表，评分超过一定界限值者，需进一步通过专科就诊进行抑郁症的评估诊断。如果存在抑郁症状，需要按照诊疗规范并考虑患者特点进行管理。

（二）焦虑症的评估诊断

1. 焦虑症的评估重点

（1）收集焦虑症状及其演变、就诊经历。

（2）评估糖尿病及应激性生活事件对焦虑症发生、发展的影响。

（3）评估患者及家庭对焦虑症的认识和理解。

（4）评估焦虑症发作期间带来的功能影响。

（5）评估患者的自杀意念、计划或自杀未遂史。

（6）评估患者常见的共患精神疾病（如抑郁症、进食障碍等）。

（7）评估血糖控制及并发症情况。

（8）评估患者对糖尿病或其他躯体疾患的担忧与恐惧程度。

2. 焦虑症的评估工具

同样的，应当鼓励社区、非精神专科医生对糖尿病患者进行焦虑症筛查。同样可通过"90 秒 4 问题询问法"来快速筛查焦虑症状，或者采用 Zung 氏焦虑自评量表（SAS）、医院焦虑与抑郁量表（HADS）、广泛性焦虑障碍 7 条目问卷（GAD-7）来筛查焦虑症。

在评估糖尿病患者的焦虑症时，必须注意区分焦虑症状和低血糖症状。焦虑症状和低血糖的情感和认知症状可能非常相似。对有焦虑和 / 或恐慌症状病史的糖尿病患者，应鼓励其在出现症状时进行血糖自我监测，如果焦虑症状在血糖正常时发生，提示有焦虑症。

（三）进食障碍评估诊断

在社区卫生服务或其他医疗实践中没有进食障碍系统评估方面的研究。筛查应考虑到糖尿病的具体特点，如进行糖尿病饮食调查时，要注意区分当前进食情况是属于糖尿病饮食还是存在进食障碍；要评估患者对体重及体形的关注度、对体重和血糖控制的期望值。评估之后，最好有一些医学建议，如糖尿病饮食建议、减肥建议、防范低血糖等。

五、治疗及管理

1. 饮食治疗

见第三章第一节。

2. 运动治疗

见第三章第一节。

3. 心理及精神相关因素

心理健康是糖尿病管理中的一部分，改善糖尿病患者的抑郁、焦虑情绪，帮助患者及早摆脱不良心理、恢复自信，不仅有助于提高患者的生活质量，还有助于糖尿病的控制。糖尿病管理团队成员应能提供必要的心理咨询，最好有专业的心理治疗师或有经验的精神科医师加盟，以便提供更专业的心理治疗服务。

将血糖控制在接近非糖尿病水平可以降低发生长期并发症的风险。因此，卫生保健提供者建议患者使用药物和多种自我保健行为来增加胰岛素效应或替代胰岛素治疗，实现血糖控制。这需要在诊断后的整个治疗周期中，在饮食摄入、通过体育活动消耗能量和口服和 / 或注射药物（如胰岛素）之间保持平衡。

不健康的心理状况会影响糖尿病患者自我管理行为。抑郁症患者被动、退缩、拖延明显，个体健康管理不能按时完成，对糖尿病治疗的依从性下降。

焦虑也会影响糖尿病患者管理行为。焦虑影响患者对糖尿病饮食治疗的依从性，患者可能借助烟、酒甚至暴饮暴食缓解焦虑；或者非常担心血糖升高，过于严苛控制饮食。

同样，进食障碍也会影响糖尿病患者的疾病管理，尤其是胰岛素治疗，患者为了避免体重增加有意降低胰岛素剂量或胰岛素遗漏，可能会引起糖尿病酮症酸中毒，导致昏迷和死亡。

4. 总体心理干预及注意事项

心理治疗方法包括认知行为疗法、人际关系治疗和综合认知疗法辅助药物治疗，用这些在精神科适宜的方法来解决精神症状，也适合干预糖尿病患者伴发的精神心理问题。使用现有的治疗方法应该考虑多种力量的联合，包括患者、家庭成员、营养师、糖尿病内分泌专家。

与所有的心理干预措施一样，任何非药物治疗需要考虑患者安全。由于进食障碍可能导致代谢紊乱（如极高的血糖值、糖尿病酮症酸中毒和高渗状态等），则应该通过药物来解决。同样，在进食障碍的症状显著减轻之前，不推荐对饮食障碍患者进行强化血糖管理，可以允许食物选择相对灵活，并逐渐调整胰岛素剂量，逐步提高情绪管理和糖尿病健康管理的技能。

1）抑郁症干预

糖尿病合并抑郁症的心理治疗方法主要由心理咨询师或训练有素的护理个案管理员针对个体进行认知行为治疗。糖尿病患者的其他常见心理干预措施包括问题解决疗法、人际关系治疗、动机式访谈和心理动力治疗。心理治疗主要在 2 型糖尿病人群中开展，几乎没有随机对照试验。目前还没有专门针对成年 1 型糖尿病患者的试验研究。对糖尿病合并抑郁症的患者，结果影响最大的是心理治疗干预与糖尿病自我管理相结合。研究表明，心理和医疗综合治疗对缓解抑郁症状和适应不良行为（如久坐不动的生活方式、不良的饮食习惯）改变有益。尽管卫生专业人员经常注意到患者个体的病耻感和对心理治疗的排斥，但接受过心理干预的糖尿病患者对治疗的满意度的确较高。

对中度以上的抑郁症，推荐联合抗抑郁药物治疗。不少人对抗抑郁药物的认识存在误区，不能理解为什么需要用药，不能理解抗抑郁药物需要持续使用较长时间，过于担心药物不良反应，患者可能在抑郁症无助无望的心理状态下，认为抗抑郁药物甚至所有的治疗措施都不会有效。总体来说，当前主流的抗抑郁药物副反应较小，利大于弊，推荐使用。主流抗抑郁药物有：选择性 5- 羟色胺再摄取抑制剂、选择性 5- 羟色胺和去甲肾上腺素再摄取抑制剂等（具体见高血压相关章节）。如果患者抑郁程度突出，甚至存在自杀风险时，建议转诊到精神心理科。

2）焦虑症干预

有随机对照研究评估了众多用于焦虑症的心理治疗技术，包括认知行为治疗（CBT）、系统脱敏治疗、问题解决心理治疗、正念疗法（包括接纳与承诺疗法，鼓励关注当前及超越症状和疾病的核心价值观）、放松疗法（教导达到放松状态）等，这些疗法有助于改善焦虑。

CBT 认为，焦虑患者遇到事情容易往坏处想（预期焦虑或灾难化思维），高估自己面临的风险，低估自己应对困难的能力。针对焦虑症的 CBT 包括认知重构，帮助患者了解他们的担忧，教授患者管理焦虑的技巧。

系统脱敏疗法可以减少对特定情境的恐惧，如自我监测血糖和注射胰岛素。正念疗法、糖尿病教育、自我管理培训和心理教育培训都能改善糖尿病患者的焦虑症状。药物治疗可减轻广泛性焦虑障碍患者的焦虑症状及残疾程度，提高生活质量。既往研究表明大多数抗抑郁药、丁螺环酮、坦度螺酮、部分苯二氮䓬类药物等可以改善焦虑。

具体心理治疗技术及药物治疗问题参见高血压章节。

3）进食障碍干预

心理治疗是进食障碍治疗中的重要环节，认知行为治疗、家庭治疗可供选择。心理治疗方法的具体应用在厌食症、贪食症和其他异常进食行为方面虽有所差异，但心理治疗时学会倾听，取得病人信任，建立良好的治疗关系，共同制定进食方案并遵守约定规则，这些是进食障碍心理治疗的共同点。

就糖尿病患者而言，血糖意识训练是一种经过验证的认知行为治疗，它教导患者识别低血糖和高血糖的特殊症状。作为血糖自我监测的辅助手段，研究表明血糖意识训练可以减少糖尿病患者的焦虑。

通常认为，进食障碍以心理治疗为主，药物治疗（精神科药物）为辅，但患者合并明显的焦虑、抑郁情绪时，可以使用选择性 5- 羟色胺再摄取抑制剂类药物（如氟西汀）治疗。贪食症、发作性暴饮暴食，提示可能存在焦虑症状或冲动控制障碍，也可以考虑选择性 5- 羟色胺再摄取抑制剂类药物治疗。患者厌食症突出，或频繁呕吐，或暴食后清除行为突出，可能带来低血糖反应或电解质紊乱，需要内科相应处理。

4）药物治疗

一般抗抑郁药、抗焦虑药经过评估如无禁忌可以在精神心理医师指导下使用，如舍曲林、氟西丁、西酞普兰等。

5. 难治性情况分析及处理

伴有抑郁、焦虑的糖尿病患者血糖不易得到满意控制，微血管和大血管并发症发生的风险可能高于普通糖尿病患者，进食障碍患者可能发生代谢紊乱，诱发糖尿病高渗性昏迷或酮症酸中毒。对血糖控制不良的患者，需要评估是否存在抑郁、焦虑情绪及进食相关障碍。如果这些精神心理问题突出，需要心理干预或精神科药物治疗，可以申请会诊或转介到相关专业人员，共同处理。

6. 急危重症处置建议

出现焦虑抑郁状态发作不能自我控制或者疏导，出现不可控心理应激时，应及时到精神心理科就诊。

参考文献

[1] Ducat L, Philipson LH, Anderson BJ. The mental health comorbidities of diabetes[J]. JAMA，2014，312: 691‑692.

[2] Wagner J, Finan P,Tennen H, et al. Associations among lifetime depression history and endothelial responses to acute stress in women with and without T2DM[J]. International Journal of Behavioral Medicine，2011，19:503‑511.

[3] K. J. Smith. Investigating the longitudinal association between diabetes and anxiety:a systematic review and metaanalysis[J]. Diabet Med，2018，35（6）:677‑693.

[4] Young‑Hyman DL, Davis CL. Disordered eating behavior in individuals with diabetes: Importance of context, evaluation, and classification[J]. Diabetes Care，2010，33:683‑689.

[5] Gonzalez JS, Peyrot M, McCarl LA, et al. Depression and diabetes treatment nonadherence: A meta‑analysis[J]. Diabetes Care，2008，31:2398‑2403.

[6] Mary de Groot, Sherita Hill Golden, Julie Wagner. Psychological Conditions in Adults With Diabetes[J].Am Psychol，2016，71（7）: 552‑562.

[7] Snoek FJ, Pouwer F, Welch GW, et al. Diabetes‑related emotional distress in Dutch and U.S. diabetic patients: Cross‑cultural validity of the problem areas in diabetes scale[J]. Diabetes Care，2000，23:1305‑1309.

[8] Shepard JA, Vajda K, Nyer M, et al. Understanding the construct of fear of hypoglycemia in pediatric Type 1 diabetes[J]. Journal of Pediatric Psychology，2014，39:1115‑1125.

[9] Cemeroglu AP, Can A, Davis AT, et al. Fear of needles in children with T1D mellitus on multiple daily injections（MDI）and continuous subcutaneous insulin infusion（CSII）[J]. Endocrine Practice，2015，21:46‑53.

[10] Bahrmann A, Abel A, Zeyfang A, et al. Psychological insulin resistance in geriatric patients with diabetes mellitus[J]. Patient Education and Counseling，2014，94:417‑422.

[11] Anderson RJ, Freedland KE, Clouse RE, et al. The prevalence of comorbid depression in adults with diabetes: a meta‑analysis [J]. Diabetes Care, 2001, 24（6）:1069‑1078.

[12] Hermanns N, Kulzer B, Krichbaum M, et al. Affective and anxiety disorders in a German sample of diabetic patients: Prevalence, comorbidity and risk factors[J]. Diabetic Medicine，2005，22:293‑300.

[13] Smith KJ, Béland M, Clyde M, et al. Association of diabetes with anxiety: A

systematic review and meta-analysis[J]. Journal of Psychosomatic Research，2013，74:89-99.

[14] Husarewycz MN, El-Gabalawy R, Logsetty S, et al. The association between number and type of traumatic life experiences and physical conditions in a nationally representative sample[J]. General Hospital Psychiatry，2014，36:26-32.

[15] Rodin G, Olmsted MP, Rydall AC, et al. Eating disorders in young women with Type 1 diabetes mellitus[J]. Journal of Psychosomatic Research，2002，53:943-949.

[16] Çelik S, Kayar Y, Önem Ak, et al. Correlation of binge eating disorder with level of depression and glycemic control in Type 2 diabetes mellitus patients[J]. General Hospital Psychiatry，2015，37:116-119.

[17] 中华医学会糖尿病学分会. 中国 2 型糖尿病防治指南（2017 年版）[J]. 中华糖尿病杂志，2018，10（1）:4-67.

[18] Tiemens B. Collaborative care for patients with depression and chronic illnesses[J]. Nederlands Tijdschrift Voor Evidence Based Practice, 2012, 10（2）:13-14.

[19] 汪向东，王希林，马弘. 心理卫生评定量表手册（增订版）[J]. 中国心理卫生,1999.194-195.

[20] van der Feltz-Cornelis CM, Nuyen J, Stoop C, et al. Effect of interventions for major depressive disorder and significant depressive symptoms in patients with diabetes mellitus: A systematic review and meta-analysis[J]. General Hospital Psychiatry，2010，32:380-395.

[21] Hopkins D, Lawrence I,Mansell P, et al. Improved biomedical and psychological outcomes 1 year after structured education in flexible insulin therapy for people with type 1 diabetes: The U. K. DAFNE experience[J]. Diabetes Care，2012，35:1638-1642.

[22] Cox DJ, Gonder-Frederick L, Polonsky W, et al. Blood glucose awareness training （BGAT-2）: Long-term benefits[J]. Diabetes Care，2001，24:637-642.

第三节 糖尿病眼底病变

一、糖尿眼底病变概述

糖尿病眼底病变是糖尿病患者因血糖代谢异常所诱发的眼部代谢性疾病，是糖尿病的常见并发症。糖尿病主要是侵害微血管及神经纤维，糖尿病患者并发眼部疾病的概率约为 35%。糖尿病在眼部的损害主要包括眼表疾病、眼肌疾病、白内障、视网膜病变及视神经病变等，其中最常见的是糖尿病视网膜病变。

二、糖尿病视网膜病变

糖尿病视网膜病变是糖尿病患者常见的眼部并发症之一，其致盲风险是健康人群的 25 倍。1 型糖尿病患病 4~5 年，10% 的患者并发糖尿病视网膜病变；患病 20 年，有 90% 的患者并发视网膜病变。2 型糖尿病诊断成立时就有 21% 的患者并发视网膜病变；患病 20 年，有 60% 的患者并发视网膜病变，且 1 型糖尿病较 2 型糖尿病更易发展成为增生性糖尿病视网膜病变，最终 20%~30% 糖尿病患者因糖尿病视网膜病变而视力丧失。

（一）发病机制

血糖长期升高引起毛细血管及内皮细胞病变，血管失去正常的调节功能，出现高灌注现象，血流增加使毛细血管损害加重，导致毛细血管管腔关闭，造成视网膜缺血。视网膜的缺血缺氧诱发眼内细胞因子的异常分泌及失衡，尤其是新生血管生长因子分泌增高，在新生血管生长因子中起主导作用的是血管内皮生长因子（VEGF），VEGF 促进血管内皮细胞增生，血管基底膜退化溶解，血管通透性增加，同时可介导视网膜成纤维细胞和色素上皮细胞的增生，新生血管形成，从而引起视网膜出血、渗出及微血管瘤的形成，促进糖尿病视网膜病变及增生性视网膜病变的发生和发展。

（二）临床表现

糖尿病视网膜病变早期一般无自觉症状，故容易被忽视，随着病程的进展，患者出现不同程度的视力下降，晚期严重者，最终导致失明，伴有新生血管性青光眼的患者会出现头痛及眼胀痛症状。眼底表现主要为微血管瘤，视网膜内出血、硬性渗出、棉絮斑和视网膜水肿等。

（1）微血管瘤。其是糖尿病视网膜病变最早出现的病变。检眼镜下观察视网膜呈现针尖大小的小红点，有的可达约 1/2 血管直径。微血管瘤渗漏可引起附近视网膜的水肿，微血管瘤附近也常有出血。

（2）视网膜内出血。其主要是由微血管瘤破裂或者毛细血管异常引起，出血可位于视网膜各层。根据出血部位不同而有很多不同形态，出血位于浅表的神经纤维层呈火焰状，位于深层呈点状或斑状。

（3）硬性渗出。由于糖尿病视网膜毛细血管周细胞和内皮细胞受损，血—视网膜屏障破裂，毛细血管扩张，液体和血浆成分从异常的视网膜毛细血管和微血管瘤渗出，进入视网膜。硬性渗出边界比较清楚，呈蜡黄色片斑状，大小不等。

（4）棉绒斑。棉绒斑常与视网膜的缺血缺氧有关，主要因局部组织急性缺血缺氧，引起神经纤维组织肿胀、坏死所致，为灰色或乳脂色，边界模糊呈棉絮状。

（5）视网膜水肿。其是由于视网膜血管通透性增加和缺血而造成的，表现为视网膜水肿、增厚及囊样改变。

（6）静脉异常。静脉普遍扩张是糖尿病视网膜病变的一个特征，早期视网膜静脉呈均匀扩张，随着进一步发展，静脉呈串珠样或腊肠状扩张，特别是小动脉阻塞处静脉迂曲扩张，呈环状。

（7）视网膜内微血管异常。糖尿病视网膜病变最严重的结果是破坏视网膜毛细血管，当毛细血管结构不断被破坏以及这些破坏发生融合时，供应它们的终末小动脉也会发生闭塞。视网膜内微血管异常是指视网膜内血管迂曲，管径粗细不一，常出现在毛细血管闭塞区的周围。小的毛细血管闭塞区周围尚有残留的未闭塞的毛细血管网，此时或残端畸形扩张、扭曲，或因反应性内皮细胞增生，毛细血管呈节段性增粗，或无灌注区连接微动脉和微静脉的微血管短路等各种改变都称为血管异常。目前国际上和国内对糖尿病视网膜病变的严重程度分级有些不一样，具体见表 3-12、表 3-13。

根部眼底病变的程度及预后分期，见最后彩图 3-3-1 至 3-3-6。

表 3-12　国际临床糖尿病视网膜病变严重程度分级标准

建议疾病严重程度	散瞳眼病检查所见
无明显视网膜病变 轻度非增生型糖尿病视网膜病变	无异常 仅有微血管瘤
中度非增生型糖尿病视网膜病变 重度非增生型糖尿病视网膜病变	除微血管瘤外，还存在轻于重度非增生型糖尿病视网膜病变的改变 出现以下任一改变，但无增生性视网膜病变的体征： （1）四个象限中任何一个象限中出现多于 20 处视网膜内出血 （2）在 2 个或以上象限出现静脉串珠样改变 （3）至少有一个象限出现明显的视网膜内微血管异常 此外，无增生性糖尿病视网膜病变的改变
增生性糖尿病视网膜病变	出现下列一种或一种以上改变： （1）新生血管 （2）玻璃体积血或视网膜前出血

表 3-13 国内糖尿病视网膜病变的分期

分期		眼病检查所见	
单纯性	I	有微血管瘤和小出血	（+）较少，易数；（++），较多，不易数
	II	有黄色硬性渗出或并发出血	（+）较少，易数；（++），较多，不易数
	III	有白色软性渗出或并发出血	（+）较少，易数；（++），较多，不易数
增生性	IV	眼底有新生血管或并发玻璃体积血	
	V	眼底有新生血管和纤维增生	
	VI	眼底有新生血管和纤维增生，并发视网膜脱离	

注："较少，易数""较多，不易数"均包括出血斑点

（三）治疗

糖尿病是全身性疾病，糖尿病视网膜病变只是其在眼部的并发症之一，因此，对糖尿病视网膜病变的治疗应考虑全身和局部同时治疗。

1. 全身治疗

（1）控制血糖。糖尿病视网膜病变是糖尿病的并发症，故根本治疗是治疗糖尿病。根据患者的情况，尽可能地把血糖控制在正常或者接近正常水平，把糖化血红蛋白控制在 6.5% 以下，但血糖下降速度要缓慢，避免出现视网膜病变早期变重现象。

（2）控制高血压。研究已证明控制血压是预防和减少糖尿病发展的重要治疗手段。有资料显示糖尿病患者血压控制组较不控制血压组糖尿病视网膜病变减轻 43%，视网膜光凝减少 35%。

（3）控制高血脂。控制高血脂可减少微血管病变和硬性渗出。

2. 药物治疗

羟苯磺酸钙、递法明等药物可以改善视网膜毛细血管通透性、血液黏稠度和血小板的高凝聚性，以延缓糖尿病视网膜病变的发生和发展。

3. 视网膜光凝

视网膜光凝是治疗糖尿病视网膜病变的有效措施。视网膜光凝使脉络膜瘢痕形成，视网膜新陈代谢减退，对氧的需求减少，因而减少新生血管的形成，保证了后极部视网膜的氧供。同时光凝后视网膜变薄，也有利于来自于脉络膜血循环的氧供应至视网

膜内层，从而改变视网膜的缺氧状态，也可以直接封闭新生血管，凝固有渗漏的微血管瘤。没有进行及时有效的视网膜光凝会加重视网膜缺血、缺氧，促进新生血管增殖膜的形成，严重者发生新生血管破裂及新生血管增殖膜牵拉，引起牵拉性视网膜脱离而造成失明。

4. 玻璃体腔注药

皮质类固醇及抗新生血管生长因子（VEGF）玻璃体腔注射，两者均可减轻糖尿病引起的黄斑水肿，后者还可以治疗糖尿病引起的新生血管，可减少部分需要手术的患者术中及术后出血的风险。注药最主要的并发症是引起眼内压升高，其次是白内障、眼内炎、视网膜脱离、晶状体损伤及玻璃体积血等。术中严格遵守操作规程，合理把握适应证，以上并发症发病概率仍然很低。

5. 玻璃体切除手术

随着糖尿病病程的进展及糖尿病视网膜病变的发展，将引起玻璃体积血、增生性糖尿病视网膜病变、视网膜新生血管增殖膜形成，导致牵拉性视网膜，造成视力严重下降者，均需要行玻璃体切除手术治疗。玻璃体切除能把混浊出血的玻璃体清除，还能将机化膜及增生膜从视网膜表面分离并切除，松解对视网膜的牵拉，恢复正常的视网膜解剖关系及使屈光间质清晰，以便作激光光凝。

（四）糖尿病视网膜病变的危害

糖尿病视网膜病变根据患者的糖尿病病程、血糖控制情况、个人体质、发病年龄等因素的影响，对视功能造成不同程度的损害，如不进行终身的监测防治，严重者将造成视功能的不可逆丧失，最终失明，严重影响患者生活和工作。终末期糖尿病视网膜病变的治疗费用高昂，且治疗效果及预后差，给家庭及社会带来沉重的经济负担。

（五）糖尿病视网膜病变的保健与预防

（1）重视眼底检查。糖尿病视网膜病变对视功能的危害具有一定的隐匿性，很多内分泌科医生及患者只重视对糖尿病的治疗而忽视眼科的检查，很多患者到了发生严重的视网膜病变，造成严重的视功能损害时才做眼部检查和治疗，为时晚矣。因此，一旦确诊糖尿病，就要到眼科进行眼底检查，包括眼底照相、眼底相干断层扫描（OCT）、眼底荧光血管造影（FFA）三项基本检查，筛查是否已发生视网膜病变。

（2）建立眼健康档案，定期随访监测。糖尿病视网膜病变是终身疾病，随着糖尿病病病程的进展，视网膜病变是不断发生发展的，因此，一旦患有糖尿病，就要建立眼健康档案，根据不同的病情及病程，定期随访监测，包括视力、眼压、散瞳眼底检查、眼底照相、眼底相干断层扫描（OCT）、眼底荧光血管造影（FFA）、眼电生理（ERG、VEP），对眼部情况进行综合评估。见表3-14。

表3-14 糖尿病视网膜病变严重程度及随访与光凝

视网膜病变的严重程度	随诊时间（月）	视网膜光凝
正常或轻度非增生型糖尿病视网膜病变	12	否
轻度到中度非增生型糖尿病视网膜病变	2~6	否
重度或非常重度非增生型糖尿病视网膜病变	2~4	经常
不宜光凝治疗的增生型糖尿病视网膜病变	1~6	不可能（需手术）

（3）控制糖尿病。控制血糖、控制高血压，定期随访。

（4）早发现、早治疗。通过眼底筛查及定期眼底监测，及时发现糖尿病视网膜病变，适时进行激光光凝治疗及抗新生血管治疗，做到早发现、早治疗，防止视功能的严重损害。

（5）终身眼健康管理及监测。糖尿病患者无论有无视网膜病变的出现，都要进行终身眼健康管理及监测，定期随访，这样才能预防严重视网膜病变的发生，防止视功能不可逆损害。

（六）抗新生血管治疗的临床应用

在高糖环境中，葡萄糖因为氧化增强而发生线粒体电子传递，在传递过程中生成的超氧自由基可引起二酰甘油的大量合成，并激活蛋白激酶C（PKC）。PKC在促进血管内皮生长因子（VEGF）产生以及刺激VEGF表达增加的过程中起着至关重要的作用。VEGF是一种高度特异性的促血管内皮细胞生长因子，具有促进血管通透性增加，细胞外基质变性，血管内皮细胞迁移、增殖和血管形成等作用。高糖状态下，氧化应激、低氧和炎症反应等都能诱导VEGF表达增加。VEGF升高，可以促进色素上皮细胞（RPE）细胞增殖。VEGF可与视网膜内皮细胞上的VEGF受体相结合，经一系列信号传导通路，促进血管内皮细胞的增殖、移行及改变细胞外基质，诱导视网膜新生血管的形成，引起毛细血管的周细胞坏死、血—视网膜内屏障功能受损，血管内的液体成分由血管内渗出到组织中，造成视网膜病变和功能障碍。

抗新生血管治疗的主要机制是阻断VEGF与内皮细胞表面血管内皮生长因子受体（VEGFR）的结合，使内源性VEGF的生物活性失效，抑制内皮细胞的有丝分裂，降低血管通透性，从而阻断新生血管的形成。

目前临床用于抗新生血管治疗的药物有雷珠单抗、康柏西普和阿柏西普。雷珠单抗是人源化重组 –VEGF 单克隆抗体片段（Fab）部分，可以抑制新生血管的形成和减少血管的渗透性。康柏西普是 VEGF 受体与人免疫球蛋白 Fc 段基因重组的融合蛋白，同时具有较强的亲和力及多靶点的双重优势，可以提高眼底的有效药物浓度，从而抑制新生血管的形成。阿柏西普是人血管内皮生长因子受体 1 和受体 2 胞外结合区域与人免疫球蛋白 Fc 重组形成的融合蛋白，是一种新的抗 VEGF 药物，通过与 VEGF 紧密结合，降低血管通透性，进一步抑制新生血管的形成。抗新生血管治疗主要用于糖尿病性黄斑水肿的治疗、视网膜新生血管的治疗及糖尿病视网膜病变行玻璃体切除手术的术前用药。抗 –VEGF 药物问世之前，视网膜局灶性和格栅性激光光凝是治疗糖尿病性黄斑水肿的标准疗法。目前，抗 VEGF 治疗与激光光凝的联合应用得到广泛的认同。

（七）糖尿病视网膜病变的人工智能防治

近二三十年来，中国糖尿病发病率呈迅猛增加趋势，糖尿病视网膜病变的发生率也在迅猛增长。我国的糖尿病患者中，大约有 30% 的患者并发糖尿病视网膜病变，估计数量已达 3 000 万以上。糖尿病视网膜病变的危害在于其可导致低视力甚至失明，是非常严重的医学问题和社会问题。就糖尿病视网膜病变的流行病学研究，全国各地开展了很多调查，结果显示中国数千万糖尿病视网膜病变患者的存在是一个非常严峻的问题，而患者知晓率却很低。另一方面，目前中国真正能诊断和治疗糖尿病视网膜病变的眼底病专业医生数量非常有限。全国眼科医生 3.6 万人，其中眼底病医生只有几千人，显然不足以应对数千万糖尿病视网膜病变患者的诊疗需求。借鉴国际成功经验，按照国家卫生和计划生育委员会的要求，三级防治是唯一可以解决上述问题的措施。这就需要糖尿病视网膜病变的筛查及诊断任务落实到社区医院和基层医院。虽然基层医院可能缺乏专业的眼科医生，但随着现在医疗水平的提高及信息化的发展，基层医院可以配备眼底照相机，通过拍照显示患者的眼底情况，再通过发达的互联网技术将照片传输至一个中心进行糖尿病视网膜病变的筛查和诊断，最终将筛查结果返回给基层医院并指导患者的下一步治疗。目前来说，这种模式是得到国家卫生和计划生育委员会认可，被认为是值得推广的，因此糖尿病人工智能（AI）防治应运而生。既然有限的医生数量并不能满足如此大量患者的诊断和识别，如果计算机能够在早期及时诊断出糖尿病视网膜病变，从海量糖尿病眼底影像诊断数据当中挖掘规律，学习和模仿医生的诊断技术，自动对糖尿病眼底影像进行分型分期，早期就给予患者正确的指导，并且早期预防的价格要远远低于晚期治疗费用，对患者视功能的保护也是大有益处的。

糖尿病视网膜病变人工智能防治系统将可能成为眼科医生的听诊器，未来的医疗是医生和人工智能相结合，共同为患者提供更加高效、准确的帮助。

在糖尿病视网膜病变 AI 防治研究方面，庞浩等通过构建两级深度卷积神经网络，完成了眼底图像的特征提取、特征组合和结果分类，虽然实验的 Kappa 结果已达到了参考竞赛的最高水平，但仍未解决针对 Kappa 一致性进行优化的目标函数，且算法仅仅是在理论研究阶段。张文勇等利用增强的半监督生成对抗网络对糖尿病视网膜病变等级和程度进行识别，实现更高的识别精度和泛化能力，虽提出了一种半监督分类方法，但未与临床实践相结合。Wang 等提出了一种能够同时诊断糖尿病视网膜病变并突出可疑病灶区域的卷积神经网络，以此来预测疾病等级，虽然放大网络提高了病灶区域的识别精度，但也没有应用于临床实践研究。马文婷等提出一种基于深度学习的级联检测框架，首先分块检测眼底图像是否存在病变区域，然后对病变区域进行逐像素的分割，从而检测出微动脉瘤、出血点、硬性渗出及软性渗出 4 种病变。

在应用方面，肽积木科技有限公司将深度学习技术应用于医疗影像识别，利用深度分级诊断网络进行病变分期，他们独创了 LP-Net 算子（基于局部信息的深度识别网络，原理是利用基于局部信息的 FCN 网络构建针对单个像素点计算的分类算子），将深度网络应用于病灶识别标记、病程判断及病理分析中，利用 AI 技术在 13~15 秒就可以完成一张眼底图片的病灶标记，整体上包括病例生成、病灶判断和分级都不超过 30 秒，能够最大限度提升医生的效率。泰瑞眼科糖尿病视网膜病变 AI 技术充分利用医疗机构日常采图、远程会诊图像，根据专家标注，结合 AI 机器算法，对于糖尿病视网膜病变分级、青光眼、黄斑变性疾病进行 AI 判读。目前其开发的糖尿病视网膜病变分级软件，在识别糖尿病视网膜患者的灵敏性和特异性上远远超过眼科医生的平均水平。2018 年，美国爱荷华州的 AI 诊断公司 IDx 宣布，美国食品药物监督管理局（FDA）批准了世界首款也是唯一一款该公司研发的用于诊断糖尿病视网膜病变的 AI 产品，并授权其商业化。该产品名为"IDx-DR"，可用于检测 22 岁及以上糖尿病患者的视网膜病变（包括黄斑水肿）的程度，并且不需要专门的医生对检测报告进行解读。此外，浙江大学睿医人工智能研究中心在糖尿病视网膜病变分级研究上亦取得突破性进展。

综上所述，学术界虽然有一些研究，但研究得不够深入，还有待进一步研究。临床应用层面上对医疗设备及医学影像条件要求较高，需要较高的检测精度及一定的模型泛化能力。总体而言，该领域中各类算法基本上停留在理论研究阶段，尚未在与临床实践紧密结合的大规模数据上验证有效性，因此仍需进一步的应用研究。

三、糖尿病性白内障

糖尿病性白内障是由于血糖升高，进入晶状体内的葡萄糖增多，己糖激酶被饱和醛糖还原酶活化，将葡萄糖转化为山梨醇在晶状体内蓄积；细胞内渗透压升高，晶状体纤维吸收水分肿胀而混浊所引起的。糖尿病性白内障分两种类型，一种为真性糖尿病性白内障，可在青少年患者中出现，发展迅速；另外一种为合并老年性皮质性白内障，因为有些老年糖尿病患者既有糖尿病性白内障，又有老年性白内障，血糖升高加速了老年性白内障的发展速度。

糖尿病性白内障以视力下降为主要表现，同时伴有对比敏感度下降，出现屈光度变化或者单眼复视、炫光及色觉改变，少数患者出现视野缺损。裂隙灯检查发现晶状体混浊，晶体混浊的特点为后囊下锅巴样混浊（见最后彩图3-3-7、3-3-8）。

对于白内障的治疗，世界范围内近40多种抗白内障的药物效果均不十分确切，目前手术是唯一的治疗手段。需要特别注意的是，有研究表明糖尿病患者行白内障手术后糖尿病视网膜病变的进程会加快，所以糖尿病患者行白内障手术后要加强眼底病变的监测，眼底治疗要跟上。

四、糖尿病性眼表疾病

糖尿病导致的眼表及角膜病变主要表现为泪液质及量的异常，泪液动力学的异常，泪膜稳定性下降，结膜鳞状化生，杯状细胞减少，角膜知觉减退，角膜上皮损伤与再生迟缓，中央角膜厚度变化以及角膜内皮细胞形态、密度和功能等方面的改变。其主要特征为：眼部干涩不适、刺痛，角膜水肿，角膜上皮损伤，角膜溃疡等。根据不同的眼部改变，选择局部应用角膜保护剂及维生素类药物支持治疗，必要时使用抗生素预防角膜感染。另外，适当地调整饮食以及全身治疗原发病是关键。

五、糖尿病性眼肌疾病

糖尿病主要侵害微血管及神经纤维，其中以周围神经受累最常见。糖尿病性眼肌麻痹属于局灶性神经病变，常见的临床表现为复视、眼睑下垂、眼球运动功能不全以及直接或间接对光反射减退，甚至瞳孔大小也会发生改变，也有少数患者会出现眶部及额部疼痛不适，可能是三叉神经等神经受损所致。临床上对于糖尿病性眼肌麻痹的治疗主要是通过改善局部微循环及营养神经进行治疗。临床研究发现，针灸治疗糖尿病性眼疾麻痹具有一定的疗效。

参考文献

[1] 洪娜 . 糖尿病性眼肌麻痹 15 例临床分析 [J]. 中国医药指南 ,2013,11（22）:60–61.

[2] Karst SG，Lammer J，Mitsch C，et al. Detailed analysis of retina morphology in patients with diabetic macular edema（DME）randomized to ranibizumab or triamcinolone treatment[J] .Graefes Arch ClinExpOphthalmol，2018，256（1）：49–58.

[3] 文峰，易长贤 . 临床眼底病 [M]. 北京：人民卫生出版社 ,2015.

第四章 血脂异常相关问题

第一节 血脂异常

一、概述

动脉粥样硬化性心血管疾病（atherosclerotic cardiovascular disease, ASCVD）在欧美等经济发达国家流行了近一个世纪。近 30 年来，我国人群的血脂水平逐步升高，血脂异常患病率明显增加。2012 年全国调查结果显示，成人血浆总胆固醇（TC）平均为 4.50 mmol/L，高胆固醇血症的患病率为 4.9%；甘油三酯（TG）平均为 1.38 mmol/L，高甘油三酯血症的患病率为 13.1%；高密度脂蛋白胆固醇（HDL–C）平均为 1.19 mmol/L，低高密度脂蛋白胆固醇血症的患病率为 33.9%。中国成人血脂异常总体患病率高达 40.40%，较 2002 年呈大幅度上升。人群血清胆固醇水平的升高将导致 2010~2030 年期间我国心血管疾病事件增加约 920 万。时至今日人类已积累和掌握了有关血脂与动脉粥样硬化（AS）、ASCVD 相关性的庞大资料，可以肯定血脂异常特别是 TC 和低密度脂蛋白胆固醇（LDL–C）的增高，HDL–C 的降低是 ASCVD 发病的主要危险因素，也是 ASCVD 患者发生冠状动脉事件增加的危险因素；TG 增高亦是 AS 的致病因素，同时较高的 TG 还可以导致脂源性胰腺炎；血脂异常导致血黏度增高，使心脑血管病发生率增加；血脂异常还和脂肪肝、胰岛素抵抗、代谢综合征、脂源性肾病等有密切关系。鉴于血脂异常对于人类的健康生活、预期寿命危害很大，因此需要学习、掌握有关血脂的基本知识，并向相关人群宣传教育，普及血脂异常的危害及防治措施。另外需要注意的是，近些年来研究发现高同型半胱氨酸可通过体内氧化应激反应和内质网应激反应影响机体脂质代谢，尤其可导致载脂蛋白（Apo）B的游离氨基硫基化，使凝血因子功能改变，引起血管壁巨噬细胞反应，导致血管壁脂肪堆积、血管重构、血小板功能紊乱，加速动脉粥样硬化进程，促进动脉及静脉内血栓形成，诱发心脑血管疾病，增加不良心血管事件的发生风险。《柳叶刀》杂志的一个前瞻性的队列研究荟萃曾分析表明，在花了平均7.3年的随访后发现，血同型半胱氨酸每下降3μmol/L，就会使发生冠心病的风险率下降18%。因此有必要加以注意。

二、血脂相关概念

（一）什么叫血脂

血浆中的脂类物质称为血脂，包括甘油三酯、胆固醇、磷脂、游离脂肪酸等。虽然血浆脂类含量只是全身脂类总量的极小一部分，但是外源性和内源性脂类物质都需经血液运转于各组织、器官之间，因此，血脂含量可以反映体内脂类代谢的情况。摄入高脂肪膳食后，血浆脂类含量大幅度升高，对于脂代谢正常的人，这只是暂时的升高，通常在进食3~6小时后可逐渐趋于正常。测定血脂时，常在饭后12~14小时采血，这样才能较为可靠地反映血脂水平的真实情况。短期饥饿期间，机体会动员储存脂肪进入血液氧化供能，而使血脂含量暂时升高。这就不难理解患者到医院检查血脂时，医生要求患者在进完晚餐后不要再吃其他东西，空腹12小时后再抽血，超过14小时以上应改日清晨抽血查血脂。血脂主要有以下几类成分：

（1）胆固醇（TC），也称总胆固醇，约占血浆总脂的1/3，有游离胆固醇和胆固醇酯两种形式，其中游离胆固醇约占1/3，其余的2/3与长链脂肪酸酯化为胆固醇酯。

（2）甘油三酯（TG），又称中性脂肪，约占血浆总脂的1/4。

（3）磷脂（PL），约占血浆总脂的1/3，主要有卵磷脂、脑磷脂、丝氨酸磷脂、神经磷脂等，其中70%~80%是卵磷脂。

（4）游离脂肪酸（FFA），又称非酯化脂肪酸，占血浆总脂的5%~10%，它是机体能量的主要来源。

（二）血脂的存在形式和生理作用

血液中的脂类物质不是以甘油三酯、胆固醇及磷脂等形式存在，因为脂质不溶于水，不能在血液中运输。要完成脂类在血液中的运输过程，必须与其载体蛋白结合成脂质蛋白复合物的形式才能在血液循环中运转。（注：脂蛋白具有微团结构，非极性的甘油三酯、胆固醇酯等位于微团的核心，微团的外周为亲水性的载脂蛋白和胆固醇、磷脂等极性基因，这样使脂蛋白具有较强水溶性，可在血液中运输。)

血液中的脂肪类物质（简称脂质），统称为血脂，来源于食物，又可以在体内合成，并提供机体新陈代谢时所消耗的能量，参与构建组织细胞。其含量受到饮食、营养、疾病等因素的影响。血液中有两种主要脂质，即胆固醇和甘油三酯，其中胆固醇又主要以低密度脂蛋白胆固醇（LDL-C，占总胆固醇75%）和高密度脂蛋白胆固醇（HDL-C，占总胆固醇25%）的形式存在。脂质与载脂蛋白结合后形成脂蛋白。脂蛋白主要分为四类：乳糜微粒（chylomicrons，CM）、极低密度脂蛋白（very low density lipoprotein，VLDL）、低密度脂蛋白（low density lipoprotein，LDL）和高密度脂蛋白（high density lipoprotein，HDL）。其中，低密度脂蛋白是引起动脉粥样硬化、血管阻塞、冠心病、脑卒中的罪魁祸首，所以被称为坏胆固醇。高密度脂蛋白则可以将低密度脂蛋白胆固醇从血液中运回肝脏，降低血液中低密度脂蛋白的水平并防止它在血管壁沉积；高密度脂蛋白还可以携带血液中 1/4~3/4 的胆固醇；此外，高密度脂蛋白还可能将过多的胆固醇从动脉粥样斑块中移走，运到肝脏进行分解代谢，降低心脑血管疾病及相关事件的发生，对人体有利，所以被称为好胆固醇。

（三）血浆脂蛋白的分类

脂蛋白在血液中不是单一的分子形式，其脂类和蛋白质的组成有很大的差异，因此血液中的脂蛋白存在多种形式。在临床上一般采用电泳法和超速离心法进行血浆脂蛋白的分类。

1. 电泳分类法

不同脂蛋白表面所带的电荷是不同的，在一定外加电场作用下，脂蛋白电泳迁移速率不同。根据脂蛋白的不同电泳迁移速率可将血浆脂蛋白分为四类。如以硝酸纤维素薄膜为支持物，电泳结果是：α-脂蛋白泳动最快，相当于 α_1-球蛋白的位置；前 β-脂蛋白次之，相当于 α_2-球蛋白位置；β-脂蛋白泳动在前 β-脂蛋白之后，相当于 β-球蛋白的位置；乳糜微粒停留在点样位置上。

2. 超速离心法

不同脂蛋白中蛋白质、脂类成分所占比例是不同的，因而分子密度不同（甘油三酯含量多者密度低，蛋白质含量多的分子密度高）。在一定离心力的作用下，按分子沉降速度或漂浮率不同，将脂蛋白分为四类，即 CM、VLDL、LDL 和 HDL，分别相当于电泳分离中的乳糜微粒、前 β-脂蛋白、β-脂蛋白和 α-脂蛋白。除上述几类脂蛋白以外，还有一种中间密度脂蛋白（intermediate density lipoprotein，IDL），其密度位于 VLDL 与 LDL 之间，这是 VLDL 代谢的中间产物。

血浆中的游离中短链脂肪酸可与血浆白蛋白结合，其被运输到组织细胞被利用（脑组织和红细胞不能利用脂肪酸，但是可以利用酮体），称之为脂酸白蛋白。由于脂类染色时脂肪酸不着色，所以不易观察，实际上它的位置与白蛋白相当。

（四）血浆脂蛋白的组成

1. 脂蛋白中脂类的组成特点

除脂酸白蛋白外，各类脂蛋白均含有甘油三酯、磷脂、胆固醇及其酯。但是各成分的组成比例有很大的差异，其中：甘油三酯在 CM 中含量最多，占 CM 化学组成的 90% 左右；磷脂含量在 HDL 中最多，占 HDL 化学组成的 40% 以上；胆固醇及其酯在 LDL 中含量最多，几乎占 LDL 化学组成的 50%；VLDL 中以甘油三酯含量最多，占 VLDL 化学组成的 60% 左右。

2. 载脂蛋白

脂蛋白中与脂类结合的蛋白质称为载脂蛋白（Apo），载脂蛋白在肝脏和小肠黏膜细胞中合成。目前已发现了数十种载脂蛋白，结构与功能研究比较清楚的有以下五类：Apo A、Apo B、Apo C、Apo D 和 Apo E。每一类脂蛋白又可分为不同的亚类，如 Apo B 分为 Apo B_{100} 和 Apo B_{48}；Apo C 分为 C I 、C II 、C III 等。载脂蛋白在分子结构上往往含有较多的双性 α – 螺旋结构，表现出两面性，分子极性较高的一侧可与水溶剂、磷脂或胆固醇极性区结合，构成脂蛋白的亲水面；分子极性较低的一侧可与非极性的脂类结合，构成脂蛋白的疏水核心区。载脂蛋白的主要功能是稳定血浆脂蛋白结构，作为脂类的运输载体。除此以外，部分脂蛋白还具有酶激活剂，如：ApoA I 激活卵磷脂胆固醇脂酰转移酶（lecithin cholesterol transferase，LCAT）；Apo C II 可激活脂蛋白脂肪酶（lipoproteinlipase，LPL）；另一些脂蛋白可作为细胞膜受体的配体，如 Apo B_{48}、Apo E 参与肝细胞对 CM 的识别，Apo B_{100} 可被各种组织细胞表面 LDL 受体所识别等。

3. 脂蛋白的代谢

1）乳糜微粒（CM）

CM 是在小肠黏膜细胞中生成的。食物中的脂类在小肠黏膜细胞滑面内质网上经再酯化后与粗面内质网上核糖体合成的载脂蛋白结合构成新生的乳糜微粒（包括甘油三酯、胆固醇酯和磷脂以及 Apo B_{48}），经高尔基复合体分泌到细胞外，进入淋巴循环最终进入血液。

新生 CM 进入血液后，接受来自 HDL 的 Apo C 和 Apo E，同时失去部分 Apo A，被修饰成为成熟的 CM。成熟分子上的 Apo C Ⅱ 可激活脂蛋白脂肪酶（LPL），催化 CM 中的甘油三酯水解为甘油和脂肪。此酶存在于脂肪组织、心和肌肉组织的毛细血管内皮细胞外表面上。脂肪酸可被上述组织摄取后再利用，甘油可进入肝脏用于糖异生。通过 LPL 的作用，CM 中的甘油三酯大部分被水解利用，同时 Apo A、Apo C、胆固醇和磷脂转移到 HDL 上，CM 逐渐变小，成为以含胆固醇酯为主的乳糜微粒残余颗粒（remnant）。肝细胞膜上的 Apo E 受体可识别 CM 残余颗粒，将其吞噬入肝细胞，与细胞溶酶体融合，载脂蛋白被水解为氨基酸，胆固醇酯分解为胆固醇和脂肪酸，进而可被肝脏利用或分解，完成最终代谢。

由此可见，CM 代谢的主要功能就是将外源性甘油三酯转运至脂肪组织、心肌和肌肉等肝外组织被利用，同时将食物中外源性胆固醇转运至肝脏。

2）极低密度脂蛋白（VLDL）

VLDL 主要在肝脏内生成。VLDL 的主要成分是肝细胞利用糖和脂肪酸（来自脂肪动员或乳糜微粒残余颗粒）自身合成的甘油三酯、与肝细胞合成的载脂蛋白 Apo B$_{100}$、Apo A Ⅰ 和 Apo E 等加上少量磷脂和胆固醇及其酯。小肠黏膜细胞也能生成少量 VLDL。

VLDL 进入血液后接受来自 HDL 的 Apo C、Apo E 和 Apo C Ⅱ 激活 LPL，催化甘油三酯水解，被肝外组织利用。同时 VLDL 与 HDL 之间进行物质交换，一方面是将 Apo C 和 Apo E 等在两者之间交换，另一方面是在胆固醇酯转移蛋白（cholesteryl ester transfer protein，CETP）协助下，将 VLDL 的磷脂、胆固醇等转移至 HDL，将 HDL 的胆固醇酯转给 VLDL，这样 VLDL 转变为中间密度脂蛋白（IDL）。IDL 有两条去路：一是可被肝细胞膜上的 Apo E 受体识别而被吞噬利用；另外还可经过进一步水解生成 LDL。

由此可见，VLDL 是体内转运内源性甘油三酯的主要方式。

3）低密度脂蛋白（LDL）

LDL 是由 VLDL 进一步水解生成，LDL 中主要脂类是胆固醇及其酯，载脂蛋白为 Apo B$_{100}$。LDL 可被肝及肝外组织细胞膜存在的 Apo B$_{100}$ 受体识别，通过此受体介导，吞入细胞内，与溶酶体融合，其中的胆固醇酯被水解为胆固醇及脂肪酸。这种胆固醇参与机体细胞生物膜的构成，同时对细胞内胆固醇的代谢通过以下三种途径发挥重要的调节作用：①通过抑制羟甲戊二酰辅酶 A（HMG-CoA）还原酶活性，减少细胞内胆固醇的合成；②激活脂酰 CoA 胆固醇酯酰转移酶（ACAT）使胆固醇生成胆固醇酯而被贮存；③抑制 LDL 受体蛋白基因的转录，减少 LDL 受体蛋白的合成，降低细胞对 LDL 的摄取。

血浆中 LDL 颗粒大小不均一，每一个体血浆中都有大、中、小颗粒的 LDL 存在。现已证明 LDL 颗粒的大小与血浆中甘油三酯（TG）水平有关，当 TG < 1.7 mmol/L（150 mg/dl）时，大而轻的 LDL 颗粒较多，在血浆电泳时成 A 型 LDL 谱；当 TG > 1.7 mmol/L（150 mg/dl）时，小而致密的 LDL（sLDL）颗粒增多，在血浆电泳时成 B 型 LDL 谱，并伴随血浆 ApoB 水平的升高，HDL–C 和 Apo A Ⅰ 水平的降低。现在认为 sLDL 具有很强的致动脉粥样硬化作用。

另外，机体内皮网状系统的吞噬细胞也能摄取 LDL（多为经过化学修饰的 LDL），经此途径生成的胆固醇不具有上述生理调节作用，因此吞噬细胞过量摄取 LDL 可导致其空泡化——成为泡沫细胞。

由此可见，LDL 代谢的功能是将肝脏合成的内源性胆固醇运到肝外组织，保证组织细胞对胆固醇的需求。

4）高密度脂蛋白（HDL）

HDL 在肝脏和小肠黏膜中生成。HDL 中的载脂蛋白含量很多，包括 Apo A、Apo C、Apo D 和 Apo E 等，脂类以磷脂为主。

HDL 进入血液后，新生的 HDL 为 HDL_3。HDL 可作为载脂蛋白供体将 Apo C 和 Apo E 等转移到新生的 CM 和 VLDL 上参与脂类代谢，同时在 CM 和 VLDL 代谢过程中再将载脂蛋白转送回到 HDL 上，这样 HDL 不断与 CM 和 VLDL 进行载脂蛋白的交换。另外，HDL 可摄取肝外组织细胞释放到血液中的游离胆固醇，经卵磷脂胆固醇酰转移酶（LCAT）催化，生成胆固醇酯。LCAT 在肝脏中合成，进入血液后可被 HDL 中的 Apo A Ⅰ 激活发挥作用，生成的胆固醇酯一部分可转移到 VLDL。HDL_3 通过上述代谢过程之后密度降低转变为 HDL_2，HDL_2 最终被肝脏摄取而降解。

由此可见，HDL 的主要功能是将肝外组织细胞释放的胆固醇转运到肝脏，这样可以防止胆固醇在血液中聚积，防止动脉粥样硬化，血中 HDL_2 的浓度与冠状动脉粥样硬化呈负相关。

三、正常血脂浓度

血脂在血液中的正常浓度不是固定不变的，而是在一定范围内波动。针对每一个体，我们强调血脂低一点好，再低一点更好。这个血脂浓度是否最适合相应个体，需要结合该个体的实际情况来判断（见后文"血脂异常的诊断"）。通常情况下检验科所提供的正常参考数值仅供临床医生参考。现提供血脂四项指标正常值如下：

（1）总胆固醇（TC）低于 5.18 mmol/L（200 mg/dl）为正常，高于 5.18 mmol/L 为

异常。

（2）甘油三酯（TG）低于 1.70 mmol/L（150 mg/dl）为正常，高于 1.70 mmol/L 为异常。

（3）低密度脂蛋白胆固醇（LDL-C）低于 3.37 mmol/L（130 mg/dl）为正常，高于 3.37 mmol/L 为异常。低密度脂蛋白（LDL）颗粒含有多种成分，其中胆固醇含量较高。临床上要测定其所有成分比较困难，故通过测定其胆固醇含量来反映血中 LDL 的浓度。LDL 与心脑血管疾病关系密切，因此是一项目前最受重视的血脂指标。

（4）高密度脂蛋白胆固醇（HDL-C）高于 1.04 mmol/L（40 mg/dl）为正常，低于 1.04 mmol/L 为异常。研究发现，在脂蛋白中高密度脂蛋白（HDL）比较特殊，它适量升高可以减少心脑血管疾病及事件的发生；它降低则会增加心脑血管疾病发生的风险。

（5）载脂蛋白 A_1（Apo A_1），正常人的血清 Apo A_1 水平多在 1.2~1.6 g/L 范围内，女性略高于男性。Apo A_1 是 HDL-C 的主要蛋白质成分，它最初也是由肠细胞释放的乳糜微粒的一部分，但随后被转移回到 HDL-C 上。它具有 28.1 ku 的分子量，由 Apo A_1 基因编码，与 HDL-C 一起在胆固醇代谢中起重要作用。HDL-C 的主要作用是摄取组织中的胆固醇，并将其导回肝脏，通过胆汁排泄。胆固醇是人体能量的来源，满足机体的需求后，胆汁是多余胆固醇排泄的唯一途径。Apo A_1 帮助 HDL 完成这项任务。Apo A_1 还能激活卵磷脂 – 胆固醇酰基转移酶，HDL 上存在的酶可将 HDL 摄取的胆固醇酯化，因此使其可被 HDL 颗粒深层隔离，确保 HDL 颗粒不会再次失去胆固醇酯。螯合的胆固醇酯随后可以与 HDL 颗粒一起被肝脏吸收。胆固醇动态平衡存在潜在的异常，将可导致冠状动脉粥样硬化，最终导致动脉粥样硬化性心血管疾病。各种研究已经表明低 Apo A_1 是冠心病的独立危险因素。

另外，血脂及脂蛋白还有许多其他成分正在研究中或已经明确，但是目前临床上最有意义、使用最多的是 TC、TG、LDL、HDL，因此在本章重点讨论。

四、血脂异常的定义

血脂异常（即血液脂质代谢异常的简称）是指血浆中的胆固醇和 / 或甘油三酯升高，即人们常说的高血脂。由于研究发现甘油三酯升高的同时常常伴有高密度脂蛋白胆固醇降低，所以目前临床上统一称之为血脂异常。血脂异常时，脂质在血管内皮细胞下沉积引起动脉粥样硬化，导致冠心病、脑血管病和周围血管病等。由于动脉粥样硬化的发生和发展需要相当长的时间，所以多数血脂异常患者并无任何异常的表现。

而患者的血脂异常则常常是在进行血液生化检验（测定胆固醇和甘油三酯）时被发现的。

五、血脂异常的病因

根据我们对血脂异常病因的了解，目前将其分为两大类：原发性脂蛋白异常血症（原发性高脂蛋白血症）和继发性脂蛋白异常血症（继发性高脂蛋白血症）。

1. 原发性脂蛋白异常血症（原发性高脂蛋白血症）

原发性脂蛋白异常血症是指原因不明，可能与某些环境因素关系密切，如饮食、营养、药物等，通过未知的机制而引起的疾病；或已经发现是由于基因变异所引起的脂蛋白异常血症。

已发现的基因变异性原发性高脂蛋白血症有：① 家族性脂蛋白脂肪酶缺乏症；② 家族性Ⅲ型高脂蛋白血症；③ 家族性高胆固醇血症；④ 家族性高甘油三酯血症；⑤ 多脂蛋白型高脂血症；⑥ 原因不明的原发性高脂蛋白血症，如多基因高胆固醇血症、散发性高三酰甘油血症及家族性 α 高脂蛋白血症。

2. 继发性脂蛋白异常血症（继发性高脂蛋白血症）

继发性脂蛋白异常血症是指由于某些全身性疾病或药物所引起的血浆总胆固醇和／或甘油三酯水平升高伴或不伴低密度脂蛋白胆固醇升高、高密度脂蛋白胆固醇降低的一类血脂异常表现，如糖尿病、甲状腺功能减退、肾病综合征、慢性肾功能衰竭、急性肾功能衰竭、阻塞性肝胆疾病、乙醇中毒等所引起的血脂异常及药物性（噻嗪类利尿剂、口服避孕药、抗甲状腺药、某些 β 受体阻滞药等）血脂异常等。

单纯检查血脂及脂蛋白含量很难判断是原发性脂蛋白异常血症还是继发性脂蛋白异常血症，临床医生需要综合分析才能作出诊断。因此，当发现患者血脂异常后，不要立即给予调脂药物治疗（除非患者血脂很高或者有急性冠状动脉综合征，须立即调脂），而应安排必要的其他检查，排除继发性脂蛋白异常血症的可能性。一般来说，对于继发性脂蛋白异常血症的患者，原发病经过有效的控制后，脂蛋白异常血症也会逐渐消失，所以对于脂蛋白异常血症患者，都需要测定血糖、甲状腺功能和肾功能等，以排除上述疾病。

注：由于甘油三酯升高时往往伴有高密度脂蛋白胆固醇的降低，因此本书采用"脂蛋白异常血症"这个名词，而不用高脂蛋白血症这个名词。

六、血脂异常的表现

血脂异常的临床表现主要有两大方面：①脂质在真皮内沉积所引起的黄色瘤；②脂质在血管内皮细胞下沉积所引起的动脉粥样硬化，产生心脑血管疾病和周围血管病等。由于血脂异常的患者黄色瘤的发生率并不高，而动脉粥样硬化的发生和发展比较隐匿，需要漫长的时间才有临床表现，所以多数血脂异常患者并无临床症状和体征，因此我们称之为"无声的杀手"。患者的血脂异常常常是在健康体检或者就诊心脑血管疾病或其他疾病时通过生化检查被发现。

黄色瘤（xanthoma）是一种异常的局限性皮肤隆凸，其颜色可为黄色、橘黄色或棕红色，呈结节状、斑块或丘疹状，一般质地柔软。主要是由于吞噬脂质的巨噬细胞（泡沫细胞，又称黄色瘤细胞）在真皮内聚集所致。根据黄色瘤的发生部位、形态，一般可分为下列六种：

（1）肌腱黄色瘤（tendon xanthoma），是一种特殊类型的结节状黄色瘤，发生在肌腱部位，常见于跟腱、手或足背伸侧肌腱、膝部股直肌和肩三角肌肌腱等处。为圆或卵圆形质硬皮下结节，与其表面的皮肤粘连，边界清楚，无压痛。这种黄色瘤常是家族性高胆固醇血症的较为特征性的病理表现。

（2）掌皱纹黄色瘤（palmar crease xanthoma），是一种发生在手掌部的线条状扁平黄色瘤，呈橘黄色，轻度凸起于皮肤表面，分布于手掌及手指间皱褶处。此种黄色瘤对诊断家族性异常 β-脂蛋白血症有一定的参考价值。

（3）结节性黄色瘤（tuberous xanthoma），这类黄色瘤发展缓慢，好发于关节的伸侧，如肘、膝、指关节伸侧以及髋、踝、臀等部位。其为圆状结节，大小不一，边界清楚。早期质地较柔软，后期由于血供不足而发生纤维化后质地变硬。此种黄色瘤主要见于家族性异常 β-脂蛋白血症或家族性高胆固醇血症等疾病。

（4）结节疹性黄色瘤（tuberous eruptive xanthoma），该类黄色瘤好发于肘部伸侧和臀部，皮损常在短期内成批出现，呈结节状，有融合趋势，疹状黄色瘤常包绕着结节状黄色瘤。黄色瘤局部皮肤呈橘黄色，常伴有炎性基底。这种黄色瘤主要见于家族性异常 β-脂蛋白血症。

（5）疹性黄色瘤（eruptive xanthoma），该类黄色瘤表现为针头或火柴头大小丘疹，呈橘黄色或棕黄色，伴有炎性基底。有时口腔黏膜也可受累。主要见于高甘油三酯血症。

（6）扁平黄色瘤（xanthelasma），该类黄色瘤见于眼睑周围，又有"睑黄色瘤"

之称，是较为常见的一种黄色瘤。其表现为眼睑周围皮肤发生呈黄色、略高出皮肤表面的扁平丘疹状或片状瘤，边界清楚，质地柔软。泛发的扁平黄色瘤可波及面、颈、躯干和肢体，为扁平淡黄色或棕黄色丘疹，几毫米至数厘米大小，边界清楚，表面平滑。这种黄色瘤常见于各种高脂血症，但也可见于血脂正常者。

（7）胃黄色瘤（Gastric xanthoma），它是吞噬类脂质的巨噬细胞在胃黏膜局灶性聚集形成的瘤样增生，是胃黏膜局部脂肪代谢障碍引起的病变，又称胃黄斑瘤或脂质岛。此病于1910年首先报道，为隆起于胃黏膜表面的黄色或灰黄色斑块。其随年龄增长而增加，好发于50岁以上患者，以男性多见。

上述不同形态的黄色瘤可见于不同类型的血脂异常，而同一类型的血脂异常又可以出现多种形态的黄色瘤。经过有效的降脂治疗，部分黄色瘤可以逐渐消退。

除各种黄色瘤外，还有两个体征也有助于血脂异常的诊断，即角膜弓和脂血症眼底改变。角膜弓又称老年环，一般见于老年人，若见于40岁以下者，则多伴有高脂血症，以家族性高胆固醇血症为多见，但是该体征特异性并不强。脂血症眼底改变是由于富含甘油三酯的大颗粒脂蛋白沉积在眼底小动脉上引起光线散射所致，常常是严重的高甘油三酯血症的特征性表现。重度高甘油三酯血症还可以引起急性胰腺炎，应该予以重视。此外，严重的高胆固醇血症尤其是纯合子家族性高胆固醇血症可出现游走性多关节炎，不过这种情况较为罕见，且关节炎多为自限性。

另外，有少数血脂异常患者还可以表现为手足麻木、浑身无力、头晕、心慌、虚汗、记忆力减退、失眠、精神不振。

七、血脂异常的分型

世界卫生组织（WHO）制定了血脂异常的分型，共分为6型，即Ⅰ、Ⅱa、Ⅱb、Ⅲ、Ⅳ和Ⅴ型。这种分型方法对指导临床上诊断和治疗血脂异常有很大的帮助，但也存在不足之处，其最明显的缺点是过于繁杂。从实用角度出发，血脂异常可进行简易的临床分型，见表4-1。

表4-1　血脂异常的临床分型

分型	TC	TG	HDL-C	相当于WHO表型
高胆固醇血症	增高			Ⅱa
高甘油三酯血症		增高		Ⅳ、Ⅰ
混合型高脂血症	增高	增高		Ⅱb、Ⅲ、Ⅳ、Ⅴ
低高密度脂蛋白血症			降低	

致动脉粥样硬化脂蛋白谱是指一组血脂异常，包括 TG 升高、HDL-C 降低、sLDL 颗粒增多。这三种血脂异常共存，多是糖尿病和代谢综合征所伴随的血脂异常的特征性表现。

此外，还有血脂异常的基因分型法。

随着分子生物学的迅速发展，人们对血脂异常的认识已逐步深入到基因水平。已发现有相当一部分血脂异常患者存在单一或多个遗传基因的缺陷。由于基因缺陷所致的血脂异常多具有家族聚积性，有明显的遗传倾向，故临床上通常称为家族性血脂异常，见表 4-2。

表 4-2　家族性血脂异常

疾病名称	血浆 TC 浓度	血浆 TG 浓度
家族性高胆固醇血症	中至重度升高	正常或轻度升高
家族性 Apo B 缺陷症	中至重度升高	正常或轻度升高
家族性混合型高脂血症	中度升高	中度升高
家族性异常 β 脂蛋白血症	中至重度升高	中至重度升高
多基因家族性高胆固醇血症	轻至中度升高	正常或轻度升高
家族性脂蛋白 a 血症	正常或升高	正常或升高
家族性高甘油三酯血症	正常	中至重度升高

八、血脂异常的危害

我国卫生部的权威报告《中国心血管病报告 2005》揭示，我国 18 岁以上成人血脂异常总患病人数已达 1.6 亿，成为心血管病的强大后备军。然而，血脂异常的危害在我国还没有得到应有的重视，对血脂异常的控制很不理想，严重影响我国的心血管病防治工作。因此，加深对血脂异常尤其是高胆固醇血症危害的认识，对于控制人群血脂水平、延缓冠心病发生具有重要意义。

该调查报告只是涵盖了心血管病，而没有把脑血管病等作为调查对象。事实上血脂异常所造成的高黏滞血症及动脉粥样硬化给人类的危害是系统性的、多方面的，如脑卒中、周围血管病、脂肪肝、脂源性胰腺炎、脂源性肾病等等。

1. 高胆固醇血症及低高密度脂蛋白胆固醇血症的危害

高胆固醇血症患者通过动脉粥样硬化及不稳定性粥样斑块、血黏滞度增加等途径促进血栓形成和动脉血管管腔变窄，增加心脑血管疾病的危险性。动脉粥样硬化（AS）主要侵犯主动脉、冠状动脉和脑动脉等大中动脉血管，最终导致急性冠状动脉综合征、脑卒中、远端肢体缺血坏死，甚至猝死。流行病学研究表明，当 TC 高于 5.20 mmol/L（200 mg/dl）时，随着 TC 升高，冠心病的发病率呈直线上升；当 TC 达 6.76 mmol/L（260 mg/dl）时，冠心病的发病率比 TC 为 5.20 mmol/L 时高 7 倍，死亡率高 2 倍。最近研究认为，LDL–C 是典型的冠心病血清标志物。HDL–C 低于 1.04 mmol/L（40 mg/dl）时，心脑血管疾病的发生率也明显增高。

2. 重症高胆固醇血症是胆固醇增高导致 AS 的范例

家族性高胆固醇血症（FH）是最为常见且最为严重的脂质代谢紊乱性疾病，主要临床特点为：①血浆 LDL–C 水平极度增高；②多部位皮肤、肌腱黄色瘤；③早发 AS。

FH 在临床上分为纯合子及杂合子两种类型。纯合子型患者症状典型且严重，但是该型罕见，十余岁即发生冠心病甚至心肌梗死而死亡。杂合子型患者发病率为 1/500，儿童期颈动脉内膜增厚比健康同龄人高 5 倍，20~40 岁间冠心病的危险性增大约 100 倍。FH 展示了 AS 快速进展的过程，通过对此病的关注可加深对高胆固醇血症危害的理解。

3. 甘油三酯增高的危害

以前的研究认为甘油三酯不一定是心脑血管疾病的独立危险因素。富含甘油三酯的脂蛋白（TRL）中，乳糜微粒不引起冠心病，但过高可以引起脂源性胰腺炎。含胆固醇较多的 TRL 颗粒有较强的致动脉硬化作用。

1998 年，Austin 对已发表的 17 篇前瞻性研究文献中所记录的关于甘油三酯与心血管疾病相互关系的数据资料采用半定量分析技术再次分析研究，其中的 16 个研究资料含 46 413 例男性，平均随访 8.4 年，共发生 2 445 次心血管意外；5 篇研究资料含有 10 864 例女性，平均随访 11.4 年，共发生了 439 次心血管意外。资料表明甘油三酯每上升 1 mmol/L，心血管疾病的相对危险率男性上升 1.07% ~ 1.98%，平均为 1.32%，女性上升 1.69% ~ 2.05%，平均为 1.76%。这说明甘油三酯水平上升 1 mmol/L，心血管意外发生率男性上升 32%，女性上升为 76%。在校正高密度脂蛋白的影响后，心血管疾病的危险率男性上升 14%，女性上升 37%。这些结果表明血浆甘油三酯水平升高是心血管疾病的重要危险因素。

高甘油三酯血症患者常伴有高血压和胰岛素抵抗。胰岛素抵抗患者通常倾向于发展为非胰岛素依赖性糖代谢异常，该类患者常较早地形成冠状动脉疾病。在临床上通常将脂质三联征[①]、高凝状态、高血压、胰岛素抵抗统称为代谢综合征。现已证实，高甘油三酯血症患者常合并有代谢综合征中的其他异常情况。高甘油三酯血症的临床意义即在于此。

---

①脂质三联征：即总胆固醇浓度升高，低密度脂蛋白胆固醇升高，高密度脂蛋白胆固醇降低的血脂异常情况。

九、血脂异常的诊断

1. 血脂异常的检查

血脂异常症状体征不典型，且大部分血脂异常患者无临床症状，其诊断主要依靠实验室检查。

血脂异常的实验室检查包括基本检查项目和额外研究项目。

（1）基本检查项目：总胆固醇（TC）、低密度脂蛋白胆固醇（LDL-C）、高密度脂蛋白胆固醇（HDL-C）、甘油三酯（TG）。

（2）额外研究项目：载脂蛋白 A_1（Apo A_1）、载脂蛋白 B（Apo B）、非高密度脂蛋白胆固醇、小而密低密度脂蛋白、脂蛋白 a 等等。

在临床上一般只需检查基本项目即可。

血脂异常患者的家族史、工作性质及生活习惯、基础疾病情况、伴随疾病情况等，对于血脂异常的管理来说非常重要。

为了鉴别诊断和更好地治疗，在检查上需要根据情况安排相应的检查，如血压、血常规、尿常规、肝功、肾功、血糖、血尿酸、甲状腺功能、腹部 B 超、心电图等，必要时可以安排心脏血管彩色超声，可疑器官部位的 CT、MRI 等。必要时可做基因筛查。

2. 查血脂的重点人群

（1）四十岁以上的中老年人。

（2）有血脂异常家族史的人。

（3）常食肥甘厚腻、抽烟、酗酒、肥胖、多坐少动、精神紧张、情绪激动的人。

（4）患心脑血管疾病的人。

（5）内分泌、代谢性疾病患者。

（6）肝脏、胰腺、肾脏疾病患者。

（7）皮肤黄色瘤患者。

3. 查血脂的原因及方法

目前，血脂异常问题比较普遍，据赵华昌等在脑力和体力者血糖血脂的对比研究中发现，四十岁以下人群易发生血脂异常，主要见于从事销售、信息、IT、通讯、公务等行业的人以及自主创业的成功人士等。鉴于血脂异常年轻化会给心脑血管疾病的防治带来沉重负担，成为一个公共卫生问题，笔者强烈建议血脂异常的检查应该作为一个常规项目进行。健康人群，20 岁以上人群应该每五年检查一次血脂，40 岁以上人群至少应每一年检查一次血脂；血脂异常患者或者高暴露人群（有血脂异常易患因素）应该常查血脂。

采血前至少两周保持平常的饮食习惯，近期内体重无明显变化，没有急性疾病、外伤、手术等意外情况。采血前3天避免高脂饮食，采血前1天不饮酒、不抽烟、不做剧烈运动。禁食12～14小时后空腹采血。

受检者一般应坐位休息5分钟后再抽血（不能坐位者除外）。静脉穿刺过程中使用止血带捆扎时间不应超过1分钟。

采血前最好停用影响血脂浓度的药物、保健品数天或数周，如调脂药、避孕药、某些降压药、激素、甲状腺激素类药、抗甲状腺药、深海鱼油等。如果不能停用则应记录所用药物情况。

妊娠后期血脂各项指标都会不同程度增高，产后或终止哺乳后3个月检查才能反映基本的血脂水平。

急性冠状动脉综合征（ACS）发生后，应在24小时内采血查血脂，如果采血时间延后会因脂蛋白的结构（脂蛋白内的胆固醇等成分在ACS的不同阶段含量不一样，被氧化的程度也不一样）或浓度改变而影响结果的准确性。

需要特别说明的是，因为血脂检查受许多因素的影响，如果一次检验结果接近或超过血脂异常判断值，应间隔1～2周，在同一家医院再次采血复查。如果两次检测的结果都不正常，而且所得数值相差不超过10%，就可以据此判断是否为血脂异常，并可决定防治措施。另外，血脂异常的判断需要结合患者的危险因素综合得出。

4、血脂异常的诊断标准

见表4-3。

表4-3　中国 ASCVD 一级预防人群血脂合适水平和异常分层标准 [mmol/L（mg/dl）]

血脂项目	TC	LDL-C	HDL-C	非 HDL-C	TG
	mmol/L(mg/dl)	mmol/L(mg/dl)	mmol/L(mg/dl)	mmol/L(mg/dl)	mmol/L(mg/dl)
理想水平		< 2.6 (100)		< 3.4 (130)	
合适水平	< 5.2 (200)	< 3.4 (130)		< 4.1 (160)	< 1.7 (150)
边缘升高	且≥ 5.2 (200)	且≥ 3.4 (130)		且≥ 4.1 (160)	且≥ 1.7 (150)
	<6.2 (240)	< 4.1 (160)		<4.9 (190)	<2.3 (200)
升高	≥ 6.2 (240)	≥ 4.1 (160)		≥ 4.9 (190)	≥ 2.3 (200)
降低			< 1.0 (40)		

这个血脂异常诊断及分层标准中没有同型半胱氨酸（Hcy）和脂蛋白 a 两项目前临床上常规检查指标，笔者通过文献复习和自己的临床体会认为，同型半胱氨酸和脂蛋白 a 在预测系统性动脉粥样硬化和心脑血管事件中的意义不低于 LDL-C 的意义，因此本书在高血压章节和本章节均把它们作为重要危险因素纳入疾病分析中来，数值越高，风险越高。但目前还没有公认的同型半胱氨酸和脂蛋白 a 在心脑血管疾病危险分层中的具体阈值，因此我们需要通过对大众的样本进行研究和计算找到同型半胱氨酸和脂蛋白 a 的危险阈值。

血脂异常患者的危险因素包括：年龄（男 ≥ 45 岁，女 ≥ 55 岁）、男性、吸烟、低 HDL-C、肥胖、早发缺血性心血管病家族史（一级男性亲属发病时 < 55 岁，一级女性亲属发病时 < 65 岁）。

血脂异常患者的极高危因素包括：急性冠状动脉综合征、冠心病合并糖尿病等

血脂异常危险分层方案具体见表 4-4，不同危险层的患者达标方案见表 4-5。

表 4-4 血脂异常危险分层方案（2016）

符合下列任意条件者，可直接列为高危或极高危人群

极高危：ASCVD 患者

高危：（1）LDL-C ≥ 4.9 mmol/L 或 TC ≥ 7.2 mmol/L

（2）糖尿病患者 1.8 mmol/L ≤ LDL-C<4.9 mmol/L（或）

3.1 mmol/L ≤ TC<7.2 mmol/L

且年龄 ≥ 40 岁

不符合者，评估 10 年 ASCVD 发病危险

危险因素个数	血清胆固醇水平分层（mmol/L）		
	3.1 ≤ TC <4.1（或）	4.1 ≤ TC <5.2（或）	5.2 ≤ TC <7.2（或）
	1.8 ≤ LDL-C <2.6	2.6 ≤ LDL-C <3.4	3.4 ≤ LDL-C <4.9
无高血压 0~1 个	低危（<5%）	低危（<5%）	低危（<5%）
2 个	低危（<5%）	低危（<5%）	中危（5%~9%）
3 个	低危（<5%）	中危（5%~9%）	中危（5%~9%）
有高血压 0 个	低危（<5%）	低危（<5%）	低危（<5%）
1 个	低危（<5%）	中危（5%~9%）	中危（5%~9%）
2 个	中危（5%~9%）	高危（≥ 10%）	高危（≥ 10%）
3 个	高危（≥ 10%）	高危（≥ 10%）	高危（≥ 10%）

ASCVD10 年发病危险为中危且年龄小于 55 岁者，评估余生危险

具有以下任意 2 项及以上危险因素者，定义为高危：

◎ 收缩压 ≥ 160 mmHg 或舒张压 ≥ 100 mmHg　◎ BMI ≥ 28

◎ 非 HDL–C ≥ 5.2 mmol/L（200 mg/dl）　　◎ 吸烟

◎ HDL–C ＜ 1.0 mmol/L（40 mg/dl）

　同型半胱氨酸 ＞ 15μmol/L、脂蛋白 a ＞ 140 mmol/L（300 mg/L）

注：①危险因素个数包括吸烟、低 HDL–C 及男性 ≥ 45 岁或女性 ≥ 55 岁。慢性肾脏病患者的危险评估及治疗请参见特殊人群血脂异常的治疗。ASCVD：动脉粥样硬化性心血管疾病；TC：总胆固醇；LDL–C：低密度脂蛋白胆固醇；HDL–C：高密度脂蛋白胆固醇；非 HDL–C：非高密度脂蛋白胆固醇；BMI：体重指数。

②同型半胱氨酸和脂蛋白 a 两项指标不在表内，建议医师在评估患者心血管危险因素时纳入评估。

表 4–5　2016 不同 ASCVD 危险人群降 LDL–C/ 非 HDL–C 治疗达标值 mmol/L（mg/dl）

危险等级	LDL–C	非 HDL–C
低危、中危	<3.4 mmol/L（130 mg/dl）	<4.1 mmol/L（160 mg/dl）
高危	<2.6 mmol/L（100 mg/dl）	<3.4 mmol/L（130 mg/dl）
极高危	<1.8 mmol/L（70 mg/dl）	<2.6 mmol/L（100 mg/dl）

注：ASCVD，动脉粥样硬化性心血管疾病；LDL–C，低密度脂蛋白胆固醇；非 HDL–C，非高密度脂蛋白胆固醇。

十、血脂异常的预防

血脂异常分为三级预防。

一级预防：①高危人群需定期进行健康体检。高危人群包括中老年男性，绝经后的妇女，有高脂血症、冠心病、脑血管病家族史的健康人，各种黄色瘤患者以及超重或肥胖者等。②以上人群要注意自我保健。③积极治疗可引起血脂异常的疾病，如肾病综合征、糖尿病、肝胆疾病、甲状腺功能减退等。

二级预防：①生活方式治疗，如低脂饮食、戒烟、有氧运动等；②药物治疗。

三级预防：①主要是针对冠心病、胰腺炎、脑血管病等并发症的治疗。②摄入适量不饱和脂肪酸，如多吃鱼虾类。③适当减少饱和脂肪酸的摄入，如少吃肥肉。④补充膳食纤维、维生素，如多吃瓜果蔬菜。⑤规律运动。

十一、血脂异常的干预治疗

血脂的来源包括外源性和内源性。外源性是指通过摄入食物获得；内源性是指由

机体自身合成，90%在肝脏和小肠黏膜合成。

干预治疗的主要原则：控制脂质来源；促进脂质消耗；促使血脂达标，减少和消除可改变的危险因素。在临床上可通过以下途径达到调脂目的：①治疗性生活方式干预（TLC）；②药物治疗；③其他治疗手段，如部分小肠段切除、血液透析等。

（一）治疗性生活方式改变

迄今已有大量的流行病学及临床与实验研究证明，生活方式改善可通过某些因素的相互作用来达到控制血脂的目的。据报道，经改变生活方式（减轻体重、低脂饮食、运动锻炼、戒烟、行为矫正等）综合治疗措施，可使 TC 水平和 LDL-C 水平相应降低24.3%和37.4%，因此，治疗性生活方式改变非常重要。

1. 减轻体重，使体重达标

1）肥胖（超重）的诊断

肥胖的诊断应根据全身的脂肪含量制定标准，但是体内脂肪含量难以准确计量，通常以体重指数（BMI）作为衡量标准。

$BMI =$ 体重（kg）÷[身高（m）]^2，根据公式计算，对于成人，BMI 18.5~24 为正常，24~27.9 为超重，28~30 为轻度肥胖，31~40 为中度肥胖，大于 40 为重度肥胖。对于儿童，BMI 小于 20 为正常，20~30 为轻度肥胖，30~50 为中度肥胖，大于 50 为重度肥胖。

另外，为了方便计算可采用下列公式：

男，标准体重（kg）= 身高（cm）–105

女，标准体重（kg）= 身高（cm）105–2.5

肥胖度（或消瘦度）=（实际体重 – 标准体重）/ 标准体重 ×100%

实际体重超过标准体重的 10% 为超重，超过 20% 为肥胖，超过 30% 为中度肥胖，超过 40% 为重度肥胖；实际体重低于标准体重 10% 为体重不足，低于 20% 为消瘦。

腰臀比（WHR）是评估肥胖的指标，比值越小，说明越健康。这是评估一个人是否肥胖及是否面临患心脏病风险的较佳方法，比目前普遍使用的测量 BMI 的方法要准确 3 倍。腰围尺寸大，表明脂肪存在于腹部，是危险较大的信号；而臀围大，表明其下身肌肉发达，对人的健康有益，故可采用腰围与臀围的比例（WHR 或 W/H）。男性腰围 < 90 cm，女性腰围 < 85 cm 为正常。测量腰臀比的方法简单，被测者两足与肩同宽，直立，先测量臀围和腰围的尺寸，再用腰围数除以臀围数，得到的就是比值。女性的比值在 0.85 以下，男性的比值不大于 0.9 则说明在健康范围内。

2）肥胖（超重）与膳食的关系

个体在生命的任何时期，能量的摄入超过消耗，超出部分在体内存留，并以脂肪形式贮存于皮下或内脏器官组织周围，即可形成肥胖。

儿童时期若其摄入热量比基础代谢、活动量以及受遗传基因影响的生理性生长等的需要量超出较多，就会过早地发生肥胖。国内曾对 7~9 岁和 10~12 岁两个年龄组中的肥胖儿童进行调查，发现被调查儿童每日膳食摄入的热量均高于相应年龄的正常体重儿童（分别高出 300 kcal 和 680 kcal）。青年人食欲好，如摄入多于需要，活动消耗少，且长期不注意调整，也会形成青年期肥胖症。事实上，有些成年人的肥胖从幼年就已开始出现。有报道，1/3 成人肥胖从儿童时期开始。儿童时期养成的习惯对未来的生活方式有很大影响力。值得注意的是，据我国 8 个省市对 7~18 岁人群调查得出，肥胖者检出率为 3.2%。因此，从少年时期就应该开始预防肥胖的宣传教育和进行科学膳食及运动指导。按膳食的热力学规律估算，如每人每日摄入热量比消耗的能量多 50 kcal，则每天可潜在地产生 7~8 g 脂肪组织。这样，一年可产生 2 kg 脂肪组织。当然，在现实生活中不同个体摄入的食物成分不同，产生的潜在能量也不同，食物摄入以及热量消耗也难以精确计算，同时能量转换在个体之间不尽相同，不能以简单公式算出。但毋庸置疑的是，膳食摄入热量过剩是导致超重或肥胖的重要原因。据 1992年全国人群膳食与营养状况调查结果，平均高收入人群的 BMI 高于低收入人群，如 BMI>25 的成人，在城区人群中占 14.9%，而在农村人群中占 8.4%，充分反映 BMI 与膳食营养的相关性。

肥胖被认为是心血管病的独立危险因素，同时肥胖还可引起一系列的激素（如瘦素、脂联素等）代谢紊乱，各种危险因素协同作用，直接或间接对血脂代谢产生不良影响。大量流行病学研究表明，单纯肥胖人群平均血浆 TG、TC 水平显著高于年龄、性别构成相似的非超重者。有报道，单纯肥胖患者中近半数人发生血清 TG 增高，且发生率与肥胖程度呈正相关。BMI 对血脂的影响有年龄、性别差异，如：在小于 45 岁的年龄组中，BMI>25.5 者的血脂异常较非肥胖者明显升高；在 45 岁以上年龄组中，高TG 与高 TC 血症的发生率在肥胖者与正常体重者之间无明显差异。另有发现，BMI 与高低密度脂蛋白胆固醇血症的相关性在女性中更为明显，女性肥胖者的高低密度脂蛋白胆固醇血症发生率为男性肥胖者的两倍。

国外病理研究尸检资料表明（145 例尸检，年龄 6~30 岁，平均为 20 岁），主动脉内膜脂纹病变与血清 TC、LDL–C 水平以及 BMI 呈正相关性。

近年研究发现，腹型肥胖（内脏脂肪沉积为主）者的血浆 TG、血糖都显著高于均一型肥胖（皮下脂肪沉积为主）者，提示内脏脂肪的沉积对脂质及糖代谢的影响更大。从危险因素的角度看，脂质分布异常比肥胖程度更具重要性，与此相应，反映脂质分布的指标 WHR、反映体重身高关系的指标 BMI 与血浆 TG 的相关性更强。国内有调查表明，在 50 岁以上的肥胖者中，发现高甘油三酯血症的检出率与 WHR 呈显著正相关性。

几乎所有流行病学研究，无论对男性或女性，对老人或青年，皆证明肥胖多倾向于有较低水平的血清 HDL-C。肥胖者血清 TG 水平升高，HDL-C 水平下降，可能与体重增加时，肝内 HDL 被转移去运载 VLDL 中的 TG，因此血浆 TG 水平升高同时伴有血浆 HDL-C 水平降低。

3）减轻体重的措施

·控制热量的摄入

根据膳食平衡研究，当限制热量摄入时，体内贮存的糖迅速分解，组织蛋白质也开始消耗，然而遵循能量守恒定律，机体能迅速调节，为了减少蛋白质的消耗，于是脂肪组织中的脂肪被动员，作为补充膳食热量不足的主要来源。如每消耗 1 kg 脂肪，经代谢后可提供热量 3 500 kcal，但由于个体营养状态的差异，消耗 3 500 kcal 的热量，平均只能使体重减少 0.5 kg。因而，若每日减少摄入 1 000 kcal 的热量，每周将负 7 000 kcal 热量，体重大约可减轻 1 kg。但应注意，促进体重减轻的合理而实用的膳食应该是碳水化合物、蛋白质和脂肪的能量分配均衡，食物成分结构合理的膳食，其中碳水化合物所提供的热量百分比在总热量中不低于 45%；膳食中还应多选富含植物纤维的食物，既可满足饱腹感，又能促进脂肪排泄。具体热量控制办法见糖尿病章节。

·促进能量消耗

体力活动是促使能量消耗的最重要因素，运动可改善葡萄糖耐量，增加血清 HDL-C。有研究表明，每日步行 30 分钟以上，即使不改变饮食，也可在半年内使体重稳步下降。体重 70 kg 的妇女，1 小时游泳 2 000 米，估算将多消耗 550 kcal 热量。

综上所述，控制总热量的摄入和增加运动对减轻体重都是至关重要的。曾有人预测，若每日少吃 100 kcal 的食物，同时多消耗 100 kcal 的热量，经过一年可使肥胖者体重减轻 10 kg。当然，要做到这一点，必须有坚强的意志并持之以恒。

4）减轻体重对调节血脂的作用

国内外流行病学和临床研究均已证明，超重或肥胖者在体重减轻后血脂异常可得到改善。有人对 43 例 BMI 为 25~33.2（平均 28.8）的患者给予调整膳食、控制总热量，或开始 1~2 周内辅以减肥食品，观察 8 周，结果显示血浆 TC 水平平均下降 0.34 mmol/L，TG 水平平均下降 0.47 mmol/L（下降 28.6%），血浆 HDL-C 水平无明显改变，同时，血尿酸也平均下降 41.7 μmol/L。

总之，减轻体重不仅改善脂质代谢，也可影响其他危险因素，是减少冠心病危险因素获益最多的干预措施。

2. 低脂饮食

食物中脂肪的含量及成分对血脂成分及水平有较大的影响。控制脂肪的摄入量对于预防和治疗血脂异常有重要作用，同时对于预防肥胖、代谢综合征、糖代谢异常、大肠癌等亦有一定作用。

ATP-Ⅱ提出的高胆固醇血症的饮食治疗方案可供我国临床应用借鉴。其中为膳食治疗设计的二级方案旨在逐步改变饮食习惯，调整膳食结构，以趋于达到严格控制饮食可获得的效果。二级方案中的重点是减少饱和脂肪酸和胆固醇的摄入量及控制总热量，同时注意单不饱和脂肪酸与多不饱和脂肪酸的比例以及补充所需蛋白质。对于无冠心病的患者，饮食疗法从第一级方案开始，并在治疗后 4 ~ 6 星期和 3 个月时测血浆总胆固醇水平。虽然治疗目标是降低血浆 LDL-C 水平，但对大多数人来说，不必直接检测血浆 LDL-C，而是根据检测血浆 TC 来评估，这样既简便又经济。如血浆 TC 水平为 6.2 mmol/L 和 5.2 mmol/L，即大致分别相当于血浆 LDL-C 水平为 4.1 mmol/L 和 3.1 mmol/L。如果第一级饮食疗法方案未能达到血浆 TC 和 LDL-C 降低目标，可开始实行第二级饮食疗法方案，同样需要在治疗后 4 ~ 6 星期和 3 个月时复查。如治疗目标已实现，可转入长期坚持和监测；如果仍未实现治疗目标，需要及时调整方案，进一步减少总脂肪及饱和脂肪酸的摄入量。经严格的饮食疗法，血浆 LDL-C 水平仍未达到要求目标，则应考虑药物治疗。对已患有冠心病者一开始就需采用第二级方案（见表 4-6），如能达到治疗目标应维持此种方案，否则应与药物治疗并进。

表 4-6　饮食治疗高胆固醇血症的二级方案

营养素	第一级控制方案	第二级控制方案
总脂肪	< 30% 总热量	同前
饱和脂肪酸	占总热量 8%~10%	< 7% 总热量
多不饱和脂肪酸	占总热量 7%~10%	同前
单不饱和脂肪酸	占总热量 10%~15%	同前
糖类	占总热量 50%~60%	同前
蛋白质	占总热量 10%~20%	同前
胆固醇摄入量	< 300 mg/d	< 200 mg/d
总热量	达到和保持理想体重	同前

血脂异常患者的首要治疗问题是控制食物脂类的来源，因此了解常用食物的胆固

醇含量非常必要。表 4-7 介绍了日常每 100 g 食物中胆固醇的含量。

表 4-7　每 100 g 食物的胆固醇含量

食物名称	胆固醇含量（mg）	食物名称	胆固醇含量（mg）
猪脑	3 100	牛肚	132
猪肉	107	羊脑	2 099
猪心（肥）	158	羊肉（肥）	173
猪肝	368	羊心	130
猪肺	314	羊肺	323
猪肾	405	羊肾	354
猪大肠	180	鸡肝	429
牛脑	2 670	鸡肫	229
牛心	125	鸡血	149
牛舌	102	鸭肝	515
牛肝	257	鸭肫	180
牛肺	234	鸡蛋	680
牛肾	340	鸡蛋黄	1 705
鸭蛋	634	青虾	158
鸭蛋黄	1 522	虾米	738
咸鸭蛋黄	2 110	虾皮	680
咸鸭蛋	742	虾子	896
鹅蛋	704	河蟹	235
鹅蛋黄	1 813	蟹黄	466
鹌鹑蛋	674	蚬肉	454
鹌鹑蛋黄	1 674	蚶子	238
凤尾鱼	330	螺蛳	161
鳗鱼	186	蛤蜊	239
鳝鱼	117	鸡油	107
乌贼鱼	275	黄油	295
鱿鱼	265	奶油	168
明虾	150	干酪	104

低胆固醇食物是指每 100 g 食物中胆固醇含量低于 100 mg 的食物。

中胆固醇食物是指每 100 g 食物中胆固醇含量为 100 ~ 200 mg 的食物。

高胆固醇食物是指每 100 g 食物中胆固醇含量为 200 ~ 300 mg 的食物。

高胆固醇血症患者须避免食用高胆固醇食物。

不饱和脂肪酸是构成体内脂肪的脂肪酸之一，是人体必需的脂肪酸。所谓必需脂肪酸就是指自身不能合成，机体不可或缺，必须从食物中获得的脂肪酸。不饱和脂肪酸根据双键个数的不同，分为单不饱和脂肪酸及多不饱和脂肪酸两种。食用脂肪中，单不饱和脂肪酸有油酸，多不饱和脂肪酸有亚油酸、亚麻酸、花生四烯酸等。人体不能合成亚油酸和亚麻酸，必须从膳食中补充。根据双键的位置及功能不同，又将多不饱和脂肪酸分为 ω–6 系列和 ω–3 系列。亚油酸和花生四烯酸属于 ω–6 系列，亚麻酸、二十二碳六烯酸（DHA）、二十碳五烯酸（EPA）属于 ω–3 系列。

不饱和脂肪酸的来源：①脂肪的热量密度（1 g=9 cal[①]）是碳水化合物或蛋白质（1 g=4 cal）的两倍多。尽管橄榄油和菜籽油对健康有益，但它们的热量也很高（1 小汤匙 =120 cal）。此外，许多加工食品和快餐食品的脂肪含量也较高，尤其是饱和脂肪脂酸。②多不饱和脂肪酸存在于茶油、橄榄油、芥花籽油、红花籽油、葵花籽油、玉米油和大豆油中。而饱和脂肪酸存在于畜产品中，例如黄油、干酪、全脂奶、冰激凌、奶油和肥肉以及某些植物油（椰油、棕榈油和棕榈仁油）中。

3. 运动治疗

参见糖尿病章节及本章第十一点中"减轻体重，使体重达标"部分的内容。

（二）血脂异常的药物治疗

通过生活方式治疗而血脂不能达标者需要根据血脂情况选用调脂药物进行药物干预。临床上可供选择的药物有六类：①他汀类；②贝特类；③烟酸类；④树脂类（胆酸螯合剂）；⑤胆固醇吸收抑制剂；⑥其他调脂药。下面对各类药物作简要介绍。

1. 他汀类

他汀类即 3 羟基 3 甲基戊二酰辅酶 A（HMG_COA）还原酶抑制剂。从 20 世纪 80 年代被应用于临床以来，他汀类药物已被证实可显著降低血浆胆固醇水平，预防心脑血管疾病的发生和死亡，是心血管疾病最有效的治疗药物之一。常用的有氟伐他汀、洛伐他汀、普伐他汀、辛伐他汀、西伐他汀、美伐他汀及阿伐他汀等。

他汀类药物是"神奇的药物"，这是目前医疗界的共识。他汀类药物是否名副

---

① 1cal=4.186 J

其实，有许多大型研究结果是很好的证明，如 20 世纪后期的 4S、CAER、LIPID、WOSCOPS 和 AFCAPS/TexCAPS 等研究结果一致肯定了他汀类药物进行降脂治疗在冠心病一级、二级预防中获益，并显示该类药物长期应用的良好安全性。随后 AVERT、MIRACL、LIPS、HPS、PROSPER、ASCOT、PROVE-IT、TNT 和 IDEAL 等一系列临床试验更广泛、深入地探讨了他汀类药物在不同阶段、不同范围冠心病的临床应用，试验的结果使他汀类药物的用途从稳定性冠心病的二级预防扩展到冠心病急性发病时的急救。多项大规模临床试验证明，他汀类药物在冠心病防治中造成的影响丝毫不亚于 70 年前青霉素在感染性疾病治疗中引发的一场医学大革命。可以毫不夸张地说，他汀类药物的问世和应用是现代冠心病治疗史上的一个里程碑，它开创了冠心病防治的新纪元。

首先，他汀类药物降脂作用强，疗效肯定。他汀类药物是目前已知最强的降低密度脂蛋白胆固醇的药物，具有确切的防治冠心病和减少死亡的作用。

其次，他汀类药物功能多样。他汀类药物是一类降脂药物，但是它们不仅具有降脂作用，还有其他一些作用，即降脂外作用。临床上有这样一些冠心病患者，心绞痛频繁发作，每次发作也很严重，可是做冠状动脉造影检查，却发现血管狭窄并不严重，分析心绞痛的原因很可能系血管收缩、痉挛引起。他汀类药物可以改善血管功能，使血管舒张，从而减少和减轻心绞痛发作；他汀类药物可以改善血管内皮功能、抑制斑块炎症反应，稳定动脉粥样斑块，使斑块不易破裂而形成血栓，从而减少心肌梗死的发生；此外，他汀类药物对防治骨质疏松也有好处。

再者，他汀类药物副作用少。服用他汀类药物的患者很少因为发生了不良反应而停药。有少数患者可能会出现胃部不舒服或便秘等，但常常比较轻微，并不影响继续服药。只有约千分之一的患者可能发生肌病，引起肌肉疼痛，如果有这种反应，应立即请医生检查、处理，停药后大多会恢复。

总之，由于他汀类药物降脂作用强、疗效肯定、功能多样、副作用少，因此是目前防治冠心病、血脂异常的首选用药，确实算得上是当之无愧的"神奇"药物。但是患者该不该用，如何选用他汀类药物须咨询相关的医生。

2. 贝特类

贝特类即苯氧芳酸类药物。其通过激活过氧化物酶增值体活化受体 a（PPARa），刺激脂蛋白脂肪酶 LPL、Apo A Ⅰ和 Apo A Ⅱ基因的表达，抑制 Apo C Ⅲ基因的表达，提高 LPL 的脂解活性，有利于降低血浆中 TG 和提高 HDL-C 水平，促进 TC 的逆向转运，并使小而密的 LDL 向大而疏松的 LDL 转变。临床上常用的药物有非诺贝特、苯扎贝特、吉非贝齐等。

该类药物的适应证：高甘油三酯血症、以 TG 升高为主的混合型血脂异常、低高密度脂蛋白血症等。

该类药物的不良反应：使用中要注意胃肠道反应（如厌食、上腹不适、恶心）、头痛、乏力、眩晕、皮疹。注意肌痛、肌病、罕见的横纹肌溶解，当与他汀类药物联用时易发生这些不良反应。有严重肝肾功能不全、胆石症、低蛋白血症的患者禁用；轻至中度肾功能不全的患者慎用。用药期间需要监测肝酶、肌酶等。

3. 烟酸类

烟酸属于 B 族维生素。当其用量超过作为维生素作用的剂量时，可显示出良好的降脂作用。其作用机制可能与抑制脂肪组织中的脂肪分解和减少肝脏中 VLDL 合成和分泌有关。烟酸可增加 Apo A Ⅰ 和 Apo A Ⅱ 的合成，同时烟酸类制剂对于降低脂蛋白 a 有良好的效果。因烟酸速释剂型的不良反应明显，故临床上选用烟酸的缓释剂型，其不良反应小，耐受性好。

该类药的适应证：高甘油三酯血症、低高密度脂蛋白血症、以 TG 升高为主的混合型血脂异常、高脂蛋白 a 等。

烟酸类药物的不良反应：烟酸类药物的不良反应较多，常为面部及上半身皮肤潮红和瘙痒，可刺激胃肠道引起恶心、呕吐、腹泻甚至溃疡，大剂量可出现黄疸、血清转氨酶升高、血中尿酸增加、血糖升高和糖耐量降低，诱发痛风、关节炎等，长期用药应注意。有糖尿病、痛风、肝功能不全及消化性溃疡者禁用。

4. 树脂类

树脂类药物即胆酸螯合剂，为碱性阴离子交换树脂。该类药物在肠道内与胆酸形成不可逆结合，阻碍胆酸的肠肝循环，促进胆酸自肠道排出，阻断胆汁酸中胆固醇的重吸收。其通过反馈机制刺激肝细胞膜表面的 LDL 受体，加速血液中 LDL 的清除，减低血浆中 LDL-C 水平。临床常用药物包括考来烯胺、考来替泊等。

该类药物的适应证：高胆固醇血症、低高密度脂蛋白血症等。

该类药物的不良反应：胆酸螯合剂常见不良反应有胃肠不适、便秘，影响某些药物的吸收。此类药物的绝对禁忌证为异常 β-脂蛋白血症和 TG > 4.52 mmol/L（400 mg/dl）；相对禁忌证为 TG > 2.26 mmol（200 mg/dl）。

5. 胆固醇吸收抑制剂

胆固醇吸收抑制剂依折麦布口服后被迅速吸收，且广泛地结合成依折麦布-葡萄糖苷酸，作用于小肠细胞的刷状缘，有效地抑制胆固醇和植物固醇的吸收。由于减少胆固醇向肝脏的释放，促进肝脏 LDL 受体的合成，又加速 LDL 的代谢。

该类药物的适应证：高胆固醇血症。

该类药物的不良反应：最常见的不良反应为头痛和恶心。肌酸激酶（CK）和谷丙转氨酶（ALT）、谷草转氨酶（AST）升高超过 3 倍正常值以上的情况仅见于极少数患者。考来烯胺可使此药的曲线下面积增大 55%，故两者不宜同时服用，必须合用时须在服用考来烯胺前 2 小时或后 4 小时服此药。环孢素可增高此药的血药浓度。

6. 其他调脂药

1）普罗布考

此药通过渗入脂蛋白颗粒中影响脂蛋白代谢而发挥调脂作用。其可使血浆 TC 降低 20% ~ 25%，LDL-C 降低 5% ~ 15%，而 HDL-C 也明显降低（可达 25%）。该药主要适用于高胆固醇血症，尤其是纯合子型家族性高胆固醇血症。其不仅使 HDL-C 降低，还可使黄色瘤减轻或消退，动脉粥样硬化病变减轻，其确切作用机制未明。有些研究认为普罗布考虽然降低了 HDL-C 水平，但它改变了 HDL 的结构和代谢功能，提高了 HDL 运载胆固醇到肝脏进行代谢的能力，因此更有利于 HDL 发挥抗动脉粥样硬化的作用。普罗布考尚有抗氧化作用。其常见的副作用包括恶心、腹泻、消化不良等；亦可引起嗜酸细胞增多，血浆尿酸浓度增高；最严重的副作用是引起 QT 间期延长，但极为少见，因此有室性心律失常或 QT 间期延长者禁用。

2）n-3 脂肪酸

n-3（ω-3）长链多不饱和脂肪酸主要为二十碳五烯酸（EPA）和二十二碳六烯酸（DHA），二者为海鱼油的主要成分，制剂为其乙酯，高纯度的制剂用于临床。n-3 脂肪酸制剂可降低 TG 和轻度升高 HDL-C，对 TC 和 LDL-C 无影响。当用量为 2 ~ 4 g/d 时，可使 TG 下降 25% ~ 30%。其主要用于高甘油三酯血症；可以与贝特类药物合用治疗严重高甘油三酯血症，也可与他汀类药物合用治疗混合型高脂血症。n-3 脂肪酸还有降低血压、抑制血小板聚集和抗炎的作用，可改善血管反应性。GISSI 研究（GISSI-Prenenzione trial）对心肌梗死患者用 n-3 脂肪酸（800 mg/d）治疗 3.5 年，与安慰剂组比较，全因死亡率降低 20%，冠心病死亡率降低 30%，猝死率降低 45%。该类制剂的不良反应不常见，有 2% ~ 3% 的患者服药后出现消化道症状，如恶心、消化不良、腹胀和便秘；少数患者出现转氨酶或 CK 轻度升高，偶见出血倾向。有研究表明，该药每日剂量高至 3 g 时，临床上无明显不良反应。与他汀类药物或其他降脂药合用时，无不良的药物相互作用。n-3 脂肪酸制剂（多烯酸乙酯）中的 EPA+ DHA 含量应大于 85%，否则达不到临床调脂效果。近来还发现 n-3 脂肪酸有预防心律失常和猝死的作用。

3）新型调脂药物

近年来在国外已有 3 种新型调脂药被批准临床应用。

· 微粒体 TG 转移蛋白抑制剂

洛美他派（lomitapide，商品名为 Juxtapid），于 2012 年由美国食品药品监督管理局（FDA）批准上市，主要用于治疗纯合子型家族性高胆固醇血症（HoFH），可使 LDL-C 降低约 40%。该药不良反应发生率较高，主要表现为转氨酶升高或脂肪肝。

· Apo B$_{100}$ 合成抑制剂

米泊美生（mipomersen）是第 2 代反义寡核苷酸，2013 年 FDA 批准可单独或与其他调脂药联合用于治疗 HoFH。作用机制是针对 Apo B 信使核糖核酸（mRNA）转录的反义寡核苷酸，减少 VLDL 的生成和分泌，降低 LDL-C 水平，可使 LDL-C 降低 25%。该药最常见的不良反应为注射部位反应，包括局部红疹、肿胀、瘙痒、疼痛，绝大多数不良反应属于轻中度。

· PCSK9 抑制剂

PCSK9 是肝脏合成的分泌型丝氨酸蛋白酶，可与 LDL 受体结合并使其降解，从而减少 LDL 受体对血清 LDL-C 的清除。通过抑制 PCSK9，可阻止 LDL 受体降解，促进 LDL-C 的清除。PCSK9 抑制剂以 PCSK9 单克隆抗体发展最为迅速，其中 alirocumab、evolocumab 和 bococizumab 三种类型研究较多。研究结果显示 PCSK9 抑制剂无论单独应用或与他汀类药物联合应用均明显降低血清 LDL-C 水平，同时可改善其他血脂指标，包括 HDL-C，脂蛋白 a 等。欧盟医管局和美国 FDA 已批准 evolocumab 与 alirocumab 两种注射型 PCSK9 抑制剂上市。初步临床研究结果表明，该药可使 LDL-C 降低 40%~70%，并可减少心血管事件的发生。其至今尚无严重或危及生命的不良反应报道。国内尚处于临床试验阶段。

4）B 族维生素

研究发现患者体内缺乏叶酸、维生素 B$_6$ 和维生素 B$_{12}$ 会出现同型半胱氨酸升高，使用这些维生素特别是叶酸可以降低体内同型半胱氨酸的水平，因此临床上用这些 B 族维生素治疗高同型半胱氨酸血症。

药物治疗可根据患者血脂情况采用单药治疗或者多药联合治疗。具体怎样联合用药，须征求医生的意见。

（三）血脂治疗的其他手段

临床上采用的有效手段包括：外科手术切除部分小肠段，以及透析疗法、基因疗法等。但是这些都不是常规手段，一般不采用。

（四）血脂异常的护理

前面介绍了血脂异常受饮食和生活方式影响明显，控制饮食和改善生活方式是治疗的基础措施，无论是否选择药物治疗，都必须坚持生活方式干预。血脂异常患者本人及其家人应了解重视血脂异常及其危害性，掌握血脂异常的非药物治疗护理、药物治疗期间护理以及心理护理，有利于更好地控制高血脂，延缓并发症的发生，提高患者的生活质量。

1. 膳食疗法

饮食是引起原发性高脂血症最关键的因素，合理的膳食结构是维持脂质代谢平衡的重要措施。预防和控制高脂血症首先应从饮食入手，遵循"营养均衡、四低一高"原则。

人体每天应尽量摄入多个品类的食物，以保证营养均衡，满足人体需要。其中五谷类吃最多；蔬菜、水果类吃多些；奶类、豆制品、鱼禽肉蛋类吃适量；脂肪、油、糖类吃最少。

按照"四低一高"原则（低卡路里、低脂、低糖、低胆固醇、高纤维）选择食物，使能量摄入和消耗平衡，维持理想体重，预防超重。

（1）控制总热量的摄入，每餐不宜过饱。适当减少碳水化合物的摄入量。建议每日总热量的分配比例：碳水化合物50%~60%，蛋白质15%，总脂肪酸25%~30%（其中饱和脂肪酸<7%，多不饱和脂肪酸10%，单不饱和脂肪酸20%），纤维20~30 g/d，胆固醇<200 mg/d。

每人每天的热量摄入应控制在30 ~ 40 kcal/kg内（男性患者每日摄入热量1 700~2 700 kcal，女性患者每日摄入热量1 400~2 400 kcal）。三餐能量分配合理，早、晚餐各占30%，午餐占40%，做到每餐吃七分饱即可。

（2）减少和控制高胆固醇食物的摄入。严格控制胆固醇摄入量，家族性高脂血症患者最好控制在100 mg/d以内。动物内脏、肥肉、蛋黄、油炸食品及干贝、鱿鱼、蟹黄等海产品一定要少吃。建议多吃豆制品、大蒜、洋葱、香菇、木耳等降胆固醇食物。

（3）控制糖类的摄入。糖类是热量的来源，同时也是机体生成甘油三酯的营养素，必须控制含糖分较多食物的摄取，如甜点、饼干、糖果、蛋糕、酥油、饮料、冰淇淋等。另外，水果含有较多的果糖，若食用过多的水果也易使糖类摄取过多，造成甘油三酯水平上升，必须引起注意。建议吃芒果、柚子、山楂、山竹、苹果等发挥降脂、降糖作用的水果，但是都不能多吃，一周轮一次，一天吃一样就行，注意适量。

（4）减少脂肪的摄入量。脂肪酸是食物中所含脂质的主要成分，有饱和脂肪酸和不饱和脂肪酸两种。牛、羊、猪等动物的油脂及奶油中富含的饱和脂肪酸容易导致身体发胖、血脂升高，还会在血管中形成血栓，应尽量少吃。而不饱和脂肪酸是人体必需的脂肪酸，可以帮助增加"好胆固醇"——高密度脂蛋白胆固醇，但机体本身不能合成，必须通过食物来补充。橄榄油、干果类、鱼类、豆类等食物均富含不饱和脂肪酸。

建议远离动物性脂肪食物，如全脂牛奶、肥肉、肉皮、黄油、猪油、肠、牛腩等，植物性脂肪食品也要少吃，如椰油、椰子、棕榈油。食用油多选择豆油、玉米油、花生油、菜籽油、橄榄油、茶油等。

另外，一天的脂肪摄取量最好有一半以上来自大豆等植物性脂肪，尽量减少饱和脂肪酸的摄入量。

（5）多食富含维生素、无机盐、膳食纤维的食物。膳食纤维包括水溶性膳食纤维与非水溶性膳食纤维两种，是高脂血症患者的"好朋友"，其不但能满足饱腹感，减少热能的摄入，而且食物纤维可与胆汁酸结合，增加胆盐在粪便中的排泄，降低血清胆固醇水平。大多数植物性食物都含有这两种膳食纤维，健康人群和高脂血症患者只有均衡地摄取这两种纤维，才能为健康身体打好基础。

富含水溶性纤维的食物有尚未精制的谷类、菜花、大麦、豆类、胡萝卜、柑橘、燕麦等。

富含非水溶性纤维的食物有芹菜、菌类、根茎菜等。

（6）摄入适量的蛋白质。蛋白质是生成肌肉和内脏的重要营养素，可分为动物性蛋白质和植物性蛋白质。一般情况下，人体每千克体重需要 1 ~ 1.5 g/d 的蛋白质才能满足人体的正常需要。动物蛋白质主要来自于牛奶、鸡蛋、瘦肉、禽类、鱼虾类；植物蛋白质主要来自大豆和豆制品。

由于肉类、牛奶等动物性蛋白质会使胆固醇增加，而大豆等植物性蛋白质会使胆固醇减少，因此动物性蛋白质和植物性蛋白质的摄取比例最好是1:1，建议多吃鱼类，少吃红肉（猪肉、牛肉、羊肉等）。

另外，虽然牛奶含饱和脂肪酸较多，过量饮用会导致血脂升高，但牛奶中富含的乳清蛋白、钙质等也可影响脂肪代谢，抑制胆固醇合成，减少胆固醇吸收，所以高脂血症患者最好饮用脱脂或低脂牛奶、普通酸奶。

（7）控制食盐的摄入。每日食盐摄入控制在 6 g 以内。烹饪不宜采用焖、炒、炸、烧等方法，尽量用蒸、煮、炖、熬、煨、凉拌的烹调技法，避免营养物质流失，利于人体吸收。

（8）主食不能过于精细。主食应多吃粗粮，如小米、燕麦、豆类等。米饭或面粉最好是未经过精制的，因为其中含有较多对人体有利的膳食纤维、维生素和矿物质成分。丰富的膳食纤维可以减少肠内胆固醇的吸收，具有降血脂的作用，少量摄取也会有饱腹感，可以预防饮食过量而导致的肥胖。

建议大米加入 1 ~ 2 成的糙米做成米饭，把面食改成杂粮面。注意，糙米与杂粮面食不容易消化，在食用时要多咀嚼，促进消化酶的分泌，帮助消化吸收。

（9）顺应天时来降脂。研究证实，人和动物的血脂水平一样，在不同季节有着非常显著的差别。血浆总胆固醇水平以秋季最高，夏季最低，夏秋两季间统计差别非常显著；血浆甘油三酯水平以春季最高，秋季最低，两季间的统计差别也非常显著。因此，在对高脂血症患者进行饮食调理时还要考虑不同季节对血脂的影响。

春季血清甘油三酯水平最高，应适当减少动物脂肪和糖类食物的摄入，同时减少总热量的供给，以防止甘油三酯的过度升高对身体带来的危害。夏季血浆总胆固醇水平最低，可适当增加蛋黄和动物肉类食物，以保证体内胆固醇的供给。秋冬季血浆总胆固醇水平最高，甘油三酯水平最低，应减少动物内脏、蛋黄等高胆固醇食物的摄入，并适当增加植物油和动物脂肪的摄入，以防止血浆总胆固醇的升高和甘油三酯的不足，保证热量的供给。具体膳食方案见表4-8。

表 4-8　血脂异常膳食控制方案

食物类型	最大量（g/d）	可供选择的食物	减少和避免品种
肉类	75	瘦猪肉、牛羊肉、去皮禽肉、鱼	肥肉、禽肉皮、加工肉制品（肉肠）、鱼子、鲍鱼、肝、脑、肾、肺、胃、肠
蛋	50	鸡蛋、鸭蛋、蛋清	蛋黄
奶	50	牛奶、酸奶	全脂奶粉、乳酪等奶制品
食用油	20	花生油、菜籽油、豆油、葵花油、色拉油、调和油、香油	棕榈油、猪牛羊油、奶油、鸡鸭油、黄油、
甜食（蛋糕、甜点等）	0	最好不吃	油饼、油煎馅饼、油炸饼、奶油
新鲜蔬菜	400~500	深绿色蔬菜、红黄色蔬菜	
新鲜水果	50	各种水果	加工果汁、加糖果味饮料
盐	6	食用盐	黄酱、豆瓣酱
谷类	500	米、面、杂粮	
豆类	30（或豆腐150、豆腐干等45 g）	黄豆、豆腐、豆制品	油豆腐、豆腐泡、素什锦

2. 改变不良生活方式

1）控制咖啡和浓茶的饮用

浓茶、咖啡中含有丰富的咖啡因，对脂肪具有很强的分解作用，但饮用后易兴奋，导致失眠和不安，还可造成心动过速和心律失常，且浓茶中含有大量的鞣酸，会影响人体对蛋白质等营养成分的吸收，引起大便干燥，对高脂血症和冠心病患者来说非常不利。因此高脂血症患者最理想的饮用水是淡绿茶、白开水等，每次饮水量以 200 ml 左右为宜，日饮水量应维持在 2 000 ml 以上，以降低血液黏稠度，防治高脂血症和心脑血管疾病。

2）晚餐时间不宜太晚和过量

晚餐时间过晚或过量，容易患血脂异常、结石、肠胃疾病、失眠、肥胖等疾病。一般在下午 7 点之前进晚餐最有益健康，记住要少吃、定量，清淡易消化，只吃 5 分饱，吃得比正常晚餐更慢，并以蔬菜和粗粮为主。

3）不要盲目节食

节食会使体内缺乏糖类和各类营养素，进而引起严重的营养不良，从而加重病情和伤害身体。应采取改变饮食结构、合理膳食的方式保持身体健康，确保减肥效果不反弹。

4）远离烟酒，行为习惯良好

吸烟者体内高密度脂蛋白水平低，不利于胆固醇代谢。长期饮酒可使人的血脂升高，心脏功能减弱、心脏肥大、形成"啤酒心"。日常生活中，不良生活习惯往往是引起高血脂的导火索，因此，对于吃得咸、少运动、多肉少菜、喝酒过量等不良生活方式要高度警惕。

应摒弃不良的生活方式和行为习惯，保持良好心态，生活规律，戒烟限酒，禁饮烈性酒，以减少引起动脉粥样硬化的危险因素，帮助身体血脂水平恢复正常，增强心肺功能，改善胰岛素抵抗，提高身体素质，预防并发症的发生。

（五）运动疗法

肥胖是导致高血脂的高危因素，而运动干预是预防血脂异常的有效手段之一。坚持运动锻炼可使血清中游离脂肪酸水平降低，平衡机体内多余的脂肪，使体重指数处于正常范围，有效预防与控制高血脂，对于高脂血症患者的治疗具有重要的临床意义。

高脂血症患者的运动最好在医生指导下，根据自身病情、身体素质、爱好等制订科学的运动计划，运动时间与强度合理，掌握运动前后及运动过程中注意事项，循序渐进，持之以恒，确保运动的安全性和有效性。

1. 适合的人群

运动疗法是高脂血症患者降低血脂的一个重要方法，但是并非人人都适宜。在进行锻炼前需进行全面的体格检查，以排除各种可能的并发症，并以此确定自己的运动量。

（1）若合并有轻度糖尿病、高血压和无症状性冠心病及肥胖的患者，可在医生的指导下参加一般的体育锻炼。

（2）合并有下列疾病的高脂血症患者应尽量减少运动量，进行运动的同时做好自我监护，有条件的最好运用医疗设备进行监护。①控制情况不好的糖尿病；②肥厚型梗阻性心肌病、扩张型心肌病和明显的心脏肥大；③频发室性期前收缩、心房颤动；⑤甲状腺功能亢进症；⑥肝、肾功能损害。

（3）合并有下列疾病的高脂血症患者应禁止运动：①重度高血压；②严重的糖尿病；③心肌梗死急性期；④不稳定型心绞痛；⑤充血性心力衰竭；⑥严重的室性和室上性心律失常；⑦肝、肾功能不全。

2. 合适的运动方式

提倡中低强度的有氧运动，根据自身情况，选择轻快的行走、慢跑、游泳、骑自行车、爬山、打网球、打乒乓球、打羽毛球、打太极拳、迪斯科健身操、运用健身器等。这些运动方式可以帮助改善心肺系统的健康状况。

3. 合理的运动量

运动量是指体育运动给人体带来的生理负荷量，往往以运动者的呼吸、心跳、脉搏、氧气消耗量等作为客观指标，结合自身主观感觉加以全面评估。合理的运动量以不发生主观症状（如心悸、呼吸困难或心绞痛等）、微汗、不疲劳为宜。

一般以脉率加快程度来评定。可在锻炼前先测 1 分钟的脉率，锻炼后再测 1 次。如果运动量适宜，正常健康老年人运动后的最高脉率不应超过 170 减去年龄数，且在 1 小时内能恢复正常。譬如年龄为 60 岁，则运动后最高脉率不应超过 110 次 / 分钟。

4. 适当的运动频率

高脂血症患者须坚持经常性的运动锻炼方能起到降低血脂水平的效果。对于体质较好的中青年人，可以安排隔日一次。对于体质虚弱的老年高脂血症患者来说，每周运动 3~4 次，坚持运动 3 个月以上，都将会出现比较显著的降血脂效果。

5. 运动持续时间

每次运动的时间应控制在 30 ~ 40 分钟。运动开始之前，先进行 5 ~ 10 分钟热身，然后开始运动 20 ~ 30 分钟。

6. 最佳的运动时间

有研究表明，日出前和傍晚为污染高峰期，建议运动在上午 10 点左右、下午 3 点左右，以及吃过晚饭的两个小时以后完成。

（六）心理护理

由于高脂血症是一种慢性疾病，患者需长期服药，心理压力大，易产生焦急、忧郁、紧张等不良情绪，家属应经常与患者沟通，给予及时的关心、支持；医务人员在患者复诊时注意针对不同学历、家庭状况的患者给予心理疏导，耐心解答患者的疑问，帮助其保持愉悦的心情，积极配合治疗（详见心理治疗章节）。

（七）服药自我管理

高血脂患者需要长期服用药物治疗，使血脂保持在适当水平，以减少对心脑血管系统的损害，因此坚持遵医嘱用药是关键。药物治疗过程中，患者要知晓用药注意事项，根据药物起效时间和高峰时间合理安排用药，确保药效的有效发挥；遵医嘱定期复诊，监测血脂水平，肌酶、肝功能、肾功能和血常规等，及时发现药物不良反应并处理；同时要密切观察心脑血管疾病的临床征象，及早发现，及时治疗，改善预后。

（1）他汀类药物。除阿托伐他汀和瑞舒伐他汀可在任何时间服药外，其余制剂均为每晚顿服。少数患者可出现腹痛、便秘、肌肉疼痛、失眠、转氨酶升高（如乏力、食欲缺乏、失眠多梦、低热、厌油、恶心、呕吐、腹痛、腹泻、肝区不适等），极少数严重者可引起横纹肌溶解而致急性肾损伤（肌痛、乏力、深色尿）。与其他调节血脂药（如贝特类、烟酸类等）合用时可增加药物不良反应，联合用药应慎重。患者在服药过程中有上述表现需要停药及时复诊。他汀类药物不宜用于儿童、孕妇、哺乳期妇女及准备生育的妇女。

（2）贝特类药物。主要不良反应为胃肠道反应，少数出现一过性血清转氨酶升高，如明显异常应及时停药就诊，还可见皮疹、白细胞减少。肝肾功能不全者、儿童、孕妇、哺乳期妇女忌用。此类药可加强抗凝血药作用，若需合用应遵医嘱减少抗凝血药剂量。

（3）烟酸类药物。不良反应有面部潮红、瘙痒、高血糖、高尿酸及胃肠道症状，严重不良反应使消化性溃疡恶化，偶见肝功能损害，应在饭后服用以减少其不良反应发生。

（4）树脂类药物。主要不良反应为恶心、呕吐、腹胀、腹痛、便秘，也可干扰其他药物的吸收，如叶酸、地高辛、甲状腺素、脂溶性维生素及贝特类、他汀类、抗生素类药物等。如合用需合理安排服药时间，服药时间应间隔4小时。

（5）其他药物。①依折麦布的常见不良反应为头痛和恶心，有可能引起转氨酶升高；②普罗麦考的常见不良反应为恶心，偶见QT间期延长（室性心律失常、晕厥、猝死），是最严重的不良反应；③n-3脂肪酸制剂的常见不良反应是恶心、腹部不适，有出血倾向者禁用。高脂血症患者应在饭后服用上述药物以减少不良反应发生。

参考文献

[1] Katsiki N, Perez-Martinez P, P Mikhailidis D. Homocysteine and Non-Cardiac Vascular Disease[J]. Current pharmaceutical design, 2017, 23 （22）:3224-3232.

[2] Sun HY，Dong S，Zhang CH，et al. Meta-analysis on the correlation betweenapomrs805296 polymorphism and risk of coronary artery disease[J]. Medical Science Monitor International Medical Journal of Experimental ＆ Clinical R esearch，2016，22（15）: 8-13.

[3] 国家卫生和计划生育委员会疾病预防控制局. 中国居民营养与慢性病状况报告（2015年）[M]. 北京：人民卫生出版社,2015.

[4] Moran A, Gu D, Zhao D, et al. Future cardiovascular disease in china:markov model and risk factor scenario projections from the coronaryheart disease policy model-china[J]. Circ Cardiovasc Qual Outcomes,2010, 3: 243-252.

第二节　血脂异常的社会心理问题与精神心理状况

一、发病机制及危险因素

（一）高脂血症的成因

随着社会的进步，由于生活方式和饮食习惯的改变，高脂血症的患病率不断增长，成为人类社会面临的严重问题，除了其本身对身体的不良影响外，还会导致一系列的心理情绪问题。

（二）精神心理状况影响高脂血症

1. 日常生活方式会影响血脂水平

个体的行为方式会影响血脂水平。有研究显示，青少年吸烟行为可导致其总胆固醇、甘油三酯、低密度脂蛋白胆固醇水平和体重指数均高于非吸烟者。吸烟量与总胆固醇和低密度脂蛋白胆固醇水平呈显著正相关。这一结果为制订预防吸烟青少年高脂血症的干预计划提供了数据基础。

2. 精神心理状况与血脂控制

心理需求会影响血脂水平。日本的一项研究结果显示，男性较高的心理需求与高总胆固醇水平相关，高要求也与 TC / HDL-C 的比值正相关。心理要求高的工作可能与不利的脂质特征有关。另外，自我认识、自我概念以及对高脂血症本身的认识对会影响患者日常行为，进而影响高血脂的控制。

（三）健康教育影响高脂血症患者精神心理状况

高脂血症是重要的慢性健康问题，在全世界越来越严重。教育干预对卫生团队来说是一项挑战。护士通过提供教育干预措施来帮助改善患者自我管理结果，从而在整体健康方面发挥重要作用。尽管一些研究显示测量变量发生了显著变化，但随着时间的推移，几乎没有显著差异，仅在代谢指标和临床变量中观察到的比生活方式行为更多。此外，尽管大多数研究涉及与生活方式行为相关的问题，例如营养、身体活动以及烟草和酒精使用，但在干预后很少有测量变化。最后，难以比较审查中包含的研究，包括教育战略的异质性、使用的评估方法以及评估工具的差异，这导致难以确定治疗期间最有效的干预措施的特征。尽管有许多旨在控制高脂血症的干预措施，但观察结果使所获得的结果很难维持。因此，有必要继续创建高质量的干预措施，并基于坚实的理论框架，不仅要治疗当前的疾病症状，还要帮助预防心血管疾病。

二、临床表现

可能的心理障碍表现：就目前的证据来看，高脂血症患者多不会出现明显的心理问题。一般说来，高脂血症患者多合并其他代谢异常，这些综合因素可能影响高脂血症患者的心理状况，出现心理问题，如自卑、进食相关障碍、躯体症状相关障碍、抑郁情绪和焦虑情绪障碍等。

相关心理问题及情绪障碍的处理见其他章节。

三、治疗及管理

目前高脂血症的主要治疗手段还是药物治疗，生活方式的调整和心理行为处理效果有限。

（1）饮食治疗。人类在其长期的食物缺乏的进化过程中形成的进食需求与方式是最大的挑战。高脂血症个体需要理智战胜情感，了解我们的生物属性与科学进步的冲突，主动改变进食习惯和生活方式。

（2）运动治疗。

（3）健康教育和管理。慢性病是 21 世纪的主要流行病。通过每年定期的护理咨询，可以改善慢性病患者的控制水平。高脂血症是重要的慢性健康问题，在全世界越来越严重。教育干预对卫生团队来说是一项挑战。护士通过提供教育干预措施来帮助改善患者自我管理结果，从而在整体健康方面发挥重要作用。但目前的手段及效果有限，需要继续创建高质量的干预措施，并基于坚实的理论框架，不仅要治疗当前的疾病症状，还要帮助预防心血管疾病。

（4）心理问题的干预。如果患者出现躯体症状相关障碍、焦虑和抑郁情绪时，需要相应的心理治疗。必要时合并药物治疗。

参考文献

[1] Byeon YS, Lee HS. Relation of the blood pressure, lipids and body mass index by smoking status among adolescents[J]. Taehan Kanho Hakhoe Chi，2007，37（6）：1020–1026.

[2] Gorina M, Limonero JT, Álvarez M. Effectiveness of primary healthcare educational interventions undertaken by nurses to improve chronic disease management in patients with diabetes mellitus, hypertension and hypercholesterolemia: A systematic review[J]. Int J Nurs Stud，2018，86: 139–150.

[3] Li YH, Ueng KC, Jeng JS, et al. Taiwan lipid guidelines for high risk patients[J]. J Formos Med Assoc，2017，116（4）：217–248.

[4] Martín Gordo O, Martín Moreno V, Agüero Orgaz D, et al. Management of time used to treat the chronic patient: a new approach to improve quality of health care[J]. Rev Calid Asist，2014，29（5）：270–277.

[5] Tsutsumi A, Kayaba K, Ishikawa S, et al. Job characteristics and serum lipid profile in Japanese rural workers: the Jichi Medical School Cohort Study[J]. J Epidemiol，2003，13（2）：63–71.

第五章　尿酸代谢相关问题

第一节　高尿酸血症

高尿酸血症是一种嘌呤代谢紊乱所致的慢性疾病。参与嘌呤代谢过程中的相关酶的活性，因先天因素或后天因素发生缺陷，导致尿酸生成过多和／或排除过少，使血浆尿酸水平超过饱和，在相应组织器官沉积，对机体造成危害，可引起痛风，损害关节、肾脏、血管等靶器官。高尿酸血症的危害虽然很大，但是它是可防可治的疾病，因此我们需要改变生活方式和培养一个积极的心态来应对它。下面我们一起来学习高尿酸血症相关的知识和防治方法。

一、尿酸

人体是由一个个有核生物细胞组成的，有核细胞内有一种非常重要的遗传物质，它携带着决定人体生命所有信息的物质——核酸，包括脱氧核糖核酸（DNA）和核糖核酸（RNA）。核酸是一种大分子物质，由几十万、几百万甚至上千万个核苷酸组成，每一分子核苷酸又包括三类物质，即一分子磷酸、一分子戊糖和一分子碱基（嘌呤或嘧啶）。因此可见嘌呤是细胞不可或缺的组成成分之一。嘌呤核苷酸可以在核苷酸酶的催化下脱去磷酸成为嘌呤核苷，嘌呤核苷在嘌呤核苷磷酸化酶（PNP）的催化下转变为嘌呤。嘌呤核苷及嘌呤又可经水解、脱氨及氧化等生化作用后生成尿酸。哺乳动物中，腺苷（内源性核苷，是合成三磷腺苷、腺嘌呤、腺苷酸、阿糖腺苷的重要中间体物质）和脱氧腺苷不能由嘌呤核苷磷酸化酶分解，而是在核苷和核苷酸水平上分别由腺苷脱氨酶（ADA）和腺苷酸脱氨酶（AMP）催化脱氨生成次黄嘌呤核苷（又叫肌苷）或次黄嘌呤核苷酸。它们再经过水解生成次黄嘌呤，并在黄嘌呤氧化酶的催化下逐步氧化为黄嘌呤和尿酸。从前面的介绍我们不难看出，尿酸（又叫三氧基嘌呤）是嘌呤代谢的终产物。体内嘌呤核苷酸的分解代谢主要在肝脏、小肠及肾脏中进行。正常生理情况下，嘌呤合成与分解处于相对平衡状态，所以尿酸的生成与排泄也较恒定，不会在体内蓄积，还可以发挥一定的抗氧化作用，对抗人体内的自由基氧化损害，但是，如果体内有过多的尿酸存在则会对人体造成很大的危害。

2. 尿酸的来源

（1）外源性。即机体直接分解摄入食物中的核苷酸后得来的尿酸，约占体内总尿酸水平的 20%。外源性嘌呤主要来源于食物，血尿酸水平与食物来源嘌呤的含量成正比，食物来源的嘌呤中 50% 的 RNA 来源和 25% 的 DNA 来源均是以尿酸的形式溶解在尿液中排泄。虽然外源性嘌呤可以导致尿酸水平升高，出现痛风等临床损害，但是对高尿酸血症患者而言，内源性尿酸代谢紊乱比外源性因素更重要。

（2）内源性。即机体在一系列酶的作用下将体内的氨基酸、磷酸核糖及其他小分子化合物合成嘌呤和核酸等大分子物质，再经过分解代谢途径产生的尿酸，约占体内总体尿酸来源的 80%。该途径在高尿酸血症所致的各种临床损害中起决定性作用。

3. 尿酸的去路

大多数哺乳动物和禽类体内均有尿酸酶（尿酸氧化酶），可将尿酸分解成尿囊素，进一步再分解为氨、二氧化碳和水。人和猿类体内缺乏尿酸酶，因此人体内尿酸是嘌呤代谢的终末产物，需要直接排出体外。正常人体内尿酸平均为 1 200 mg（0.168 mg=1 μmol），人体每天产生尿酸 750 mg，每天经肾脏和肠道排出尿酸 500 ~ 1 000 mg。如果肾脏功能正常，约 2/3 尿酸经肾脏排泄，其余的 1/3 在肠道分解排出。

（1）尿酸自肾脏排出包括三个步骤：①以游离尿酸盐的形式通过肾小球滤出（滤过率几乎达 100%）。②近端肾小管重吸收。③肾远曲小管排泌。尿酸经过终尿总的排泄量占原尿中尿酸滤过量的 6% ~ 10%。尿酸排出量与其在尿中的溶解度有直接关系，尿酸盐在酸性环境中溶解度下降，如 pH 值为 5.0 时尿液中游离尿酸仅占 15%；pH 值为 6.6 时尿液中几乎所有的尿酸均处于游离状态。因此碱化尿液有利于尿酸排泄，可以降低血尿酸水平。另外，尿酸经肾脏排泄与尿量也有较大的关系，适当多饮水，可以增加尿量，有利于尿酸溶解，促进尿酸排泄。尿酸盐的排泄量取决于肾小球滤过率、肾近曲小管重吸收和肾远曲小管排泌的功能状态。尿酸分子量小，血浆中的尿酸绝大部分能从肾小球滤过，只有小部分与蛋白质结合成复合物，而不易扩散。肾近曲小管在回吸收钠的同时将部分尿酸主动重吸收，终尿中排出的尿酸盐 80%～85% 来自肾远曲小管的排泌。正常人肾脏的尿酸清除率为 6～9 ml/min，只相当于菊粉或肌酐清除率的 10%，肾脏每天排出尿酸 2.4～3.0 mmol（1 mmol=1 000 μmol），相当于肾小球原尿中所含尿酸的 4%～5%。高尿酸血症约 25% 是原发性嘌呤合成过多引起，75% 是由于肾脏尿酸清除率降低所致。在临床工作中需要特别注意的是一部分药物可以影响尿酸的排泄，如小剂量的阿司匹林、较大剂量的维生素 C 等药物可以降低 pH 值，抑制尿酸盐在尿液中溶解，导致高尿酸血症。

（2）尿酸经肠道排泄。经过该途径排泄的尿酸在肠道内被细菌分解后随粪便排出体外。正常情况下经过该途径排出的尿酸仅占血尿酸排泄总量的 1/3，但是，如果患者出现肾脏功能障碍，或者是痛风发作时，经肠道排泄的尿酸量就会明显增加。

（3）白细胞内的代谢作用。白细胞内的过氧化酶将尿酸降解为尿囊素、二氧化碳和水。

二、高尿酸血症

正常情况下，女性血尿酸平均水平低于男性约 60 μmol/L。我国有资料证明，人群血尿酸水平为 148.8～416.5 μmol/L，男性平均为 267.5 μmol/L，女性平均为 208.3 μmol/L。在正常人群中，女性血尿酸水平要比男性低 30% 左右。事实证明，急性痛风性关节炎发作的患者，绝大多数人血尿酸水平都高于 416 μmol/L（该数值可能是痛风发作的临界点），从该数值来分析，男性发生痛风，其血尿酸量只需在原血尿酸量的基础上升高 43%，而女性则要升高 56.5% 才会发病。因此，同样高的血尿酸水平可导致男性发病，而女性则可能不会发病。

高尿酸血症是指血尿酸水平升高超过正常界限值。一般认为，血尿酸水平超过 360 μmol/L，视为高尿酸血症；临床上，当血尿酸水平超过 390 μmol/L，才能拟诊断为高尿酸血症；当血尿酸水平超过 420 μmol/L 时，确诊为高尿酸血症。绝大多数痛风患者的血尿酸水平均超过 420 μmol/L。当血尿酸水平 ≥ 420 μmol/L 时，血中尿酸水平已达到了超饱和状态，此时血尿酸极易在组织内沉积而造成痛风和肾脏损害等。因此，从临床诊断的角度出发，当血尿酸水平超过 420 μmol/L，即确诊为高尿酸血症；血尿酸水平为 390 μmol/L，虽然也属高尿酸血症，但血中尿酸尚未达超饱和状态。目前大部分医院采用男性血尿酸水平 ≥ 416.0 μmol/L、女性血尿酸水平 ≥ 360.0 μmol/L 作为高尿酸血症的诊断标准。

2009～2010 年东南大学肾脏病研究所（代表中国慢性肾脏病流行病学调查协作

组）的调查研究结果显示，中国成人高尿酸血症的患病率为 8.4%。据此估计，中国 18 岁以上人群中有将近 9 300 万高尿酸血症患者，此患病率低于西方发达国家。进一步分析发现，城市地区高尿酸血症的患病率显著高于农村地区（14.9% ：6.6%），已达到西方发达国家水平。通过荟萃分析的方法总结 2000 ～ 2014 年发表的高尿酸血症患病率的相关研究，显示中国大陆高尿酸血症的患病率为 13.3%，其中男性（19.4%）高于女性（7.9%），城市（13.7%）高于农村（12.3%），内陆（13.8%）高于沿海（12.5%），南方（18.6%）高于北方（13.2%），经济发达地区（13.8%）高于经济落后地区（12.6%）。

尽管高尿酸血症和痛风的发病比例呈逐渐增高的趋势，在目前属于常见病、多发病的范畴，但是普通人群对高尿酸血症和痛风的认知仍存在许多误区和不足，主要表现为：①对痛风的病因认知不足，只有 56% 的人认为痛风是因尿酸过高引起；②对痛风危害的认知度有限，仅 32.5% 的人知道痛风可以引起肾脏损害，9.6% 的人知道痛风可并发高血压，只有 5.9% 的人知道痛风可以并发糖尿病；③有关饮食对痛风的影响知之甚少，55% 左右的人知道痛风患者不宜饮酒，22.7% 的人知道痛风患者不宜食用猪肝等动物内脏，仅 10.9% 的人知道痛风患者不宜食用肉汤等高嘌呤饮食。这些调查数据均提示多数人对痛风的认知不足。

在临床上高尿酸血症根据不同的病因分为原发性和继发性两大类。

（1）原发性高尿酸血症。原发性高尿酸血症是指一类没有其他获得性疾病的先天性尿酸代谢障碍所导致的血尿酸水平升高和 / 或尿酸盐在组织内沉积和 / 或以痛风综合征为主要临床表现的一类疾病。高尿酸血症患者中 95% 的病例是原发性的。先天性尿酸代谢障碍包括两类原因：①尿酸生成过多，次黄嘌呤—鸟嘌呤磷酸核苷转移酶（HG-PRT）部分或完全性缺乏，造成 5- 磷酸核糖 -1- 焦磷酸合成酶（PRPP）蓄积，加速了嘌呤合成，导致尿酸生成过多。另外由于 PRPP 的活性增强，嘌呤合成增多，也导致了尿酸生成过多，上述两种原因与性连锁遗传有关。②尿酸排泄减少，与常染色体显性遗传有关，表现为肾小球滤过率减少、肾小管重吸收增加、远曲小管排泌减少。原发性高尿酸血症的遗传变异度极大，可能是多基因遗传病，许多自身和环境因素都可影响高尿酸血症遗传的表现形式，如年龄、性别、饮食及肾功能等。

（2）继发性高尿酸血症。继发性高尿酸血症指的是一类原因比较明确，从属于相应疾病的临床表现，继发于任何一种遗传性或获得性疾病的病理生理过程中，高尿酸血症患者中 5% 的病例是继发性的。在临床上主要分为两大类：①尿酸生成过多，包括高嘌呤食物摄入过多；骨髓增生性疾病，如多发性骨髓瘤、红细胞增多症；淋巴增生性疾病，如传染性单核细胞增多症、血小板增多症；溶血性贫血；肿瘤；银屑病；肝糖原累积病，见于Ⅰ、Ⅲ、Ⅴ、Ⅵ型；果糖摄入过多；遗传性果糖不耐受；低氧血症和组织灌注不足；激烈运动后导致横纹肌溶解或者是挤压综合征；急、慢性乙醇中毒；肥胖；Paget's病等。②尿酸排泄减少，包括肾功能不全；酸中毒，如酮症酸中毒、乳酸酸中毒、饥饿性酮症；结节病；肾小管尿酸盐吸收增加；妊娠中毒；甲状旁腺功能亢进；甲状腺功能减退；高血压；药物影响，如脱水剂和利尿剂、乙胺丁醇、吡嗪酰胺、烟酸、环孢素、阿司匹林、维生素C等；铅中毒；铍中毒；肿瘤患者化疗和放疗后未充分水化；肾上腺皮质功能减退；肾性尿崩症；Batter综合征；Down综合征等。

三、高尿酸血症的临床表现

高尿酸血症患者中有一部分人群可以无任何不适表现，仅通过常规体检或者因其他疾病就诊时检查血生化或者肾功能时被发现；另外一部分人群因发生与高尿酸血症相关的临床症状，如关节红肿热痛等就诊时被临床医生发现后诊断。高尿酸血症常见的临床表现包括：

1. 关节病变

高尿酸血症相关的关节病变根据发病时间的长短、起病方式的急缓以及是否有关节破坏、畸形等分为急性和慢性痛风性关节炎。

（1）急性痛风性关节炎。急性痛风性关节炎是高尿酸血症最常见的首发症状，其起病急、疼痛剧烈，多在半夜发作，关节周围红肿热痛表现突出。半数以上患者首发关节为第一跖趾关节；另外，踝、膝、指、腕、肘等关节亦是好发部位。急性发作数天至数周可自行缓解。饮酒、湿冷、疲劳、外伤、手术及感染都是该病的诱发因素。

（2）慢性痛风性关节炎。随着痛风急性发作次数的增多和病程的演进，尿酸盐在关节内外和其他组织中的沉积逐步加重，受累关节逐渐增多，关节炎症也逐渐演变为慢性，以致形成关节畸形。从最初发病至慢性关节炎形成平均为10年左右，也有少数病例没有急性痛风发作表现，呈潜行慢性病变。由于尿酸盐在关节及其周围组织中沉积引起慢性炎症反应，受累关节呈非对称性不规则肿胀和进行性强直、僵硬，以致受累关节持续性疼痛，广泛破坏并有较大皮下结节形成（痛风石），最终导致病变关节畸形，而丧失活动功能。虽然慢性痛风性关节炎可侵犯各部位关节，并使许多关节同时受累，但是很少侵及脊柱关节和肋软骨，即使侵犯也症状轻微，有时表现为胸痛、腰背痛、肋间神经痛等。

2. 痛风结节

痛风结节又称痛风石，是尿酸盐沉积于组织所致。由于尿酸盐不易透过血脑屏障，故除中枢神经系统外，几乎在所有组织中均可形成痛风结节，以关节软骨及关节周围组织多见。初次发作痛风后若未控制血尿酸水平，一般在10年以后才形成痛风石。肾功能不全是痛风石早期形成的主要危险因素，其他因素还包括利尿剂的使用和高龄等。痛风结节的特征：①突出皮肤表面呈淡黄色或白色圆形或椭圆形结节；②结节数目1～10余个不等；③结节大者如鸡蛋，小者只有米粒大小；④结节质地硬韧或较柔软；⑤随结节体积增大，表面皮肤变薄或损伤致使局部皮肤破溃，可流出白色尿酸盐结晶（外观有点像石灰色流体，伴有细小颗粒）。痛风石常见于鹰嘴囊、跟腱、第一跖趾关节、耳廓和指腹等典型部位，也可发生于少见部位，如在脊柱旁可造成脊髓或神经根受压，在支气管旁可造成气道阻塞，在心脏窦房结周围及传导系统行走区域可导致心率和心律异常，其还可以出现在心脏瓣膜、巩膜和乳房等部位，也就是说，除中枢神经系统组织和毛发外，人体其他部位的组织均可发生痛风结节。

影响痛风结节发生率的原因有：①血尿酸水平的高低；②高尿酸血症病程的长短；③高尿酸血症的治疗效果。

痛风结节局部合并皮肤溃疡、感染，或严重关节损害伴功能障碍（关节无法活动、不能穿鞋、行走困难等），产生压迫症状、窦道形成、影响美观时，可考虑手术切除痛风结节。单纯痛风结节切除治疗的术后并发症较多，可出现切除部位皮肤愈合不良、坏死等。

3. 肾脏病变

随着人们生活水平提高及饮食结构改变，血尿酸水平呈逐步升高的趋势。越来越多的研究表明，高尿酸血症是肾脏损害的危险因素。肾脏损害是高尿酸血症常见临床表现。血清中的尿酸水平与尿酸生成速率呈正相关，与尿酸排泄能力负相关，两者之一或同时发生改变，均可使血尿酸水平发生改变。在高尿酸血症长期作用下对肾脏产生病理损害——痛风肾，且肾脏损害程度与血尿酸水平、持续时间成正相关。血尿酸主要通过以下作用机制对肾脏产生致病作用：①高尿酸血症导致肾血管内皮细胞功能异常和炎性反应。研究发现，尿酸可以通过抑制一氧化氮产生和刺激血管内皮细胞增生，从而引起血管内皮细胞的损伤，中等程度的高尿酸血症就可以引起血管内皮细胞的损伤。对高尿酸血症与肾损害相关性研究发现，尿酸可以抑制健康人体血管内皮细胞一氧化氮的生成，导致由酰胆碱诱导的血管舒张作用减弱，肾血管收缩，肾脏灌注下降。②高尿酸血症导致肾脏血流动力学改变，高尿酸血症可以改变肾小球内血流动力学，特别是肾皮质部肾血管收缩和增加肾素的表达，导致肾皮质内血管阻力增加，这种情况下的肾小球病变损害并不是继发于高血压样改变。③对高尿酸血症诱发高血压和肾小球的肥厚研究发现，患有高尿酸血症的大鼠有着更明显肾小球肥大、硬化以及纤维化。④高尿酸刺激肾素—血管紧张素系统和环加氧酶—2系统，动物模型研究提示高血尿酸可以引起大鼠环孢素A肾病的恶化，肾小管损害进展及肾小球的纤维化，同时并发更严重的血管病变——肾血管硬化。

痛风性关节炎患者中20% ~ 40%伴有肾脏病变，痛风性关节炎患者的肾脏损害与关节炎的严重程度无相关性，轻度关节炎者可有明显的肾脏病变，而严重关节炎者亦可无肾脏病变。高尿酸血症肾损害包括急性尿酸性肾病、慢性尿酸性肾病及尿酸结石。

（1）急性尿酸性肾病。严重的高尿酸血症患者短期内有大量尿酸盐沉积于肾小管和集合管，造成管腔阻塞、尿闭，引起急性肾功能衰竭（acute renal failure，ARF）。发生ARF前，血尿酸会显著升高，最高可达4 760μmol/L（80 mg/dl），所排尿液中可见泥沙样或结石状尿石排出，尿沉渣检查有大量尿酸结晶，尿pH值明显降低，尿液尿酸与血肌酐比值＞1.0，尿隐血试验阳性。此型尿酸性肾病多见于肿瘤放、化疗后，大量细胞被破坏引起核酸分解代谢亢进，血尿酸、尿液尿酸水平骤然升高，短时间内尿酸盐聚集在肾小管、集合管、肾盂、肾盏和输尿管内，引起肾小管、集合管广泛性阻塞，管壁立方上皮细胞损害或者坏死，导致肾功能急性减退，引起急性肾功能衰竭。此型肾脏损害通常是可逆的。

（2）慢性尿酸性肾病。一般发病隐匿，症状不明显，病程进展缓慢，尿酸盐在肾髓质内沉积引起间质性肾炎，致肾单位损伤，最终引起肾脏硬化。其最初表现为夜尿增多，尿比重降低，有轻至中度蛋白尿（开始为间歇性，以后发展为持续性蛋白尿）。此外，镜检可见血尿及白细胞尿。该病病程迁延，缓慢进展，若不予以治疗，在10 ~ 20年后可出现氮质血症。如果患者同时有高血压、糖尿病、血脂异常、肾盂肾炎、血黏度增高、脱水、心功能不全等并发症，则可能导致较早进入尿毒症期。部分患者发生尿酸盐在肾小球中沉积，引起以肾小球病变为主的肾脏损害，病程进展相对迅速，可较早发生肾功能衰竭。

（3）尿酸性尿路结石。在正常人群中，尿酸性尿路结石的发生率为0.01%，痛风患者尿酸性尿路结石发生率可高达35%，而无痛风高尿酸血症患者尿酸性尿路结石发生率亦达20%。出现尿酸性尿路结石的平均年龄为44岁，高尿酸血症患者中有40%的患者发生尿酸性尿路结石先于痛风性关节炎，其中超过10年以上者达14%。结石成分84%是纯尿酸而不是尿酸钠盐，4%为尿酸与草酸钙混合结石。单纯尿酸结石通常较小，呈圆形，质软，易碎，呈黄红或棕色，光滑而无光泽，X线片不显影。如果结

石直径 > 2.0 cm，质地不纯，可以见到不透光的淡阴影。造影摄片较易发现。部分尿酸结石以肾绞痛、镜检血尿为主要表现，部分患者有混浊结晶尿或有砂石尿排出。

临床上如遇下列情况需要认真排除结石可能：①长期尿路感染，反复发作；②尿中长期出现少量白蛋白和红、白细胞，按肾炎治疗久治不愈者；③以肾功能衰竭就医而无急性肾炎、急性肾盂肾炎病等病史者；④长期酸性尿；⑤家族有尿路结石病史。结石可在痛风的任何阶段形成，患者多数无痛风症状。

4. 心脑血管病变

（1）尿酸盐可在心脏内膜、外膜、瓣膜、心肌、心肌间质和传导系统中沉积，甚至形成痛结节（痛风石），引起心肌损害、冠状动脉供血不足、心律失常和心功能不全。对此，有人称之为痛风性心脏病。文献中，有在二尖瓣或心脏传导系统发现尿酸盐结石，甚至引起完全性房室传导阻滞的报道。但痛风患者的心脏病变直接为尿酸盐引起者尚属少见，大部分是由于合并冠心病所致。

（2）尿酸盐不能透过血脑屏障，故中枢神经系统没有尿酸盐沉着，但是由于尿酸盐对血管的损伤作用，可以导致脑血管病变。尿酸可损伤血管内膜，刺激血管平滑肌增殖，促进血小板聚集，导致动脉粥样硬化；尿酸可以刺激炎性介质生成，导致粥样斑块炎性反应活跃，引起或加重动脉粥样硬化相关疾病，如心血管疾病、脑血管疾病等。

5. 尿酸对血管的损害

在生理条件下，尿酸是以尿酸盐的形式存在于血浆，而且溶解度很低。高尿酸血症时由于血中尿酸达到饱和状态，容易析出尿酸微结晶。这种结晶的晶体呈几何形结构，有比较锐利的棱角，可直接沉积于血管壁上，对血管内膜造成损伤。游离的尿酸结晶通过平滑肌上的有机阴离子转换体进入平滑肌内，增加血管平滑肌单核趋化蛋白 –1（MCP-1）的表达，这种作用的强度与尿酸作用的时间及尿酸的浓度均呈正相关性。尿酸不仅能刺激血管平滑肌增殖，还可以刺激炎性介质的过度产生，如白细胞介素 –B（IL–B）、白细胞介素 – 6（IL-6）和肿瘤坏死因子 a（TNFa），这些炎性介质促使血小板凝集和血黏度增加，在微血管内形成微栓塞。

四、继发性高尿酸血症的临床特点

1. 具有原发疾病的临床特征

任何继发性高尿酸血症均可引起继发性痛风。能引起继发性高尿酸血症的主要疾病包括核酸代谢亢进和肾脏排泄尿酸盐降低两种情况。其中以慢性骨髓增生症和各种疾病所致的肾功能不全多见。这些患者一般均具有原发疾病的临床特征。但是有少数患者痛风症状可以在原发疾病症状之前出现，如慢性骨髓增生症所引起的继发性痛风即可在原发疾病症状出现之前数月甚至数年发生。

2. 血清尿酸盐含量明显升高

继发性高尿酸血症较原发性的血浆尿酸盐含量升高显著，最高可达 $4\,759\,\mu mol/L$（80 mg/dl）。据估计，在血尿酸 $> 594\,\mu mol/L$ 的患者中，系继发性痛风的占比约在75%，而原发性痛风的占比仅约31%。如果肾功能正常，血浆尿酸盐升高的同时，24小时尿酸排泄量亦会伴随增加，以维持血尿酸正常水平；若肾脏排泄功能障碍，则24小时尿酸排泄量不随血尿酸的增加而同步增加，血尿酸水平明显升高，危害大。

3. 痛风症状不典型

如果原发疾病症状较重，病程较短，痛风性关节炎症状较轻且不典型，很少形成痛风结节，以致原发疾病的症状往往掩盖痛风症状；另外，有些原发疾病迅速进入重危阶段，也使继发性痛风易被忽略。

4. 肾脏损害常见

由原发疾病导致肾脏病变，诱发肾功能不全，即使因核酸代谢增加引起的继发性痛风，也可因血尿酸明显升高和尿酸盐大量排泄而引起少尿型或多尿型急性肾功能衰竭和形成尿路结石。

5. 继发性高尿酸血症的治疗

除及时有效地治疗原发病外，对高尿酸血症的治疗原则同原发性高尿酸血症，降低尿酸以别嘌呤醇为首选，由于尿酸生成和排泄较多，排尿酸药（立加利仙）易加重肾脏负担而不选用。因非布司他属于黄嘌呤氧化酶抑制剂，会导致黄嘌呤在尿中浓度增加，故不适用于尿酸盐生成率增加的患者（如肿瘤类患者），亦不推荐继发性高尿酸血症患者使用。

五、高尿酸血症的诊断与鉴别诊断

1. 高尿酸血症的诊断

（1）没有临床症状的高尿酸血症往往通过常规体检查血尿酸或者因其他疾病就诊查血生化时被发现而诊断。

（2）有临床症状的高尿酸血症患者可通过以下途径诊断高尿酸血症及发现伴发的问题：①饮食习惯。②病史，关节炎症的发生部位、时间、性质、缓解方式、伴随症状等。③体征，关节病变情况、痛风结节、关节形态、血压、体重、腰围等。④实验室检查，血尿酸、血脂、血糖、肾功能、血常规、尿常规、尿液尿酸测定、关节滑囊液检查。根据鉴别诊断的需要可选择性安排肝功能、肌酶、骨髓、基因、风湿因子及免疫学检查等。⑤影像学检查，肾脏超声、关节X线检查可以提示关节周围软组织肿胀、骨质疏松、关节面模糊、关节软骨下凿孔样改变，严重者关节间隙狭窄、融合及脱位等。

2. 鉴别诊断

（1）类风湿关节炎。以中青年女性多见，好发于指间关节和掌指关节，腕、膝、踝等其他关节亦可受累，多呈对称性发生，伴明显的晨僵。病程长者可出现关节僵硬畸形。关节伸侧可有类风湿结节，绝大部分患者有类风湿因子滴度升高或者抗环瓜氨酸酞抗体（抗CCP）阳性。X线检查提示关节面粗糙、关节面下骨质疏松、关节间隙狭窄甚至关节融合。类风湿关节炎无尿酸的升高（个别患者可以两种疾病合并存在），无关节软骨下的凿孔样缺损。

（2）化脓性关节炎及创伤性关节炎。痛风初发时常易与化脓性关节炎或创伤性关节炎混淆，但是前者有血尿酸的升高，关节滑囊液中可查到尿酸盐结晶，而后者则无。创伤性关节炎常有明确的受伤史；化脓性关节炎滑囊液中含有大量的白细胞，做培养可获得致病菌。

（3）蜂窝织炎。急性痛风性关节炎时，关节周围明显红、肿、热、痛，易与蜂窝织炎混淆。但是痛风患者血尿酸升高，关节症状突出，全身症状较轻；蜂窝织炎是发生在疏松结缔组织内的急性感染性疾病，由金黄色葡萄球菌、溶血性链球菌或腐生性细菌引起皮肤和皮下组织广泛性、弥漫性、化脓性炎症，因此，除了病灶局部明显的红、肿、热、痛外，全身性感染中毒症状常常非常明显。

（4）假性痛风。该病又叫焦磷酸钙沉积病，系二水焦磷酸钙晶体沉积引起的相关晶体性骨关节病，为关节软骨钙化所致；以老人多见，多累及膝关节；急性发作时酷似痛风，血尿酸不高，关节滑液中可查到焦磷酸钙盐结晶或磷灰石，X线检查提示软骨钙化。临床分为：①家族性；②散发性（原因不明性）；③继发于其他代谢疾病，如甲状旁腺功能亢进症、痛风、肝豆状核变性等；④创伤或外科手术后等四种类型，治疗以对症为主，部分关节腔积液患者可在抽取积液后，向关节腔内注射糖皮质激素进行治疗。

（5）银屑病关节炎。患者一般都有银屑病皮损，常常表现为不对称性累及远端指间关节，关节破损残废，关节间隙增宽，指（趾）端骨质吸收，骶关节也常受累，多有人体白细胞抗原（HLA-B27）阳性，类风湿因子阴性，故归属于血清阴性型脊柱关节病范畴。其临床表现为：银霄病特殊性皮损、晨僵、不对称性关节痛、香肠指，X

线检查提示末端指（趾）近端呈茶杯样畸形，末节指（趾）骨远端呈铅笔头样畸形，脊柱韧带骨化，非对称性骶髂关节炎变或融合。当然，银屑病关节炎患者中有约 20% 的患者伴有血尿酸增高，但是痛风患者没有银霄病特征性皮损。

（6）其他关节炎。急性痛风性关节炎需与红斑狼疮、复发性关节炎及 Reiter 综合征等所致的关节病变鉴别；慢性痛风性关节炎需与骨关节炎、创伤性及化脓性关节炎后遗症相鉴别。病史回顾、细致的体格检查、血尿酸检测、免疫检查、X 线检查等有助于鉴别。

（7）肾结石。肾结石种类较多，包括草酸钙结石、磷酸钙结石、尿酸（尿酸盐）结石、磷酸铵镁结石、胱氨酸结石及嘌呤结石六类。大多数结石可混合两种或两种以上的成分。尿酸（尿酸盐）结石患者有血尿酸增高，多双肾受累。

六、高尿酸血症的防治

高尿酸血症除少数病因比较明确的可以根治外，绝大多数缺乏病因治疗。而有效防治高尿酸血症可以防止痛风的发生及尿酸盐在组织内沉积，减少心脑血管事件的发生。继发性高尿酸血症有明确的原发疾病，其治疗以控制原发病为主。

原发性高尿酸血症是异质性疾病（所谓异质性疾病一般是指对于某种疾病的病因尚不明确，并且在现有的研究中未发现一个很统一的病因机制），对其防治的措施是：控制嘌呤来源，促进尿酸排泄。在临床工作中要做到早发现、早诊断、早防治。

（一）高尿酸血症的筛查和预防

研究表明，在男性和女性中，慢性肾脏病、腰围、甘油三酯升高与高尿酸血症密切相关。高尿酸血症的高危人群包括：①年龄 50 岁以上，无论男、女，是否肥胖；②肥胖的中青年男性及绝经期后的女性；③高血压、动脉硬化、冠心病、脑血管病（如脑梗死、脑出血）、糖尿病（主要是 2 型糖尿病）、骨髓增生性疾病等，以及使用利尿剂、进行了放疗和化疗的患者等；④原因未明的关节炎，尤其是中年以上的患者，以单关节炎发作为特征；⑤有慢性肾脏病史，或有肾结石，尤其是多发性肾结石及双侧肾结石患者；⑥有痛风家族史的成员；⑦长期嗜食肉类及有酗酒习惯的中年人。对于高危人群，建议定期进行筛查，通过检测血尿酸，及早发现高尿酸血症。预防高尿酸血症应避免下列各种危险因素。

1. 肥胖

体内蓄积的脂肪量超过理想体重质量的 20% 以上即为肥胖。中国肥胖诊断：

BMI 24.0 ～ 27.9 为超重，BMI ≥ 28.0 为肥胖。另一个反映肥胖程度的指标为腰围（WC），腹部内脏脂肪堆积和腰围的相关性优于腰臀比值。亚太地区的肥胖标准：女性腰围 > 80 cm，男性腰围 > 90 cm 即为肥胖。肥胖是引起高尿酸血症的独立危险因素，其导致高尿酸血症的可能机制如下：①内脏脂肪堆积，游离脂肪酸增加，导致 5-磷酸核糖向磷酸核糖焦磷酸进行从头合成亢进，尿酸合成升高。②肥胖患者常合并胰岛素抵抗，而肾小管 Na^+-H^+ 交换可通过高水平的胰岛素刺激使 H^+ 排泌增加，因此增加肾小管尿酸重吸收。③交感神经系统和肾素。血管紧张素系统激活，乳酸产生增加，乳酸可竞争性抑制肾小管尿酸排泌，使血尿酸水平升高。血清尿酸值和肥胖度呈正相关。我国颁布的《无症状高尿酸血症合并心血管疾病诊治建议专家共识》明确指出，肥胖尤其是腹型肥胖与高尿酸关系密切。减轻体重特别是缩小腰围是非药物治疗降低尿酸水平的有效方法。

2. 饮酒

酒类可以促进痛风的发生、发展。饮酒特别是酗酒是促进高尿酸血症发病的关键因素。其原因：①在腺嘌呤核苷酸转化中，乙醇起促进作用；同时，乙醇还可加快嘌呤合成速度，加速尿酸形成。②乳酸竞争性抑制了肾小管分泌尿酸，而血液中乳酸浓度可通过乙醇代谢增加，并将人尿酸盐阴离子交换器的离子交换功能激活，抑制了肾脏排泄尿酸的功能，激发肾近端小管的尿酸重吸收作用。③人们饮酒过程中常伴食含丰富嘌呤的食物，进一步导致了高尿酸血症的发生。④在酿造过程中，某些酒类如啤酒可产生大量嘌呤，因此与其他酒类相比，啤酒增加高尿酸血症的发病风险更突出。

3. 高嘌呤饮食

高尿酸血症患者中，尿酸可由于嘌呤代谢紊乱而导致生成增多，因此，过多食用富含嘌呤的食物容易导致高尿酸血症的发生。目前，膳食及生活方式与高尿酸血症关系的调查研究已经在我国开展，在高尿酸血症的发生、发展过程中，膳食中摄入海鲜食物、辛辣食物、肉制荤汤起到了推波助澜或直接作用。

4. 过度体育锻炼

高尿酸血症在长期或经常进行运动训练的群体中的发病率较普通人群高。运动后血乳酸水平会升高，机体在促进乳酸排泄的过程中抑制肾脏排泄尿酸功能，导致血尿酸水平升高。而过度体育锻炼，机体内血乳酸产生量显著增加；同时，由于过量运动，大汗淋漓，使血液相对浓缩，24 小时尿液减少，通过排尿排泄的物质量减少，在体内堆积，而运动后肌肉里嘌呤核苷酸会加速分解，从而导致尿酸水平升高，这也是急性痛风性关节炎多在运动后或者劳累后发作的原因。因此我们提倡适度的运动。

5. 高血压

高血压是高尿酸血症的危险因素之一。其可能机制为，血压在高血压患者中长期保持较高水平，导致肾小球动脉硬化，降低尿酸清除率，肾小管因缺氧而导致乳酸生成增加，而乳酸对尿酸的排泄有竞争抑制作用，使尿酸排出量减少，造成尿酸潴留，进而引起高尿酸血症。有研究发现，高血压组的血尿酸水平显著高于血压正常组，在血压正常组，高尿酸血症的患病率是 22.5%，在高血压组，高尿酸血症的患病率在 56% 以上。近年来，有许多研究发现，高血压的发生与代谢异常、肥胖等相关，因此有学者把高血压称为代谢及生活方式疾病。

另外，高血压患者长期使用降压药会造成血容量减少，诱导机体对尿酸的重吸收，进而引起体内尿酸升高，同时高血压患者常合并脂代谢紊乱和肾功能障碍等，会增加高尿酸血症的发生风险，两者密切相关。

6. 糖代谢紊乱

高血糖是高尿酸血症的危险因素。有研究称空腹血糖是高尿酸血症的保护因素。这是因为机体 FPG 水平较高的患者，其肾小球的滤过率会升高，进而使得患者的排尿量增加促进了尿酸排出体外。但是随着糖尿病患者的肾脏病变出现，以及代谢通路异常，机体酸类物质产生增多（酮症、乳酸等），尿酸盐的排泄就会减少，继而出现高尿酸血症。因此糖代谢异常本质上，或者说最终是不利于尿酸的排泄的。

7. 血脂紊乱

血脂紊乱是高尿酸血症常见的并发症。高甘油三酯血症是发生高尿酸血症的独立因素。有研究表明，脂代谢紊乱者体内脂蛋白酯酶升高，阻碍尿酸清除，尿酸升高易导致脂蛋白酯酶活性下降，两者高度相关且与冠心病的发生关系密切。总胆固醇增加会导致肝细胞脂肪变性，脂肪肝患者中高尿酸血症的发病率显著升高，而高尿酸血症在一定程度上加重胰岛素抵抗、脂代谢紊乱等，增加心血管疾病的发生率。

甘油三酯与总胆固醇水平的升高也会导致嘌呤的代谢紊乱，这是因为人们长期摄入高嘌呤食物，食物所含的嘌呤类物质在人体内部经过代谢最终产生尿酸，并且这类食物（肉、鱼、蛋类）的长期摄入还会导致机体的 TG、TC 水平升高，尤其在老年人群体中容易引起一系列代谢相关疾病如高血压等，并最终危害人们的心脑血管健康。

8. 其他原因导致高尿酸血症

（1）药物。临床上发现高尿酸血症与多种药物密切相关，如含噻嗪类利尿剂（事实上利尿剂均有此问题）的降压药都可阻止尿酸排泄，使尿酸水平升高。高血压患者常用的钙离子阻滞剂和 β 受体阻滞剂中的部分药物，如阿司匹林长期大剂量服用可促使肾脏排泄尿酸,而小剂量服用可抑制肾脏排泄尿酸。吡嗪酰胺、非固醇类抗炎镇痛药、烟酸、乙胺丁醇类抗结核药等均对肾小管排泄尿酸起到竞争性抑制作用,从而引起高尿酸血症。因此,应避免长期使用可能造成血尿酸升高的药物,建议经过权衡利弊后停用可能造成尿酸升高的药物,对于需服用利尿剂且合并高尿酸血症的患者,避免应用噻嗪类利尿剂。而小剂量阿司匹林(<325 mg/d)尽管升高血尿酸浓度,但作为心血管疾病的有效防治手段不建议停用。笔者观察到,在临床上小剂量使用阿司匹林很难造成中重度高尿酸血症。

(2)疾病。临床上由于存在各种可以引起肾小球滤过功能减退的肾脏疾病,如多囊肾、肾盂肾炎、慢性肾小球肾炎、铅中毒、高血压肾损害、糖尿病肾病等,均可减少尿酸排泄,导致血尿酸升高,长期慢性高尿酸血症也容易加重慢性肾脏病的恶化,形成恶性循环。恶性肿瘤放化疗后机体细胞被大量破坏;骨髓增生性疾病可导致细胞的增殖加速,这些疾病情况下,机体核酸转换增加,均可造成尿酸产生增多。

(二)控制尿酸的来源

1. 控制饮食中嘌呤的摄入

食物中摄入的供机体合成嘌呤的原料以及直接从食物中摄入的嘌呤均为尿酸的来源。减少嘌呤的来源,控制饮食非常重要。对于尿酸代谢异常的患者,建议其食用低嘌呤或少嘌呤饮食。另外,高脂肪饮食会减少尿酸的排泄,热量摄入过多会造成肥胖,故患者需要控制脂肪的摄入量,控制热量的摄入。蛋白质也不宜摄入过多,特别是痛风发作时更应控制蛋白质的摄入,一般蛋白质摄入量为 0.8 ~ 1.0 g/(kg·d)为宜。

根据食物的嘌呤含量不同,我们将食物分为四类:高嘌呤食物、中嘌呤食物、低嘌呤食物和少嘌呤食物。常见食物的嘌呤含量见表5-1。

(1)高嘌呤食物,是指每 100 g 食物中嘌呤含量为 150 ~ 1 000 mg。该类食物包括:肝、肾、胰、心、脑、肉馅、肉汁、肉汤、鲭鱼、凤尾鱼、沙丁鱼、鱼卵、小虾、淡菜、鹅、斑鸡、石鸡、酵母等。

(2)中嘌呤食物,是指每 100 g 食物中嘌呤含量为 75 ~ 150 mg。该类食物包括:鱼类,鲤鱼、鳕鱼、大比目鱼、鲈鱼、梭鱼、鳗鱼及贝壳类等;肉食,熏火腿、猪肉、牛肉、牛舌、兔肉、鹿肉、鸭、鸽子、鹌鹑、野鸡、火鸡等。

(3)低嘌呤食物,是指每 100 g 食物中嘌呤含量 < 75 mg。该类食物包括:鱼蟹类,青鱼、鲱鱼、鲑鱼、鲥鱼、金枪鱼、白鱼、龙虾、蟹、牡蛎;肉食,火腿、羊肉、牛肉汤、鸡、熏肉;麦麸,麦片、面包、粗粮;蔬菜,芦笋、四季豆、青豆、豌豆、菜豆、菠菜、蘑菇、干豆类、豆腐等。

（4）少嘌呤食物，是指嘌呤含量很少的食物，即 100 g 食物中嘌呤含量 < 50 mg。该类食物包括：粮食，小麦、小米、大米、荞麦、玉米面、精白粉、富强粉、通心粉、面条、面包、馒头、苏打饼干、黄油小点心；蔬菜，白菜、卷心菜、胡萝卜、芹菜、黄瓜、茄子、甘蓝、芜菁甘蓝、甘蓝菜、莴笋、刀豆、南瓜、倭瓜、西葫芦、番茄、山芋、土豆、泡菜、咸菜；水果，各种水果；蛋、乳类，鲜奶、炼乳、奶酪、酸奶、麦乳精；饮料，汽水、茶、咖啡、可可、巧克力；其他，各种油脂、花生酱、洋菜冻、果酱、坚果等。

表 5-1　每 100 g 常见食物的嘌呤含量

食物名称	嘌呤（mg）	食物名称	嘌呤（mg）	食物名称	嘌呤（mg）
面粉	2.3	小米	6.1	大米	18.1
大豆	27.0	核桃	8.4	粟子	16.4
花生	33.4	洋葱	1.4	南瓜	2.8
黄瓜	3.3	番茄	4.2	青葱	4.7
白菜	5.0	菠菜	23.0	土豆	5.6
胡萝卜	8.0	芹菜	10.3	青菜叶	14.5
花菜	20.0	杏	0.1	葡萄	0.5
梨	0.9	苹果	0.9	橙	1.9
果酱	1.9	牛奶	1.4	鸡蛋	0.4
牛肉	40.0	羊肉	27.0	母鸡	25~31
鹅	33.0	猪肉	48.0	小牛肉	48.0
肺	70.0	肾	80.0	肝	95.0
蜂蜜	3.2	枪鱼	45.0	沙丁鱼	295.0
牛肝	233.0	胰	825.0	凤尾鱼	363.0
肉汁	160~400	牛肾	200.0	脑	195.0

既往认为水果属于碱性食物，痛风患者可大量食用，而新近研究发现，果糖是痛风发病的独立危险因素，且食用含糖饮料、糖分高的水果的人群，其痛风发病率增高，因为在肝脏代谢过程中，果糖在代谢成葡萄糖的这一过程会导致嘌呤产生，同时果糖在进入糖代谢通路的过程中乳酸水平会升高，因此果糖可以导致尿酸来源增加而排泄被抑制，使血尿酸水平升高。此外，果糖使机体产生抵抗胰岛素反应，间接导致血尿酸水平增加。《2016 中国痛风诊疗指南》推荐痛风患者食用含糖分较低的水果，而糖

分较高的水果应当尽量避免。果糖含量较低的水果有青梅、青瓜、椰子、葡萄、草莓、樱桃、菠萝、桃子、李子、橄榄等；应尽量避免吃果糖含量较高的水果，如无花果、橙子、柚子、荔枝、柿子、桂圆、香蕉、杨梅、石榴等。

豆制品既往是痛风患者禁食食物之一，且是高嘌呤食物的代表。但是，有研究表明豆制品的嘌呤含量比干豆类的嘌呤含量低，其原因是豆制品在加工的过程中会流失一些嘌呤成分，比如豆浆、豆腐块、水豆腐等。痛风及高尿酸血症患者的植物优质蛋白的主要来源为豆制品，因此这类人群可以适当食用豆制品补充蛋白质，而不是完全禁食。

全脂、低脂、脱脂牛奶或酸奶均不升高血尿酸，痛风患者可以摄入。建议饮用低脂、脱脂牛奶或酸奶，以减少脂肪摄入。

补充维生素 C（500 mg/d）能显著增加尿酸的肾小球滤过率，并在肾近曲小管竞争性地抑制尿酸的重吸收，增强尿酸排泄作用，因此，补充维生素 C 有助于降低血尿酸水平。但是不推荐用于尿 pH 值本身较低（笔者经验，尿 pH 值 ≤ 5.5）的患者。

（三）抑制尿酸的合成

目前我国现有的抑制尿酸合成的药物有别嘌呤醇和非布司他。

1. 别嘌呤醇

别嘌呤醇的作用机理：尿酸是黄嘌呤氧化后的产物，该步骤必须要有黄嘌呤氧化酶参与。别嘌呤醇能抑制黄嘌呤氧化酶，使黄嘌呤不能氧化为尿酸，尿酸生成随之减少。而别嘌呤醇本身则在人体内逐渐被氧化，生成易溶于水的异黄嘌呤，经尿液排出，未被排出的异黄嘌呤能在磷酸核糖焦磷酸盐（PRPP）存在的情况下转变成相应的核苷酸，用于合成 DNA 和 RNA，消耗了 PRPP，还可以抑制磷酸核糖焦磷酸酰胺转化酶（PRPPAT）的活性，导致次黄嘌呤核苷酸（IMP）合成减少，因而能较快地降低血尿酸水平，抑制痛风结节的形成。由此可见，别嘌呤醇治疗高尿酸血症及痛风的原理是抑制尿酸生成。

不论是原发性还是继发性高尿酸血症及痛风都可用别嘌呤醇治疗，因此只要没有禁忌证，所有的高尿酸血症患者都可以服用此药。别嘌呤醇进入体内后约 70% 在肝脏中代谢，对肝脏有一定的损害，故患有肝脏疾病的高尿酸血症患者一般不宜使用此药。另外，别嘌呤醇对少数患者可以引起骨髓毒性损害而产生白细胞减少等骨髓抑制现象，所以，原来就有白细胞减少的高尿酸血症患者不宜使用该药。别嘌呤醇偶尔可以引起皮疹、荨麻疹（发生率 3%~9%）及罕见坏死性剥脱性皮炎。近年来研究提示其发生比例在 0.002% 左右，虽然发生率低但后果严重，需要高度重视。当血尿酸降到正常水平以后，仍需继续服用维持剂量的别嘌呤醇，以保证血尿酸长期稳定而不再上升。如果在服维持量的过程中血尿酸再度升高，则应增加剂量。血尿酸一降到正常就立即停药则必然会再度升高，这对彻底控制病情是十分不利的。别嘌呤醇只能降低血尿酸，对急性痛风性关节炎无效。由于别嘌呤醇可以抑制痛风石的溶解，因此对组织内痛风石和泌尿系的结石均无效。

别嘌呤醇与其他药物的相互作用：由于别嘌呤醇可能影响肝脏功能，所以其他一些可能引起肝脏损害的药物应尽量避免与别嘌呤醇同时服用，例如：抗结核药物异烟肼、利福平、吡嗪酰胺、对氨基水杨酸；某些安眠药及镇痛药；部分降血脂药物等。某些有可能引起白细胞减少的药物，原则上也不应与别嘌呤醇同时服用。一些抑制尿酸排泄的药物如阿司匹林、氢氯噻嗪、依他尼酸、氯普噻吨、双香豆素、甲氧苯青霉素等，也不宜与别嘌呤醇同时服用，以免削弱疗效。

别嘌呤醇应小剂量起始，逐渐加量使用。初始剂量每次 50 mg，每日 2 ~ 3 次。小剂量起始可以减少早期治疗开始时的烧灼感，也可以规避严重的别嘌呤醇相关的超敏反应。2 ~ 3 周后增至每日 200 ~ 400 mg，分 2 ~ 3 次服用。严重痛风者每日可增量至 600 mg。维持量成人每次 100 ~ 200 mg，每日 2 ~ 3 次。别嘌呤醇的严重不良反应与所用剂量相关，当使用最小有效剂量能够使血尿酸达标时，尽量不增加剂量。对别嘌呤醇过敏者，严重肝、肾功能不全和明显血细胞低下者，孕妇，有可能怀孕妇女以及哺乳期妇女禁用。

别嘌呤醇的不良反应包括胃肠道症状、皮疹、肝功能损害、骨髓抑制等，应予以监测。使用别嘌呤醇时应密切监测其超敏反应，偶有发生严重的别嘌呤醇超敏反应综合征，主要发生在最初使用的几个月内，最常见的是剥脱性皮炎。使用噻嗪类利尿剂及肾功能不全是超敏反应的危险因素。超敏反应在美国发生率是 1:1 000。比较严重的有 Stevens-Johnson 综合征，中毒性表皮坏死松解症，系统性疾病（嗜酸性粒细胞增多症、脉管炎以及主要器官的疾病），文献报道死亡率达 20% ~ 25%。不过目前临床上可以通过检测 HLA-B*5801 基因，通过其阳性或者是阴性报告来帮助医生判断该患者是否适合服用别嘌呤醇。HLA-B*5801 基因阳性的患者服用别膘呤醇后出现致死性皮肤病变的概率非常高，属于高风险，因此，此类患者禁止使用别嘌呤醇。这一基因检测技术特别有利于亚裔人群，据统计，亚裔人群的 HLA-B*5801 基因阳性率达到 7.4%，而白种人群的阳性率不足 4%。

2. 非布司他

非布司他（Febuxostat）为 2- 芳基噻唑衍生物，是一种新型的非嘌呤型的黄嘌呤氧化酶 / 黄嘌呤脱氢酶的选择性抑制剂，可使尿酸的合成受阻，以达到降低血尿酸水平的目的。2008 年，欧洲药品管理局审批上市新药非布司他。2009 年，非布司他被美国食品药品管理局审批上市。2013 年 6 月，中国国家食品药品监督管理局批准非布司他在中国上市。

临床研究证实，非布司他的药物半衰期为 4.4 ~ 6.8 小时，并且具有线性药代动力学特征。不过需要注意的是该药物通过口服可以很好地吸收，如果在服药期间摄入食物或者抗酸药则会影响非布司他的吸收，不过不会影响血尿酸降低效果，故而在口服时也无需考虑食物和抗酸药的干扰。非布司他是通过肝脏代谢而发挥作用的，在机体内分别可通过二磷酸尿苷葡萄糖苷酸转移酶（uridine diphosphate glucuronosyltransferase，UDGL）的共价结合和细胞色素 P450 和非 P450 酶氧化代谢，进而发挥治疗作用。如果患者为轻度或者中度肝功能损伤，则其口服非布司他药代动力学不会受到干扰。调查显示，非布司他口服之后，药物以原型经尿液排出的含量低于 5%。

非布司他片推荐的口服剂量为 40 mg，每日一次。如果两周后，血尿酸水平仍不低于 $360 \mu mol/L$（6 mg/dl），建议将剂量增至 80 mg，每日一次。其最大使用剂量为 120 mg/ 天。给药时，无需考虑食物和抗酸剂的影响。其常见不良反应为肝功能异常、恶心、关节痛、皮疹、腹泻和眩晕。有些文献报道非布司他的不良反应还有上呼吸道感染、肌与骨骼肌以及相关组织异常、头痛、水肿、肺部感染、感觉异常及感觉迟钝等。非布司他的严重不良反应为心血管疾病，包括非致死性心肌梗死、非致死性中风以及心血管死亡的发生率高于别嘌呤醇，心血管不良反应的发生率和非布司他剂量没有关系，且不随治疗时间的延长而增加。

非布司他是一种黄嘌呤氧化酶抑制剂，可以改变茶碱（黄嘌呤氧化酶的一种底物）在人体内的代谢，因此，非布司他与茶碱联用时应谨慎。此外，非布司他可能提高其他通过黄嘌呤氧化酶代谢的药物（如硫唑嘌呤、巯嘌呤）在血浆中的浓度，从而导致中毒，因此非布司他禁用于正在接受硫唑嘌呤或巯嘌呤治疗的患者。另外，前面继发性痛风部分已经提到，非布司他不用于继发性高尿酸血症患者，特别是尿酸生成率高的患者。

3. 新型降尿酸药物

尿酸氧化酶（uricase）可催化尿酸氧化为更易溶解的尿囊素，从而降低血尿酸水平。生物合成的尿酸氧化酶主要有：①重组黄曲霉菌尿酸氧化酶（rasburicase），又名拉布立酶粉针剂，目前适用于化疗引起的高尿酸血症患者。②聚乙二醇化重组尿酸氧化酶（PEG uricase），静脉注射使用。二者均有快速、强力降低血尿酸的疗效，主要用于重度高尿酸血症、难治性痛风，特别是肿瘤溶解综合征患者。③培戈洛酶（pegloticase），一种聚乙二醇化尿酸特异性酶，已在美国和欧洲上市，用于降尿酸及减少尿酸盐结晶的沉积，在欧洲主要治疗残疾的痛风石性痛风患者。这些药物目前在中国尚未上市。

此外，新型降尿酸药物 RDEA594（雷西纳德，lesinurad）通过抑制肾小管尿酸转运蛋白 –1 和有机酸转运子发挥作用，单一足量使用黄嘌呤氧化酶抑制剂仍不能达标的痛风患者，可与黄嘌呤氧化酶抑制剂联合使用。但是，目前该药尚未在国内上市。

（四）促进尿酸排泄

1. 适量多饮水

尿酸的排泄与肾脏的功能、尿量及尿液 pH 值等相关。在肾功能正常的情况下，每日饮水量不应少于 2 000 ml，一般饮水量为 2 500 ~ 3 000 ml，具体饮水量需根据患者的其他情况个体化确定（如肾功能不全、心力衰竭、水肿等患者不宜过多饮水），以利于排泄尿酸。尿酸在酸性环境下易于结晶析出，而在碱性环境下易于溶解排除。如长期酸性尿（尿液 pH 值 <5.5）易出现尿酸盐结石，长期碱性尿（尿液 pH 值 >6.6）易出现磷酸盐结石，碱性尿同时易形成磷酸铵镁结石（尿液 pH 值 >7.2）。为了避免过渡碱化尿液所造成的其他不良后果，故以维持尿液 pH 值 6.2 ~ 6.5 最为适宜。

临床上碱化尿液常使用碳酸氢钠（小苏打），每次 1 ~ 2 g，每日 3 ~ 4 次；亦可选用枸橼酸钠，每次 3 g，每日 3 次；碱性合剂（枸橼酸 140 g，枸橼酸钠 98 g，加水至 1 000 ml），每次 30 ml，每日 3 次；复方枸橼酸合剂（碱性合剂内加枸橼酸钾 49 g），每次 30 ml，每日 3 次；或 5% 碳酸氢钠 125 ~ 250 ml 静滴，每日 1 次。另外，适量摄入新鲜蔬菜、水果及 B 族维生素亦具有碱化尿液作用。碳酸饮料、维生素 C、醋酸等可降低尿液的 pH 值，对于高尿酸血症的患者不宜食用。

2. 促进尿酸排泄的药

使用降低血尿酸药物的指征：在经过严格的生活方式控制后血尿酸水平仍在 420 μmol/L（7 mg/dl）以上；每年痛风急性发作两次以上；X 线检查提示有尿酸盐沉积或痛风石；有肾结石或肾功能损害等情况，均可使用降尿酸药物。但是在使用该类药物时有动员尿酸进入血液循环，诱发急性痛风性关节炎的可能，故不能在痛风急性期使用降尿酸药。怎样选药需根据患者的肾脏功能及 24 小时尿酸排出量决定。患者每日排出尿酸量低于 4.8 mmol/d（800 mg/d），肾脏功能正常时，需选用排泄尿酸的药物；患者肾脏功能减退及每日尿酸排出量大于 4.8 mmol 时，则不能选用排泄尿酸药，需要选用抑制尿酸合成的药。该类药禁用于对药物过敏、中至重度肾功能不全（肾小球滤过率低于 20 ml/min）及患有肾结石的患者。治疗期间尿量建议大于 2 000 ml/d，尿液 pH 值维持在 6.5 ~ 6.8。

临床上常用的排泄尿酸的药物有羧苯磺胺（丙磺舒）、磺吡酮（苯磺唑酮）、苯溴马隆（痛风利仙）。临床上使用排泄尿酸的药物时，需要同时口服碳酸氢钠碱化尿液，有利于尿酸排泄。

（1）羧苯磺胺（丙磺舒）。该药抑制尿酸盐在肾近曲小管的主动重吸收，增加尿酸盐的排泄，降低血中尿酸盐的浓度，缓解或防止尿酸盐结节的生成，促进已形成的尿酸盐溶解，用于高尿酸血症。但是尿酸盐短时间内自肾脏大量排出时可能造成肾脏损害及肾结石，同时大量饮水并加服碳酸氢钠，可以防止尿酸盐在泌尿道形成尿结石。另外，该药可以增加青霉素、先锋霉素的血浓度和延长它们的作用时间。

临床上使用羧苯磺胺须从小剂量开始，初始剂量每次 0.25 g，每日 2 次；两周内可增至每次 0.5 g，每日 3 次；最大剂量每日不超过 2 g。约 5% 的患者可见胃肠道反应、皮疹、发热、肾绞痛及急性痛风性关节炎等副作用。肾功能低下，对磺胺过敏者禁用。羧苯磺胺不能与依他尼酸、氢氯噻嗪、保泰松、吲哚美辛及口服降糖药物同时服用；伴有肿瘤的高尿酸血症患者，或使用溶解细胞的抗癌药化疗及放射治疗患者均不宜使用本品，因其可能引起急性肾脏疾病。

（2）磺吡酮（苯磺唑酮）。该药是保泰松衍生物，其作用机制：①竞争性抑制尿酸盐在肾近曲小管主动重吸收，从而增加尿酸从尿中排泄。磺吡酮排泄尿酸的作用较羧苯磺胺强，临床用于治疗高尿酸血症及慢性痛风，减缓或预防痛风结节的形成和急性痛风发作。②抑制血小板释放反应和聚集作用，抑制血小板的黏附，但是其作用较阿司匹林弱。用于缺血性心脏病、脑血管疾病，还可以防止瓣膜性心脏病的动脉栓塞并发症；用于预防血液透析的患者的血栓形成。③有微弱的抗炎和镇痛作用，药物半衰期约 3 小时。其大部分由肾排泄。

该药使用方法：自小剂量开始，开始每次 50 mg，每日 2 次，逐渐增至每次 100 mg，每日 3 次，每日最大剂量为 600 mg。该药和羧苯磺胺有协同作用。用药的注意事项：常见的不良反应为消化道刺激症状，偶见溃疡发生，溃疡病患者慎用；也有报道发生血小板和粒细胞减少；肾功能不全者慎用；可增强香豆素类抗凝药的作用，合用时需减少后者的剂量；可降低青霉素、甲苯磺丁脲的清除率。

（3）苯溴马隆（痛风利仙）。该药为苯骈呋喃衍生物，具有抑制肾小管对尿酸的重吸收作用，增加尿酸的排泄，因而降低血尿酸水平，是强有力的排泄尿酸药，口服吸收好，其代谢产物为有效型，服药后 24 小时血尿酸为服药前的 66.5%。每日 1 次，每次 25 mg, 逐渐增至 100 mg/d（1 次服用）。该药毒性很小，不影响肝肾功能，皮疹、发热亦很少发生，少数患者可有胃肠道反应、肾绞痛及激发急性痛风。

（五）联合治疗

如果单药治疗不能使血尿酸控制达标，则可以考虑联合治疗，即抑制尿酸合成与促尿酸排泄的药物联合，同时其他排尿酸药物也可以作为合理补充（在适应证下应用），如氯沙坦、非诺贝特等。氯沙坦、非诺贝特可以辅助降低痛风患者的尿酸水平。高血压患者伴血尿酸增高，选用氯沙坦抗高血压的同时亦能降低血尿酸。另外，氯沙坦治疗合并血尿酸升高的慢性心功能不全患者可使血尿酸下降。非诺贝特可作为治疗高甘油三酯血症伴高尿酸血症的首选。如果仍不能达标，还可以联合培戈洛酶。降尿酸药应持续使用，研究证实持续降尿酸治疗比间断服用者更能有效控制痛风发作。因此建议在血尿酸达标后应持续使用，定期监测。

此外，依据我国《中药新药临床研究指导原则》，高尿酸血症、痛风以及继发的肾功能损害，其临床特征主要为痛风性关节炎、蛋白尿、血尿、水肿、尿酸结石，常伴有腰酸腰痛、关节肿胀或不利、神疲乏力、夜尿增多而清长，甚至呕恶频作、口臭、皮肤瘙痒、尿少尿闭等。该类病症属于中医学痹证、痛风、历节病、白虎历节等范畴，中药治疗痛风及高尿酸血症日益受到关注。据报告某些中药具有抗炎、镇痛、活血、消肿和降低血尿酸的作用，有设计严谨的循证医学证据予以证实的可以考虑使用。

（六）急性痛风性关节炎发作时的治疗

痛风急性发作期治疗的主要原则是快速控制关节炎症和疼痛。急性期应卧床休息，抬高患肢，早期采取药物治疗，且最好在发作 24 小时内开始用药。目前痛风急性发作期的一线治疗药物有秋水仙碱和非甾体抗炎药，当秋水仙碱和非甾体抗炎药存在治疗禁忌或治疗效果不佳时，也可考虑短期应用糖皮质激素抗炎。若单药治疗效果不佳，可选择上述药物联合治疗。近些年，国外也有应用白细胞介素 –1（IL–1）受体拮抗剂作为痛风急性发作期的治疗。不建议在痛风急性发作期开始时使用降尿酸药物，需在抗炎、镇痛治疗 2 周后再酌情使用。

1. 秋水仙碱

该药来源于百合科植物 – 秋水仙球茎的提取物，是一种生物碱，对急性痛风性关节炎有特效（还可用于抗肝纤维化）。其作用主要是干扰吞噬了尿酸盐的中性粒细胞及滑膜细胞的趋化性作用，以停止或减少产生急性时相炎性因子，终止和防止痛风急性发作。在急性发作的早期应用疗效最好，治疗无效常与延误治疗时机有关。秋水仙碱的用法：开始每小时口服 0.5 mg 或每两小时 1 mg，直到症状缓解或患者出现恶心、呕吐、腹泻等胃肠道症状时即停用，一般 4 ~ 8 mg。症状可在治疗后 6 ~ 12 小时内减轻，24 ～ 48 小时内控制症状后可每次给予 0.5 mg，每日 2 ～ 3 次维持数天后停药。有报道，如在痛风发作最初几小时内即用秋水仙碱，有效率约为 90%，12 ～ 24 小时内用药有效率为 75% 左右，如超过 24 小时用药则效果无法预料。胃肠反应强烈者，亦可用注射用秋水仙碱 1 ～ 2 mg 溶于生理盐水 20 ml 中，5 ～ 10 分钟内缓慢静脉注射，药液切勿外漏，6 ～ 8 小时后如病情需要可再注射，一般 24 小时极量为 4 mg，有肾功能减退者不宜超过 3 mg。由于效果较可靠且特异，因此具有治疗和诊断两种价值。但其治疗剂量与中毒剂量很接近，有较明显的胃肠道刺激、白细胞降低及脱发等不良反应。肾功能不全的患者，秋水仙碱排泄非常慢，故宜用较小剂量。服药中应定期检查白细胞。严重肝肾功能不全病人和孕妇忌用。

2. 非甾体类抗炎药

由于秋水仙碱的毒性较大，而且非甾体类抗炎药具有与其相同的疗效，因而目前通常尽早给予该类药物。常用的有：①吲哚美辛（消炎痛），对关节的肿痛有良好的效果，每日 75 ～ 150 mg，分三次服。其胃肠道不良反应较多。属同类结构的包括舒林酸、阿西美辛等，前者适用于肾功能有损害及老年患者。②美洛昔康（莫比可），每日 7.5 ～ 15 mg，每日 1 次即可。不良反应有胃肠道反应、贫血、白细胞减少、血小板减少、瘙痒、皮疹、口炎、荨麻疹、轻微头晕、头痛。使用该药的禁忌有使用乙酰水杨酸（阿司匹林）或其他非类固醇消炎药后出现哮喘、鼻腔息肉、血管神经性水肿或荨麻疹的患者，活动性消化性溃疡、严重肝功能不全、非透析的严重肾功能不全的患者以及 15 岁以下的患者、孕妇或哺乳者。③该类其他可用于急性痛风的非甾体药物有萘丁美酮、双氯芬酸钠（扶他林）、布洛芬等。以上药物选择一种，不应同时服用两种或多种，否则疗效不增加而不良反应增加。通常 1 ～ 2 天即有效，症状消失即停用，多数患者的疗程不超过 2 周。

3. 肾上腺皮质激素和促肾上腺皮质激素

该类药物适用于个别十分严重、反复发作的痛风患者，或者用于对上述药物无效或不能耐受者。①可采用促肾上腺皮质激素（ACTH）25 U 加入葡萄糖溶液内静脉点滴，或用长效促皮质素 20 ～ 60 U 肌内注射，每日 1 次。该药疗效迅速，但停药后易反跳复发，可加用秋水仙碱 0.5 mg，每日 2 ～ 3 次，以防止反跳。②泼尼松（强的松）每日 30 mg，症状控制迅速，但停药后易反跳，也可用曲安奈德 5 ～ 20 mg 注入关节炎区治疗。激素类药不宜长期使用，以免发生高血压、糖尿病、骨质疏松、股骨头坏死、高血脂、水钠潴留、感染、胃肠道风险等不良反应和并发症。

（七）血尿酸的理想水平

一般痛风患者的降尿酸治疗目标为血尿酸 <360μmol/L，并长期维持；若患者已出现痛风石、慢性痛风性关节炎或痛风性关节炎频繁发作，降尿酸治疗目标为血尿酸 <300μmol/L，直至痛风石完全溶解且关节炎频繁发作症状改善，再将治疗目标改为血尿酸 <360μmol/L，并长期维持。

人体中正常水平的血尿酸有其重要的生理功能，并非血尿酸越低越好。血尿酸过低可能增加阿尔茨海默病、帕金森病等神经系统退行性疾病发生的风险，因此，建议降尿酸治疗时血尿酸不低于 180μmol/L。

（八）降尿酸治疗的时机

单纯高尿酸血症未发作过痛风性关节炎，是否需要药物降尿酸治疗？对此，答案是否定的。目前无痛风发作的高尿酸血症一般不首先推荐药物降尿酸治疗，应先行非药物干预。下述情况可酌情考虑药物治疗：经过非药物干预，尿酸仍长期中高度升高；有心血管危险因素或并发症出现，如高血压、糖尿病、高血脂、卒中等。目前国内外不同指南对痛风降尿酸治疗的起始时间各有侧重，结合 2016 年欧洲抗风湿联盟（EULAR）、2012 年美国风湿病学会（ACR）相关痛风管理指南及 2017 年中国高尿酸血症相关疾病诊疗多学科专家共识推荐：痛风性关节炎发作 ≥ 2 次，或痛风性关节炎发作 1 次且同时合并下述任何一项，即年龄 <40 岁，血尿酸 >480μmol/L，有痛风石或关节腔尿酸盐沉积证据，尿酸性肾石症或肾功能损害，估算的肾小球滤过率 <90 ml/min，高血压，糖耐量异常或糖尿病，血脂紊乱，肥胖，冠心病，卒中，心功能不全，则立即开始药物降尿酸治疗。

七、特殊人群痛风急性发作期用药

1. 备孕患者痛风急性发作期药物的选择

近期虽然个别指南认为秋水仙碱在妊娠期、哺乳期可以继续使用，但对男性痛风患者备孕期间是否能应用尚无相关证据。非甾体抗炎药方面，选择性环氧化酶 2（COX-2）抑制剂在妊娠期使用时安全性证据不足，应避免使用。非选择性环氧化酶（COX）抑制剂在备孕期以及孕中期、哺乳期可以使用，但孕早期、孕后期不建议应用，孕早期使用增加流产和胎儿畸形风险；孕晚期使用可导致动脉导管早闭等心血管方面问题，以及凝血功能障碍使产程延长等增加用药风险。糖皮质激素在妊娠期间、哺乳期均可使用，尤其孕期痛风急性发作时应用小剂量糖皮质激素相对安全，其中泼尼松或甲泼尼龙不易通过胎盘代谢，对胎儿影响较小，而地塞米松因其在胎盘不易代谢，血药浓度高，对胎儿有影响，不建议使用。

2. 肾功能不全患者痛风急性发作期药物的选择

多项指南认为秋水仙碱可用于轻度肾功能不全患者，当估算的肾小球滤过率（eGFR）为 30 ~ 60 ml/min 时，秋水仙碱最大剂量 0.5 mg/d；eGFR 为 15 ~ 30 ml/min 时，秋水仙碱最大剂量隔日 0.5 mg；eGFR < 15 ml/min 或透析患者则禁用。非甾体抗炎药的肾脏损害不良反应在伴有肾功能异常的患者中应用需提高警惕，注意充分水化，并监测肾功能，eGFR < 30 ml/min 且未行透析的患者不宜使用非甾体抗炎药。在肾功能不全患者中，因糖皮质激素对肾功能无明显影响，可优先使用。

3. 伴心血管疾病患者痛风急性发作期药物的选择

目前研究显示，秋水仙碱在合并心血管疾病患者中无用药禁忌。非甾体抗炎药（尤其是选择性 COX-2 抑制剂）因存在潜在的心血管风险，可导致水钠潴留、肾损伤、影响血小板聚集等，故应权衡利弊，谨慎使用。糖皮质激素也存在一定的心血管风险，与其升高血压、影响脂质代谢等因素有关，对伴随心血管疾病患者具有不利影响，尤其是大剂量糖皮质激素的应用，其不良反应更严重，故痛风急性发作期应尽量短期、小剂量使用糖皮质激素。

八、高尿酸血症患者的护理

1. 宣传教育

普及高尿酸血症的相关知识，包括发病原因、危害、并发症、防治方法等。

戒烟是高尿酸和痛风患者应当做到的，因为吸烟不仅可导致氧化应激和肺部炎症反应，引起组织缺氧、影响肺功能，还可造成肾功能损害，影响尿酸的肾脏排泄，而且吸烟累积量与胰岛素抵抗呈正相关，而胰岛素抵抗是高尿酸血症和痛风发生的重要机制之一。

2. 急性痛风性关节炎发作时的家庭护理措施

（1）痛风发病时应抬高患肢，让患肢休息。

（2）保护关节，避免跌倒，勿穿过紧的鞋子。

（3）使用具消炎性的止痛药，如布洛芬等，避免使用阿司匹林或乙酰氨基酚等药物。

（4）冰敷患处。

（5）避免进食高嘌呤食物（见前文饮食治疗）。

（6）补充大量水分，每天饮水量维持在 2 000 ml 以上，具体可以饮白开水、淡茶水，应避免饮用含糖饮料、果汁、浓汤。

（7）勿喝酒。

（8）控制血压。

（9）避免以过激方式（如食用减肥餐、节食）控制体重，以免因禁食造成细胞分解，释放尿酸增多。

（10）服用维生素要注意品种，过量的烟酸及维生素 A 可能引起急性痛风发作，维生素 C 可抑制尿酸的排泄，但是也会降低尿液 pH 值，需权衡利弊。

另外，据一些医护人员临床观察发现，吃樱桃可以缓解痛风；以木炭粉和亚麻仁敷在病变的关节，用木炭粉加适量热水调和后泡脚，或是一天服用 4 次半茶匙至 1 茶匙的活性木炭，有助于降低血液中的尿酸水平。

参考文献

[1] Liu R，Han C H，Wu D，et al. Prevalence of Hyperuricemia and Gout in Mainland China from 2000 to 2014: A Systematic Review and Meta−Analysis[J]. Biomed Res Int，2015，2015 :762−820.

[2] 唐羽裳，刘宏，刘必成 . 高尿酸血症流行病学数据的变迁及反思 [J]. 药物与临床,2015,12（7）:8−13.

[3] 史晓飞，徐东，帅宗文，等 . 痛风相关知识问答——痛风急性发作期及预防发作治疗篇 [J]. 中华内科杂志,2018,57（10）:759−760.

[4] 朱小霞，邹和建，凌光辉，等 . 痛风相关知识问答——降尿酸药物治疗 [J]. 中华内科杂志,2018,57（11）:848−849.

[5] 唐江平，陶金辉，蒯越，等 . 普通人群的痛风认知现状及误区分析 [J]. 中华疾病控制杂志，2016，20（6）：637 −639.

[6] 朱剑，赵毅，徐东，等 . 痛风相关知识问答——并发症和伴发疾病 [J]. 中华内科杂志，2018,57（12）:930−931.

[7] 陈勇，戴冽，青玉凤，等 . 痛风相关知识问答——非药物治疗篇 [J]. 中华内科杂志,2018,57（9）:684−686.

[8] 雷三霞，于长国，曾春艳 . 高尿酸血症与肾损害相关性研究进展 [J]. 医学综述,2014,20（10）:1775−1777.

[9] Zhang L，Wang F，Wang L，et al. Prevalence of chronic kidney disease in China: a cross−sectional survey[J].Lancet，2012，379（9818）：815−822.

[10] 中华医学会内分泌学分会.高尿酸血症和痛风治疗的中国专家共识 [J].中华内分泌代谢杂志,2013,29（11）：913–919.

[11] 李朝霞，李谦华，莫颖倩，等.痛风患者饮食控制相关知识的问卷调查 [J].中山大学学报（医学科学版），2015，36（2）：306–312.

[12] 李盼.高尿酸血症流行病学及危险因素的研究进展 [J].继续医学教育，2017,31（12）:93–95.

[13] 张丽英，陈珊莹，刘新宇.高尿酸血症及其相关疾病的患病率调查 [J].内蒙古医科大学学报,2017,39（6）:516–519.

[14] 张家耀，肖丽娜.痛风患者饮食控制研究进展 [J].中西医结合护理（中英文）,2018,4（6）:192–196.

[15] 宣丹旦，薛愉，邹和建.痛风和高尿酸血症患者的饮食控制 [J].上海医药，2015，36（11）：3–5.

[16] 吴若男，韩磊，赵婷.痛风营养治疗的研究进展.中国食物与营养 [J].2018，24（8）：65–69.

第二节 高尿酸血症社会心理问题

痛风是一组异质性疾病，由遗传和／或获得性的尿酸排泄和／或嘌呤代谢障碍引起，其临床特点有高尿酸血症及尿酸盐结晶沉积所致的特征性急性关节炎、痛风结节、间质性肾炎，严重者有关节畸形及功能障碍，常伴尿酸性尿路结石。由于我国人民近年来生活水平的普遍提高，饮食结构发生改变，富含嘌呤及核蛋白食物摄取量明显增多，痛风及高尿酸血症的发病率呈上升趋势。

尿酸以钠盐的形式沉积在关节、软骨和肾脏中，引起组织异物性炎症反应，影响相应关节或者脏器功能，患者的生活质量及工作质量受到一定程度的限制，不仅给患者造成了躯体上的严重损害，也给心理上带来了痛苦，使患者产生不同程度的负性情绪反应，如焦虑、抑郁等，严重影响了患者的生存质量，给患者生活和工作带来很大影响。

如果医师在患者痛风初期、诊疗期和康复期，聚焦患者心理特点，引导其以良好的心态面对痛风发作及非药物治疗，会使患者意志更加坚强，战胜痛风的信念更加坚定，寻求有效治疗的行动更为积极。

一、痛风与心理的关系

1. 痛风与身心健康交互影响

痛风作为现代文明社会的常见病、多发病，其发生与患者的生活方式有很大关联。而生活方式常与个人的饮食习惯、性格特征、自控能力、社会支持等心理因素息息相关。在当今快节奏社会背景下，一方面，长期精神压力过大，诱发不良生活习惯，容易成为痛风发病的原因；另一方面，痛风本身成为精神压力的动因，患有痛风容易造成患者思想的新负担，从而加重痛风表现，形成恶性循环。

2. 痛风患者个体心理健康水平低

有研究评估痛风人群健康生命质量及其影响因素，对 320 例痛风患者采用 36 条简明量表（SF-36）评估健康生命质量，比较痛风患者与我国台湾地区常模的普通人群、慢性期与非慢性期痛风患者间的健康生命质量差异，结果显示，痛风患者的 SF-36 生理健康总分（PCS）均低于同年龄段的普通人群（$P < 0.01$），35 岁以上痛风患者心理健康总分（MCS）均低于同年龄段的普通人群（$P < 0.05$）。

3. 痛风患者的社会心理支持低

痛风患者的心理健康状况较差，社会支持状况较低。张凡等人采用自制痛风疾病调查问卷、凯斯勒心理疾患量表（K10）与社会支持评定量表（SSRS），对痛风及内分泌门诊 230 例痛风患者进行问卷调查，通过调查痛风患者的心理健康与社会支持状况，分析两者之间的相关性。结果痛风患者心理健康得分为 17.10 ± 4.66，明显低于国内常模，差异有显著性（$t=7.06$，$P < 0.01$）；痛风患者社会支持得分总分为 39.25 ± 7.42，明显低于国内常模，差异有显著性（$t=-10.161$，$P < 0.01$）。分析表明，心理健康得分与社会支持得分总分、客观支持得分、主观支持得分、对社会支持的利用度得分呈显著负相关（$t=-0.880 \sim -0.436$，$P < 0.01$）。由此建议，在临床工作中应重视患者的社会支持，并根据患者的心理健康状况及时给予疏导，增加患者的社会支持，改善患者心理健康状况，提高其生活质量。

二、痛风发病初期的心理特征及处理

1. 发病初期的心理特征

（1）大意心理。患者在痛风初期表现为尿酸升高、关节疼痛等症状，部分患者没有引起重视，往往觉得只是一时检测指标波动，发病是由于劳累过度及无意扭伤等因素所致。

（2）懒散心理。初期即便发现可能出现痛风，或者已确诊为痛风早期，部分患者由于忙于应酬或其他生活事务，无暇顾及饮食结构调整。急性发作时主要是对症治疗以缓解病情。高尿酸血症、慢性痛风患者仅通过单纯的药物治疗，不调整饮食结构，不改变生活方式，难以有效控制痛风的发作，而改善生活方式恰恰是一种说来容易，坚持做下去非常难的措施。

（3）侥幸心理。部分患者自认为自身抵抗力强，代谢没有问题，或认为媒体广告夸大宣传，以及根据家族里没有痛风患者、没有遗传因素影响等推测，对自身调节认识不足。

（4）迷信心理。由于患者对痛风鉴别和预防知识了解较少，日常不主动关注健康，一旦生病，往往出于病急乱投医的心态，迷信偏方治疗，甚至"以毒攻毒"，借酒缓解疼痛，往往延误病情。

（5）应激心理。疼痛是机体对疾病的正常应激性反应，一般的疼痛感不会对健康产生影响，但当机体疼痛强烈时则可导致患者出现焦虑、恐惧、不安的心理反应。

（6）不自信心理。由于痛风对身体和行动的影响，患者容易怀疑今后参与社交活动、保持运动能力和后期康复的信心，内心感觉压力巨大，变得十分敏感。

（7）逆反心理。由于痛风疼痛往往非持续性，具有特定条件下间歇发作的情况，患者往往为了维护自尊，在社交场合继续饮酒，用药依从性较差，从而影响治疗效果。

2. 心理治疗的注意事项

本阶段重点要做好患者对痛风症状的否认与逃避心理的正确引导，引导过程中应注意：

（1）及时进行提醒。一旦发现，家属应及时提醒，尽早合理控制饮食结构等，做到早发现、早调整，避免后期出现不可逆关节损害、肾脏和血管粥样硬化等更加严重的问题。避免"强化式"提醒，采用"诱导式"提醒。

（2）加强健康宣传。对痛风的致病原因与预防措施进行科普教育，及时纠正患者不科学的防治措施。目前一些网站或者私立医疗机构利用老百姓的医疗知识盲区和对疾病治愈的渴望心理，大量宣传虚假广告——痛风可以治愈，误导患者就诊。为了正确引导大众对疾病的认识，国家卫生健康委员会应开设简单、明了、权威的医疗信息查询或者就诊引导网站。

（3）正确归因分析。结合患者自身特点和习惯，就致病原因进行科学分析，以促进更好的调整。

（4）保持乐观心态。通过鼓励、积极暗示、提醒适量运动、保持作息规律及其他有效方式，缓解患者的焦虑、抑郁情绪。

（5）进行心理引导。结合个体情况，对"明知故犯"不进行调整，以各种理由继续大量摄入高嘌呤饮食，反复悔恨又难以坚持的调节者，应进行心理引导，如人本心理治疗、认知治疗及行为等，及时处理其内心不合理认知、心理防御误区和非合理行为模式。

3. 本阶段推荐的心理治疗技术

（1）人本心理治疗。鼓励患者自由地表达出与痛风问题有关的情感，接纳、承认和澄清针对病症的消极情绪。采用真诚一致、共情、无条件的积极关注技术，通过加深自我和对不良饮食习惯的理解，在整合现实的方向上，达到心理层面自我重组，发展更自在和更成熟的行为方式。可以分阶段进行循序渐进的互动、访谈，帮助患者为改变自我负起责任，进而担负起调节痛风的责任，实现以人为中心疗法，去伪存真的治疗目标。

（2）认知治疗。在治疗初期建立良好的治疗关系，聚焦患者对痛风认识的非理性信念，发现和解决意识状态下对痛风的现实态度问题，指导患者早期发现错误思维与信念，最终改善治疗依从性。同时，针对痛风的认知问题进行定量操作化，制订治疗目标，检验假设，学习解决问题的技术，并布置痛风认知训练的家庭作业。通过识别自动性想法，识别认知性错误，真实性检验，去注意、监察苦恼或焦虑水平和认知自控法等具体的基本技术，让患者意识到当前困难与抱持非理性观念有关；发展适应性思维，树立更有逻辑性和自助性的信念，鼓励患者身体力行，引导预防痛风的行为变化，并且验证这些新信念的有效性。应注意避免说教，患者易在真实性检验的实施阶段出现畏难情绪和阻抗。

（3）行为治疗。运用行为科学的理论和技术，通过对引发痛风的高危行为分析、情景设计、行为干预等，对痛风患者个体进行观测与记录、行为功能分析、放松训练、系统脱敏疗法、冲击疗法、厌恶疗法、自信训练、矛盾意向法、模仿与角色扮演、塑造法、自我管理、行为技能训练等，达到改变容易导致痛风的不良行为、减轻和消除症状、促进患者社会功能康复的目标。注意从条件化作用的角度对痛风的心理机制做出过分简单化的理解和处理，可能对于存在复杂内心冲突的患者产生"症状替代"的效应，在消除一些症状的同时出现新的症状。在减少酒精摄入等过程中，冲击疗法容易引起强烈的心理不适，部分患者不能耐受，尤其对于有心血管疾病的患者和心理适应能力脆弱者，要避免使用。另外，针对具体食物的厌恶疗法治疗中，负性痛苦刺激可能有严重副作用，应慎用，而且需征得患者、家属的知情同意。

三、痛风诊疗期的心理特征及处理

1. 诊疗期的心理特征

在诊疗期的患者从初期受疾病发展的影响，到后期疼痛症状加剧，往往容易被症状影响情绪稳定、人际关系和生活质量，容易出现如下心理表现：

（1）由于病痛影响饮食睡眠，难以短期内消除，患者往往容易出现迷茫、困惑、痛苦的情绪，久而久之，引发焦虑、抑郁、恐惧甚至疑病等心理问题。

（2）由于病情容易导致关节和肾功能等损害，如只有单纯的药物治疗，患者容易对药物药效、副作用等方面过于敏感，出现不同程度的观望、怀疑甚至敌对和排斥等心理问题。

（3）部分患者受情绪低落、忧虑、烦躁影响，在住院起居、健康宣教、费用结算、营养指导等方面容易把因病痛积累的负面情绪，迁怒于医务人员和家属或陪护者。有研究发现，痛风致慢性关节疼痛患者由于长期受到疼痛的影响，容易出现焦虑、恐惧的情绪，出现消极治疗的态度，并容易引起医患矛盾。

（4）表面依从的心理。个别患者受固有观念的影响，认为没必要每天按照营养宣教中的内容进行调整，表面听从疾病管理和健康宣教，但实际上依然我行我素，影响对症治疗。

2. 心理治疗的注意事项

本阶段的重点要做好患者面对症状与接纳的心理引导，只有正视问题，接纳当下，才能更好地进行调整。此阶段心理治疗应注意：

（1）为患者心理放松创造安静舒适的外部环境，要求病房简单整洁、温度适宜、光线柔和、床被干净，营造良好的心理调节氛围。

（2）注意构建良好的医患关系。要主动热情接待，多用正面、积极、鼓励性的语言进行沟通，给予关心与安慰，逐渐消除患者的恐惧及焦虑心理。研究表明，应用临床护理路径能有效改善慢性痛风患者的负性情绪，缓解患者的疼痛感，有利于患者的预后。

（3）掌握患者心理的基本情况，包括个性特点、认知思维、心理事件、外在行为表现及社会支持等，给予患者精神上的鼓励安慰和心理疏导，提高患者的自控能力，并鼓励患者坚持执行宣教内容。

（4）针对患者实际心理变化开展健康教育活动，尤其是重视向患者详细讲解痛风的相关知识、注意事项及心理健康的重要性，促进患者科学认知，调试不良情绪，积极配合治疗。研究证明，给予心理、行为、认知以及营养方面的指导能使患者的痛风症状得到一定程度的改善，加强对痛风患者的护理对疾病治疗与康复具有重要意义。

（5）心理调节要与精神科医师协作。对于急性的情绪低落、冲动、兴奋躁动等情况，根据患者的实际情况，给予适当的精神科药物进行辅助调节。

（6）对家属或陪护者要进行心理陪护教育，帮助陪护者学习有关心理护理及生活护理的知识，随时观察患者的心理变化并及时反馈，辅助消除患者抑郁等不良情绪。研究表明，患者与家庭成员之间的关系融洽，能强化家庭照顾功能，提高痛风患者的自我管理能力。

（7）做好个体心理干预工作。提高患者对疾病的认知程度，配合支持性心理治疗、解释性心理治疗、暗示—催眠心理治疗，减轻其焦虑抑郁情绪，保持乐观心态，积极配合治疗。

（8）有条件的病房，可以自主或依托专业团队开展团体心理治疗，促进病区痛风患者构建心理团体，共同交流感受，提升改变的心理动力。

3. 本阶段推荐的心理治疗技术

（1）支持性心理治疗与关系技术。心理治疗人员在医疗情境中，基于治疗的需要，在伦理、法律、法规和技术性规范的指导下，与痛风患者积极互动从而形成支持性、帮助性工作关系。治疗关系本身具有向痛风患者提供心理支持的作用。要求以平等、理性、坦诚的态度，设身处地理解患者，建立治疗联盟，避免利用、操纵性的治疗关系。建立让患者感到安全、信任、温暖、被接纳的氛围。在了解痛风患者的病史、症状、人格特点、人际系统、对治疗的期望、转诊背景等基础上，进行心理评估，与患者共同商定治疗目标，制订可行的治疗计划。采用倾听、共情与理解、接纳与反映、肯定、中立、解释、宽慰、鼓励、指导等技术实施心理治疗。注意要尊重患者的自主性，在鼓励患者尝试积极行为时，避免根据治疗人员的价值观代替患者做出人生重大决定。

（2）解释性心理治疗。通过反映、澄清、对质、主动阐释、隐喻性阐释等，对心理、行为及人际情境中的关系或意义提出假设，促使痛风患者用新的词汇、语言及参照系来看待、描述痛风疾病过程中的心理和行为现象，以帮助痛风患者澄清自己的思想和情感，以新观点看待和理解病理性问题与各种内外因素的关系，获得领悟，学习自己解决问题。注意在过程中重视患者的心理反应，注意其接受力，避免说教式的单向灌输。引导心理分化程度低，自我强度弱，缺乏主见，暗示性、依赖性高的患者，做出干预力度较强的解释，宜配合使用其他旨在促进自我管理责任能力的方法。

（3）暗示—催眠技术。在痛风的心理调节过程中，持续地对患者进行暗示，以诱导催眠状态，达到镇静、降低焦虑水平、镇痛的目的。在前期需要评估暗示性及合作意向，通过预备性会谈、暗示性实验或量表，检验受试的个体性反应，评测接受暗示的程度，以及有无过度紧张、怀疑、犹豫、不情愿等负性情绪或态度，避免出现副作用。在催眠过程中，可以通过利用已建立的医患关系及医师的权威角色，营造合适氛围，直接使用言语，或借助适当媒介，如药品、器械或某种经暗示即能诱发的躯体感觉，实施直接针对症状的暗示，并非一定要诱导意识改变状态。在入静达到合适的深度后，可进一步做催眠性治疗，包括催眠后暗示、促进遗忘和重新定向等。注意，患有痛风，同时具有边缘型人格、中重度抑郁、表演性人格、偏执性人格的患者，原则上不宜做催眠治疗。

（4）团体心理治疗。在病房、门诊或社区中，针对痛风患者以团体、小组情境提供心理帮助。通过痛风心理成长团体内的人际交互作用，促使患者和家属在互动中通过观察、学习、体验，认识自我、探讨自我、接纳自我，调整和改善与外界的关系，学习新的生活态度与行为方式，发展健康生活的适应能力。由 1～2 名心理治疗师担任组长，根据痛风互助小组组员问题的相似性，组成治疗小组，通过共同商讨、训练、引导，解决组员在自我管理、饮食结构调整、人际关系、社会支持等方面的困惑。团体的规模少则 3～5 人，多则十余人，活动几次或十余次。每周 1~2 次活动，每次时间 1.5～2 小时。团体心理治疗往往会经历起始、过渡、成熟、终结的发展过程，应注意在团体中，患者个人深层次的问题不易暴露、个体差异难以照顾周全、有的可能会受到伤害、隐私事后可能无意中泄露等问题。

四、痛风康复期的心理特征及处理

痛风属于终身性代谢类疾病，具有高复发率及易发并发症的特点，在康复期不仅需要患者良好的自我管理，更需要家人的监督与支持。

1. 康复期的心理特征

（1）大意的心态。由于周围环境影响、健康宣教缺失、个人自制力不足等因素，患者容易重启不良的生活饮食习惯。

（2）反复的心理。患者因为接受了专业治疗，症状暂时得到缓解，对痛风的致病因素不予重视，导致症状重新出现。

（3）试错的心态。患者对于一些不明确的致病因素，在不确定的情况下，容易出现试一试的心态。

（4）因病获益的心态。由于痛风容易导致部分社会功能不能完全履行，个别患者容易保留"痛风患者"心理标签，以获取外界的接纳、宽容和理解。

（5）抑郁情绪。由于长期反复和疼痛，导致患者出现情绪低落、自责、自我评价偏低、自我否定、行为退缩等表现，继而引发自暴自弃或失去治疗及生活信心等情况。

2. 心理治疗的注意事项

本阶段重点要做好患者心理适应与重塑健康状态的引导，及时做好心理危机干预，应注意：

（1）加强患者心理护理。研究表明，心理护理干预能减轻痛风性关节炎患者的焦虑、抑郁情绪，提高其生活质量。在出院前的护理中，重点应增强患者的自控信心，结合自我管理能力进行针对性的塑造，降低痛风复发率及减少并发症的发生。

（2）定期随访工作。应积极与患者进行随访沟通，及时根据患者的具体情况进行疏导，应鼓励患者从根本上改变饮食结构、生活方式，调节饮食，适当休息和运动。

（3）引导患者合理利用社会支持。加强对痛风患者家属以及周围人群的健康宣教，从而更好地为患者提供客观支持，提高患者对社会支持的利用度，从而提高痛风患者的心理健康，促进疾病的康复。

（4）针对性的心理治疗。运用家庭治疗、表达性艺术治疗等参与性和互动性强的治疗方式，引导家庭和社区处于康复期的患者及家属积极参与，营造健康的心理康复氛围。

（5）及时处理心理危机。个别痛风患者因性格缺陷，在后期康复中病情反复，出现敌视医患关系、厌世轻生等冲动行为，应及时进行心理危机干预。

3. 本阶段推荐的心理治疗技术

（1）家庭治疗。基于系统思想，以痛风患者的家庭为干预单位，通过会谈、行为作业及其他非语言技术消除心理困扰，促进个体和家庭系统功能发挥，创造新的交互作用方式，促进个人与家庭的成长。每次家庭治疗访谈时间为1~2小时，两次访谈间隔时间开始较短，总访谈次数一般在6~12次。家庭治疗的言语性干预技术包括循环提问、差异性提问、前馈提问、假设提问、积极赋义和改释以及诊断等。非语言性干预技术包括布置治疗性家庭作业和家庭雕像等。注意要保持中立位置或多边结盟，在澄清来诊背景基础上合理使用关系技术中的"结构"和"引导"，避免激起阻抗，导致治疗关系中断。

（2）表达性艺术治疗。将艺术创造形式作为痛风患者和家属表达内心情感的媒介，促进交流，改善症状，实现心理健康发展。通过想象和其他形式的创造性表达，帮助痛风患者通过想象、舞蹈、音乐、诗歌等形式激发、利用内在的自然能力进行创造性的表达，以处理内心冲突，发展人际技能，减少应激，增加自我觉察和自信，获得领悟，促进心理健康，矫治异常心理。表达性艺术治疗包括很多形式，常见的如绘画治疗、戏剧治疗、音乐治疗、舞蹈治疗、沙盘治疗、诗歌治疗、园艺治疗等。大多数表达性艺术治疗大致可分为准备期、孵化期、启迪期、评价期四个阶段，引导痛风患者从理性控制到感受，再到理性的反思。

（3）心理危机干预。对处于困境或遭受挫折的痛风患者予以关怀和短程帮助。围绕改变认知提供情感支持，肯定当事人的优点，确定其拥有的资源及其已采用过的有效应对技巧，寻找可能的社会支持系统，帮助患者恢复失衡的心理状态。危机干预一般通过交谈疏泄被压抑的情感；帮助认识和理解危机发展的过程及与诱因的关系；教会问题解决技巧和应对方式；帮助患者建立新的社交网络，鼓励人际交往；强化患者新习得的应对技巧及问题解决技术，同时鼓励患者积极面对现实和注意社会支持系统的作用。注意在治疗初期保持较高的干预力度与频度，以保证干预效果逐步巩固，不致反弹。如患者因经历创伤性应激事件，经危机干预后仍持续存在某些心理或行为问题，应建议患者继续接受专业的心理创伤治疗，以促使个体进一步康复。

参考文献

[1] 杜蕙, 陈顺乐, 王元, 等. 上海市黄浦区社区高尿酸血症及痛风流行病学调查 [J]. 中华风湿病学, 1998, 2（2）: 75-78.

[2] 郭奇虹, 李谦华, 郑宝林, 等. 痛风患者健康生命质量及其影响因素的评估 [J]. 新医学, 2017, 48（7）: 461-465.

[3] 张凡, 李冬梅, 郑雨, 等. 痛风病人心理健康与社会支持相关性研究 [J]. 齐鲁医学杂志, 2017, 32（1）: 98-100.

[4] 王颖, 刘小燕, 于清宏. 对痛风性关节炎患者护理指导的新认识 [J]. 解放军护理杂志, 2005, 22（12）: 48-49.

[5] 邱璇茜. 痛风肾结石的护理体会 [J]. 临床合理用药杂志, 2012, 5（36）: 154.

[6] 郑淑瑛, 周建平, 胡瑜, 等. 模块式护理计划对痛风患者疼痛及生活质量的影响 [J]. 中华现代护理杂志, 2014, 20（17）: 2077-2079.

[7] 周青. 临床护理路径对痛风患者负性情绪及疼痛程度的影响 [J]. 蚌埠医学院学报, 2014, 39（8）: 1132-1134.

[8] 何英, 舒丽娟, 杜小清, 等. 路径式综合护理对痛风患者疼痛及焦虑抑郁情绪的影响 [J]. 中国中医急症, 2017, 26（5）: 935-937.

[9] 吴红艳, 章玉玲, 吕茹玲. 痛风患者家庭功能与自我管理的调查 [J]. 实用临床医学, 2007, 8（3）: 25-26.

[10] 万玲玲, 刘雪芳, 陈芳. 心理护理干预对痛风性关节炎患者焦虑抑郁情绪和生活质量的影响 [J]. 吉林医学, 2013, 34（25）: 5244-5255.

第六章　血黏度升高相关问题

第一节　血黏度升高与高黏滞综合征

一、血黏度的定义及其影响因素

（一）黏度定义

黏度又称黏滞系数，是量度流体黏滞性大小的物理量，也是流动力对流体内部摩擦现象的一种表示。当流体流动时，不同液层流速不尽相同，这导致液层之间存在着内摩擦力。要使流体流动就需在流体流动方向上加一切线力以对抗阻力作用。黏度越大则表示在流体内摩擦力越大，流体更为黏稠；黏度系数用"伊塔"（η）表示，η 的物理意义是在相距单位距离的两液层中（平行移动的里液层或多液层），使单位面积液层维持单位速度差所需的切线力；黏度系数单位记为泊（$g \cdot cm^{-1} \cdot s^{-1}$），临床上也常用厘泊（$Pa \cdot s$）即 10^{-2} 泊（厘泊是国际标准单位而非泊）。剪切速率也叫剪率，是对材料施加渐进剪切形变的速率。若流体在 2 片平行板中流动，一片平行板静止，另一片则以等速，沿着和板子平行的方向移动（拖曳流动），其剪率为：$\gamma = v/h$（γ 是剪切速率，单位为秒的倒数；v 是移动板的速度，以 m/s 为单位；h 是两个平行板之间的距离，以 m 为单位）。对于牛顿流体的管壁，剪应力（τ_ω）与黏度（η）和剪切率（γ）的关系为 $\tau_\omega = \dot{\gamma}_x \eta$。流体的黏度随剪切速率不同而发生变化，若黏度与剪切速率呈直线性关系则称为牛顿流体，黏度与剪切速率呈非线性关系则称为非牛顿流体。血液即是一种非牛顿流体，黏度与剪切速率之关系并非直线，而是呈现出剪切速率越大黏度逐渐减小的特点见图6-1，在低切变率下呈现出高黏度。

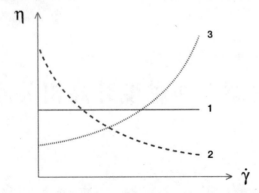

图6-1 不同流体黏度与剪切率函数关系的示意图

注：横轴为剪切率，纵轴为黏度；对于牛顿液体，这个函数是一条直线（曲线1，如色拉油和水）。非牛顿流体则表现出不同反应：有些流体的黏度随剪切速率的增加而降低（曲线2，如酸奶），而另一些流体的黏度则随剪切速率的增加而增大（曲线3，如淀粉溶液）。非牛顿液体的流动行为可能比这些基本例子复杂得多。血液虽然主要成分是水，但其中包含大量大分子物质、血细胞等，这些物质之间存在着分子相互作用，使得血液成为非牛顿流体，在从静止到开始流动时需要克服屈服应力。

在血液流变学的视角中，血液也是一种流体，黏滞系数是重要研究对象。与血红蛋白、血糖、肌酐、尿酸等不同，血黏度是一种高度变化的参数。临床上一般使用毛细管黏度测量法和旋转式黏度法进行测量。血流速度及血流剪切速率随心动周期变化，导致心动周期中剪切速率不断变化；正常情况下收缩期（高剪切率），血液黏度偏低，舒张期（低剪切率），血液黏度可较收缩期升高2～5倍。图6-2显示了血黏度与剪切速率的关系图。

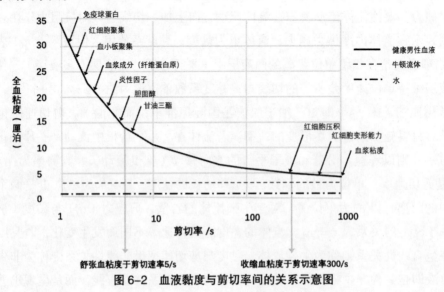

图6-2 血液黏度与剪切率间的关系示意图

注：该图显示了健康男性的血液黏度曲线，横轴是剪切速率，纵轴是全血黏度。实线表示健康男性的全血黏度；虚线表示恒定黏度为3.5厘泊的牛顿流体；最下方为水的黏度变化（基本恒定于1厘泊）。人的血液在每一个心动周期中，黏度从曲线的左侧变化到右侧，又从右侧移动回左侧。正常情况下，收缩期（高剪切率）血液黏度低，舒张期（低剪切率）血液黏度可较收缩期升高2～5倍。不同剪切力下的黏度与不同的血液成分相互对应，剪切率由低到高排列，黏度分别受到了免疫球蛋白、红细胞及血小板的聚集，以及纤维蛋白、炎性因子、胆固醇、甘油三酯、红细胞、红细胞碎片以及血清成分影响。

（二）免疫球蛋白

免疫球蛋白（Ig）指具有抗体（Ab）活性或化学结构，与抗体分子相似的球蛋白。免疫球蛋白是由两条相同的轻链和两条相同的重链通过链间二硫键连接而成的四肽链结构。免疫球蛋白分为五类，即免疫球蛋白G（IgG）、免疫球蛋白A（IgA）、免疫球蛋白M（IgM）、免疫球蛋白D（IgD）和免疫球蛋白E（IgE）。其分子量为150～196 kDa。免疫球蛋白可分为抗体和膜免疫球蛋白，对于血黏度影响较大者主要为游离抗体。其一，由于大分子物质本身所具有的黏滞特性，免疫球蛋白轻链和重链上除含有大量的氨基酸外，在重链上还含有糖基，具有糖蛋白的特性，故其参与构成血浆的基础黏度。其次，免疫球蛋白具有一般球蛋白的特性，能和纤维蛋白原形成叠连体；当免疫球蛋白水平升高时，这种由叠连体形成的复合体增多，或相互聚集，使血浆黏度增加。其三，免疫球蛋白对血浆渗量的影响，当其水平升高，血浆渗量高，血浆黏度增加。第四，参与抗体形成的免疫球蛋白与相应抗原形成的免疫复合物对血浆黏度亦有着影响。因此免疫球蛋白构成、功能以及数量的变化都会导致血黏度变化。

免疫球蛋白状态的波动会对血黏度产生影响，一些患者输注免疫球蛋白后血压与血黏度并未发生显著变化，而后其C反应蛋白（CRP）水平的升高诱发了急性且快速的血浆血黏度升高。病理情况下人体自身产生大量免疫球蛋白也可导致血黏度升高，特别是血浆血黏度的升高，该部分在后续章节展开讨论。

（三）红细胞聚集

早在17世纪，人们便注意到了微血管中的红细胞聚集现象。19世纪早期，Nass发现血沉较快者，红细胞聚集现象也增加。聚集现象是血液在低速流动或静止状态下红细胞的一个重要流变现象，细胞在碰撞中变形，直到局部相邻的细胞相互平行，细胞接触面积达到最大，形成稳定的聚集体。正常的聚集体有着特殊的结构：双凹圆盘的红细胞盘面相对叠合在一起形成缗钱串状，串状聚集体之间相互黏着形成分支，最终构成三维网络结构。这与聚集反应时红细胞按任意方向杂乱堆积的形态有着根本的区别。红细胞聚集是一个可逆过程，提高血流速度，可将聚集体完全分解为单个红细胞，降低流速后红细胞仍可恢复为聚集状态。红细胞聚集与解聚是一个动态平衡过程，受红细胞的生理状态、红细胞表面负电荷密集度、力学环境、生化环境等因素综合决定。红细胞聚集的具体机制十分复杂，涉及红细胞受力变形，细胞间的电斥性，大分子的空间排布及细胞与细胞之间、大分子与大分子之间、细胞与大分子之间、电解质离子成分之间各种形式的相互作用。图6-3显示了红细胞的聚集。

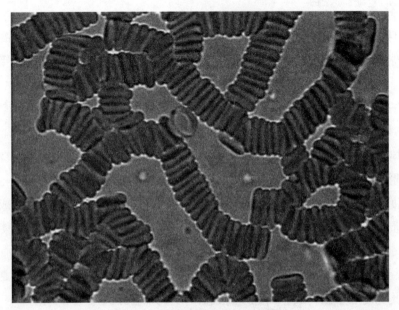

图6-3　400倍显微镜下红细胞聚集

注：在低剪切速率的情况下，双凹圆盘的红细胞盘面相对叠合在一起形成缗钱串状，串状聚集体之间相互黏着形成分支，构成可逆性三维网络结构。

学者们认为在低剪切速率的情况中红细胞聚集对于全血黏度等血液流变学指标的影响更为明显；红细胞聚集也被认为是微循环及静脉血栓形成的独立危险因素。另外，在动脉血栓形成过程中红细胞聚集也是重要的辅助因素。一些临床数据表明，当红细胞聚集增加时，血黏度也随之增加，血流量随之减少。

（四）血小板聚集

血小板是由骨髓巨核细胞产生的一种无核细胞，没有DNA而仅有负责翻译的RNA和众多承担具体功能的蛋白质。在生理状态下，血小板以静息状态存在，而当血管内皮细胞受损时，血管损伤部位内皮下的胶原和血管假性血友病因子启动血小板激活过程，血小板而后聚集形成血栓弥补受损组织，达到止血效果。在病理状态下，血小板存在异常激活状况，进而发生血小板聚集，是机体内形成血栓的关键因素。综上，血小板聚集是机体血栓形成的关键因素，在机体生理状况下形成的血栓成为填补损伤部位的"填料"，进而阻止血管的进一步出血，达到止血效果。而在病理状况下，血小板聚集引发的血栓形成会引发包括心肌梗死、中风和动脉粥样硬化等在内的众多血栓相关的心血管疾病。血小板的活化过程伴随着复杂的信号转导，首先是血小板激动剂，如胶原、凝血酶、花生四烯酸、血栓素、二磷酸腺苷（ADP）、血小板活化因子、肾上腺素和血清素，5-羟色胺（5-HT）等作用于其特定受体，引发最初的活化信号；其次是血小板内共同的活化途径，如钙离子（凝血因子Ⅳ）浓度升高等；最后通过血小板膜糖蛋白Ⅱb/Ⅲa（GPⅡb/Ⅲa）受体和纤维蛋白原结合其他血小板。

血小板作为凝血过程中的重要成分，有较强的相互聚集倾向性。使用抗血小板聚集药物，G蛋白耦联受体（P2Y受体）抑制剂后，全血黏度在750、1 500和3 000 s^{-1}的剪切速率下分别降低了56%、54%和16%。进行P2Y受体抑制后，血小板小沉积减少72%。其他的药理学研究也发现，n-酪氨酸能以5～300 s^{-1}的剪切速率通过抑制ADP诱导的血小板聚集限制血液黏度的增加。

（五）血浆蛋白（纤维蛋白原）

纤维蛋白原分子为可溶性糖蛋白，是纤维蛋白的前体物，存在于脊椎动物的血液循环中。其由A-α、B-β和γ链通过29对二硫键连接而成的六聚体，分子量为340 kDa。纤维蛋白原3条肽链分别由簇集于4q28~4q31约50 kb内的3个独立基因FGA、FGB和FGG编码。纤维蛋白原分子有三个基本功能：①作为GPⅡb/Ⅲa的受体，参与血小板的活化聚集；②在凝血酶作用下，从纤维蛋白原转化为纤维蛋白凝块；三，纤维蛋白原的产物纤维蛋白降解产物（FDP）结合和降低凝血酶的活性，其在凝血激活及纤溶过程中亦发挥至关重要的调节作用。纤维蛋白原在血小板聚集、纤维蛋白形成以及随后的凝血激活及纤溶过程中均发挥至关重要的作用。虽然内皮细胞和巨噬细胞也能制造少量纤维蛋白原，但其主要由肝脏和肾脏合成。在凝血过程中，凝血酶剪切纤维蛋白原中A-α和B-β链的N端，从而形成单独的纤维蛋白链以及小分子多肽纤维蛋白肽a和b。单独的纤维蛋白聚合呈链并与其他纤维蛋白交联，在凝血因子ⅩⅢA的作用下广泛连接的纤维蛋白网络，这就是纤维蛋白凝块形成的生理基础。

作为一种可溶性大分子物质，纤维蛋白原的多少及理化状态，特别是悬浮状态，影响着血黏度。基础研究表明：pH值通过影响扩散系数、电泳迁移率和等电点等参数，显著影响着纤维蛋白原的悬浮性。

（六）炎性因子

炎性细胞因子或促炎细胞因子是一种信号分子（细胞因子），是由免疫细胞（如辅助 T 细胞和巨噬细胞）或某些其他促进炎症细胞分泌释放的物质，包括白细胞介素（IL）1（IL-1）、IL-12、IL-18、肿瘤坏死因子 α（TNF-α）、干扰素 γ（IFN-γ）和粒细胞巨噬细胞集落刺激因子（GMCSF）等，并在调节免疫应答中起重要作用。炎症细胞因子在启动炎症反应和调节宿主防御过程中起着重要的作用，一些炎症细胞因子起着生长因子的作用。炎症细胞因子如 IL-1β、IL-6 和 TNF-α 也可引起病理性疼痛。IL-1β 和 IL-6 参与到了神经元受损的过程。TNFα 是一种涉及众多通路的炎性细胞因子，经常参与调节细胞凋亡的不同信号途径。炎性细胞因子主导炎症反应的形成并参与向上调节；炎症细胞因子的过度持续产生将导致与炎症相关的疾病，例如动脉粥样硬化和癌症；炎性细胞因子调节障碍也与抑郁症和其他神经疾病有关。保持正常的生理功能需在促炎和抗炎细胞因子之间保持平衡。促炎细胞因子释放的调节在衰老和运动的过程中发挥着重要作用。

一些学者观察到，血浆黏度等血流动力学指标较血沉与风湿免疫疾病的严重程度有更好的相关性，甚至推荐使用血浆黏度代替血沉。关于炎性因子对全血及血浆黏度影响的机制尚需进一步实验阐明，不过在临床上可以观察到脓毒血症、系统性红斑狼疮等患者在炎症的进程中出现血黏度增高，下肢静脉血流减慢（彩超监测），微血栓甚至下肢深静脉血栓形成。

（七）胆固醇

血脂（例如胆固醇和甘油三酯）不溶于血浆。血脂结合循环中的脂蛋白是可溶的。脂蛋白由酯化胆固醇、未酯化胆固醇、甘油三酯、磷脂和蛋白组成。血液含有五大类脂蛋白：乳糜微粒、极低密度脂蛋白（VLDL）、中间密度脂蛋白、低密度脂蛋白（LDL）、高密度脂蛋白（HDL）。总胆固醇（TC）是动物细胞膜的重要结构成分。其由动物细胞合成，在脊椎动物中，通常由肝细胞合成。TC 约占动物细胞膜所有成分的 30%。TC 增加了细胞膜的延展性，这既改变了膜的流动性，又保持了膜的完整性。细胞膜内 TC 还发挥着胞内运输、细胞信号传递和神经传导的作用。TC 是生物合成类固醇激素、胆汁酸和维生素 D 的前体。肝脏将 TC 排出胆汁中，然后储存在胆囊中。胆汁中含有胆盐，它能溶解消化道中的脂肪，有助于脂肪分子的肠道吸收，以及脂溶性维生素 A、D、E 和 K 的吸收。当然，过高的 TC 和 LDL-C 与心血管疾病密切相关，在本书高脂血症一章详细阐述。

TC 是膜流动性的双向调节因子，即高温下，TC 能稳定胞膜，提高其熔点；而在低温下，TC 会嵌入磷脂之间，防止它们聚集在一起，使其胞膜变硬。在健康人群中进行的血脂成分与血浆黏度（PCV）及全血黏度（WBV）的相关性研究表明，WBV 与 PCV 的相关性最强（$r=0.78$，$P<0.001$）。全血黏度与总胆固醇（$r=0.22$，$P<0.001$）、甘油三酯（$r=0.14$，$P<0.001$）和 LDL-C（$r=0.21$，$P<0.001$）呈显著正相关。HDL-C 与 WBV 呈显著负相关（$r=-0.20$，$P<0.001$）。由此提示 LDL-C 是影响全血黏度的主要脂蛋白，约 3.5% 的全血黏度由 LDL-C 贡献。对高脂血症人群和正常人群的对照研究表明，在 37℃剪切速率 225/s 的条件下，血浆黏度与 LDL-C 正相关，与 HDL-C 呈负相关（$P<0.05$）。可能由于观察例数较少以及血脂对于全血黏度的贡献度较少（5% 左右），该研究未显示全血黏度与 LDL-C 及 HDL-C 的相关性。HDL-C 降低血黏度的原因可能是其改变了其他蛋白（白蛋白）亲疏水性和折叠程度。一些学者认为 LDL-C 可能通过降低红细胞胞膜延展性，导致了红细胞变形能力的下降以及血黏度的升高。

（八）甘油三酯

甘油三酯（TG）是人体和其他脊椎动物体内脂肪的主要成分，也被称为植物脂肪。它们存在于血液中，能够从肝脏双向转移到脂肪和血糖，并且是人类皮肤油的主要成分。生物界中有许多不同类型的 TG，根据其是否完全氢化分为饱和和不饱和两类。饱和脂肪酸具有较高的熔点，并且在室温下更有可能是固体。不饱和脂肪酸的某些碳原子间形成了双键，具有较低的熔点，并且在室温下更可能是液体。自然界里的 TG 的链长差异很大，但是 16 个、18 个和 20 个碳原子的链最常见。在细胞中，因其无极性，与组成细胞膜的类脂双层不产生反应，TG 可以自由穿过细胞膜。

TG 是极低密度脂蛋白和乳糜微粒的主要组成部分，在新陈代谢过程中它作为能源和食物中的脂肪的运输工具起了重要作用。其能量密度为糖类和蛋白质的两倍（9 kcal/g）。在小肠内，TG 在脂肪酶和胆汁的作用下被分解为甘油和脂肪酸后进入血管。在血液内重组，成为脂蛋白的组成部分，起到向细胞运输脂肪酸的作用。组织可以通过释放脂肪酸或者吸收脂肪酸进行能量传递。脂肪细胞可以产生和储藏 TG。假如身体需要脂肪酸作为能源时胰高血糖素会促使脂肪酶分解 TG，释放自由脂肪酸。由于脑无法使用脂肪酸作为能源，TG 中的丙三醇会被转化为葡萄糖供脑作为能源使用，而脂肪酸也可在肝中转化为大脑可利用的酮体。假如脑对葡萄糖的需要大于身体内的含量时，脂肪细胞也会将 TG 分解。

一项成人横断面调查表明，TG 水平对于低剪切速率（100 s^{-1}）下的全血黏度有着显著影响。该结果提示 TG 除了致动脉粥样硬化风险外，可能存在另一种增加心血管风险的机制。

（九）红细胞压积（红细胞比容）

红细胞的细胞质富含血红蛋白，这是一种含铁的生物分子，能与氧气结合，并负责细胞和血液的红色。细胞膜由蛋白质和脂类等组成，其结构提供了完成生理细胞功能所必需的特性，特别是毛细血管网的变形性和稳定性。人类成熟的红细胞呈现出椭圆形的双凹盘状。红细胞内缺乏细胞核和大多数细胞器，为容纳血红蛋白提供最大空间；可把红细胞视作以质膜为囊带似的一袋袋血红蛋白。成年人每秒钟大约有 240 万个新的红细胞产生，这些细胞在骨髓中发育，在体内循环 100~120 天成为衰老的红细胞，然后再被巨噬细胞吞噬、消化、释放出铁离子进行循环再利用。每个循环大约耗时 60 秒。红细胞压积（HCT）是一种测定血液中红细胞体积百分比的血液试验。这取决于红细胞的数量和大小。正常情况下，男性为 40.7%~50.3%，女性为 36.1%~44.3%。因为红细胞的目的是将氧气从肺转移到身体组织，供机体代谢需要，所以血样的红细胞体积百分比可以成为衡量其输送氧气能力的一个参照点。在一定范围内，HCT 与红细胞带氧能力正相关，但是 HCT 并不是越高越好，如红细胞增多症 HCT ≥ 60%，不利于循环氧的运输和组织利用氧。

红细胞压积、黏度和切变率之间相互关联。如前所述血液系非牛顿流体，故血液的黏度与红细胞压积有关，且是剪切速率的函数。当 HCT 水平较低时，往往需要更多的力量来推动红细胞通过循环系统。因为通常情况下血浆是一种比红细胞更黏稠的物质，所以红细胞压积的下降往往会导致血浆血黏度的上升。但是当 HCT 升高时，循环血液中红细胞成分增加，血浆成分被相对挤压而减少，同向运动时血细胞间摩擦力增加、血浆成分因浓缩黏滞性变大，所以 HCT 升高后往往导致全血黏度上升，如图 6-4。

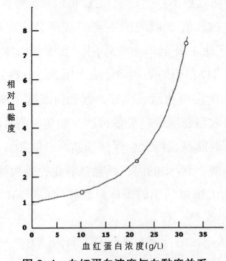

图 6-4　血红蛋白浓度与血黏度关系

悬液黏度随着红细胞悬液浓度的增加呈指数增加。正常情况下，红细胞体积与数目在血细胞中占据大多数；红细胞体积增加对血黏度有较大影响，因此，红细胞压积成为影响血黏度的主要因素，且红细胞压积增加会导致相对黏度不成比例地增加。如正常红细胞压积为 40% 时，血液的相对黏度约为 4。当红细胞压积提高到 60%（增加50%）会使相对黏度从 4 提高到 8。

（十）红细胞变形能力

红细胞变形能力是指红细胞在一定程度的应激作用下，不发生溶血（破裂）而改变形态的能力。这是一个重要的性质，因为红细胞必须在流体流动或通过微循环的机械力的影响下，剧烈地改变它们的形状。红细胞的力学性能、外在作用力的大小、红细胞与作用力的方向等因素都会影响这种形状变化的程度和几何形状。变形能力是红细胞的固有细胞性质，由细胞膜的几何性质和材料性质决定。红细胞的肌动蛋白构成的细胞骨架，为其变形能力提供了物质基础。层流条件下，由于流体层流间摩擦阻力的增加，红细胞变形影响了大血管内的血液流动。它还显著影响微循环血流，在那里红细胞被迫通过直径小于其体积的微血管。

红细胞变形能力是血液黏度的重要决定因素。层流条件下，由于流体层流间摩擦阻力的增加，影响了大血管内的血液流动，红细胞变形能力在不同病理生理条件下发生改变。如镰状红细胞病、球型红细胞病，其特点之一是红细胞变形能力的广泛损害；在糖尿病、周围血管疾病、脓毒血症和其他各种疾病中，红细胞变形能力也往往受到损害，从而影响全血黏度。库存红细胞在储存和相关处理过程中也会经历细胞膜特性的变化，变形能力受到损害，因此输注红细胞悬液也可能导致血黏度发生变化。临床上常用红细胞脆性来评价红细胞变形能力。有学者总结：红细胞空间构形、血红蛋白浓度、红细胞膜的流变性质、渗透压、血清钙、一氧化氮、温度等，均通过红细胞变形能力调节全血黏度。在原发性视网膜静脉阻塞与健康人的对照研究中发现，红细胞氧化应激导致全血黏度增加和红细胞变形性下降。活性氧种类改变了红细胞膜的刚性，在原发性视网膜静脉阻塞发病机制中起着重要作用。

（十一）温度

有研究表明温度每下降 1 ℃，血黏度增加约 2%，反之温度升高则血黏度相应下降，当温度从 36.5 ℃升高到 39.5 ℃时，血液黏度降低 10.38%。根据计算，导致血液流速降低 11.15%，血压降低 11.15%。同时，随着温度升高，红细胞变形性增加 9.92%，血浆黏度下降 4.99%。温度和黏度的总数据之间存在着较为明确的相关性（$r=0.84$，

P<0.001）。生理情况下，体温在人体内变化不大，血黏度变化带来的效应明显。但当患者躯体暴露在寒冷的环境中，体温下降，手指变冷，血黏度增加，再加上交感神经介导的血管收缩，会减少冷却区域的血液流动，当低温持续时间过长可导致组织严重缺血缺氧，冻伤随之出现。在危重护理或外科手术情况下，全身低温会导致血液黏度增加，器官血流量受损。心脏外科手术时的低温处理使得血黏度迅速增加，此种血黏度上升通过使用抗凝药物无法改善，故可能需稀释血液改善血黏度上升带来的不良后果。

（十二）年龄与性别

目前关于年龄与性别等因素影响全血黏度机制的研究甚少。在一些小样本横断面研究中，男性的全血黏度随着年龄的增长而增加（*P*<0.01），但女性的全血黏度有降低的趋势。对于健康人群的队列研究表明男性血黏度高于女性，可能原因系男性有更高的甘油三酯、红细胞压积和纤维蛋白原水平。

二、病理生理机制

（一）血黏度升高与血栓形成

血栓形成是指活体循环系统内流动的血液的有型成分发生异常聚集形成血凝块的过程，血凝块可以是游动微血栓子、大栓子，可以在血管内流动，可以阻塞血管，可以是心壁附壁或者血管壁附壁血栓，阻碍血液在循环系统里正常流动。生理情况下当血管（静脉或动脉）受到损伤时，身体中血小板和纤维蛋白结合形成血块，以防止失血，达到止血目的。病理情况下即使血管没有受伤，血液凝块也可能在身体内形成。血栓或凝块中的一块释放出来并开始在身体循环系统内随血流运动，这个流动的血凝块被称为栓子。血栓可能发生在静脉（静脉血栓）或动脉（动脉血栓）。静脉血栓形成会导致受影响的部位瘀血，而动脉血栓形成（极少情况下严重的静脉血栓形成可能）会影响该支动脉供血区远端血液供应，并导致病变动脉供应区组织的损伤（缺血和坏死）。无论是动脉血栓还是静脉血栓，都可以发生栓子脱落，脱落栓子可以随着血液循环以栓塞的形式存在于其他地方。这种类型的栓塞被称为血栓栓塞。当静脉血栓栓塞（通常称为 VTE）以肺栓塞的形式出现在肺动脉分支中时，可能会出现肺栓塞后的各种并发症。动脉栓子可能会沿着受影响的血管走行更远，并以栓塞的形式停留。

菲尔绍三要素（Virchow 三要素）：作为阐述静脉血栓栓塞（VTE）发病机制的主

要理论通常称作 Virchow 三要素。该理论提出，静脉血栓形成是由于血流改变（即血流淤滞），血管内皮损伤以及血液成分改变（即遗传性或获得性高凝状态）三因素综合导致。血黏度作为重要的血液流变学指标对栓塞事件的发生有着重要预测作用。对视网膜静脉阻塞荧光造影的横断面研究发现，视网膜血管网灌注情况与全血和血浆黏度值呈显著相关状态，但后续机制研究进展较少，提示血栓形成与血黏度升高有着一定的联系。

静脉血栓是在静脉内形成的血凝块（血栓）。一种常见的静脉血栓类型是深静脉血栓（DVT），它是肢体深静脉中的血凝块，导致患者出现单侧肢体水肿等症状。如果血栓脱落破裂通过肺动脉到达肺部，则其进展为肺栓塞（PE），即肺内的血凝块，导致患者出现咳嗽、低氧血症、呼吸困难等一系列症状。

（二）血黏度升高与内皮损伤动脉粥样硬化

在临床实践中，研究者发现动脉粥样硬化病变并不是平均分布的，例如上肢及乳腺极少发生动脉粥样硬化病变，而靠近心脏的动脉及大血管的粥样硬化发病率高，这提示动脉粥样硬化病变不仅涉及生物化学变化，生物力学特别是流体力学在其中起到了关键作用。冠状动脉及其他靠近心脏的动脉面对着最剧烈的血流动力学改变，血黏度的变化对粥样硬化的病理生理过程有着重要影响。血黏度是调节血流动力学（如血管内的剪切应力和应变力）以及血压的关键参数。高黏滞度血液在循环系统流动时通过机械传导力作用导致了血管内皮的炎症前损伤，进而引发内皮功能障碍，导致一连串使动脉壁硬化和增厚的事件。打个比方，如动脉内皮因持续受到损伤而出现动脉硬化，就如同园丁的手因长期与砂石砖块打交道变得粗糙。

血黏度升高可能参与了动脉粥样硬化的初始过程，颈动脉内膜中层厚度增加被认为与早期动脉粥样硬化的发生相关。爱丁堡动脉研究提示，男性血液黏度越高，颈动脉内膜中层越厚，两者呈现显著线性相关；血黏度的主要决定因素血浆黏度、纤维蛋白原和红细胞压积均与颈动脉内膜中层厚度有密切关系。一些学者提出，冠状动脉血流的流畅度取决于血管半径大小、压力梯度高低、细胞成分多少和血液黏度高低等流变学特征。血细胞流变学和血浆黏度在很大程度上决定了宏观和微循环的血流量，特别是动脉粥样硬化狭窄急性发作或再灌注损伤的影响时这种变化更明显，细胞流变学和血浆黏度的异常可能是随后发生心脏事件的预测因素。

动脉粥样硬化持续进展可能对进展为动脉栓塞事件；动脉栓塞也可能与血黏度存在一定关系。对肾移植受体的小规模横断面研究提示，血浆黏度（$P<0.005$）、红细胞聚集度（$P<0.005$）、纤维蛋白原（$P<0.005$）等血液流变学指标与肾脏动脉闭塞病变显

著相关。

动脉栓塞的后果包括脑卒中（脑功能因血液供应紊乱而迅速下降）、心肌梗死（通常是由血栓阻塞冠状动脉引起的）、肢体缺血（动脉血栓或栓子也可在肢体内形成，导致急性肢体缺血）、肝动脉血栓形成（栓子可能由其他部位产生，通常是肝移植后的致命性并发症）等。

（三）常见继发病因

见表6-1。

表6-1　血黏度增高的继发性因素

血细胞异常	红细胞数量及功能异常： 1. 红细胞增多。红细胞增多症、高原性红细胞增多症、新生儿红细胞增多症；肺部病变，高原环境，先天性心脏病，肿瘤及药物使用等因素导致红细胞增多 2. 红细胞形态功能异常。镰状细胞贫血、地中海贫血、球形红细胞增多症以及其他溶血性贫血
	白细胞异常：各种类型急、慢性白血病，淋巴瘤，感染，以及使用各类细胞因子之后
	血小板异常：原发或继发血小板增多、血小板活化
纤维蛋白/纤维蛋白原增多及功能异常	获得性高纤维蛋白原血症、获得性冷纤维蛋白血症
血清成分数量及功能异常	免疫球蛋白异常：Waldenström 巨球蛋白血症、IIgM 型意义未明的单克隆丙种球蛋白血症、Schnitzler 综合征、冒烟型 Waldenström 巨球蛋白血症、慢性淋巴细胞白血病、套细胞淋巴瘤、淀粉样变性、边缘区淋巴瘤多发性骨髓瘤、轻链病、高凝血因子Ⅰ血症等
	血脂水平异常：高甘油三酯血症、高低密度脂蛋白血症等
	炎性因子数量功能异常：重症感染、自身免疫性疾病等
凝血及纤溶系统改变	凝血因子数量增加，凝血因子活化、抗凝因子减少或缺乏、血浆组织型纤溶酶原激活物（t-PA）减少、血浆纤溶酶原激活抑制物（PAI）增加等
容量异常	腹泻、利尿剂使用、脱水剂使用、尿崩症、急性肾炎多尿期、其他原因导致血液浓缩等
血管内皮受损	动脉粥样硬化、败血症、创伤、肿瘤、产科意外、白血病及血管介入操作等导致的内皮损伤

导致血黏度及血液流变学紊乱的疾病如表6-1所展示，可归因为血细胞异常，纤维蛋白/纤维蛋白原增多及功能异常，血清成分、数量及功能异常，凝血及纤溶系统改变，容量异常，血管内皮受损等方面。表6-1中各疾病的发病机制、临床表现、病情

转归和治疗侧重点各有不同，引起血黏度异常的原因差异也很大。受制于本书篇幅，笔者考虑首先以华氏巨球蛋白血症（WM）为例，简要介绍免疫球蛋白增高导致高黏滞综合征的病理机制和临床表现；其次以恶性疾病导致高白细胞血症为例，展现白细胞停滞的机制与表现；以镰状细胞病为例，展示遗传性红细胞结构功能异常导致的血管阻塞危象的机制与表现；之后介绍代谢综合征（五高症中的其余四高）与血黏度及血液流变学之间关系。前述三种疾病的血黏度升高的相应治疗将在治疗中一并讨论。

1. WM 与高黏滞综合征

巨球蛋白血症包括一系列克隆性淋巴增生性疾病和浆细胞病中生成的单克隆 IgM 蛋白过量的疾病，包括 IgM 型意义未明的单克隆丙种球蛋白血症、WM 以及出现单克隆 IgM 蛋白的许多相关疾病，例如慢性淋巴细胞白血病、多种淋巴瘤亚型和原发性淀粉样蛋白轻链型淀粉样变性等。

WM 是一种独特的临床病理学疾病，表现为骨髓中的淋巴浆细胞性淋巴瘤（lymphoplasmacytic lymphoma, LPL）伴血液中 IgM 型单克隆丙种球蛋白病。患者可能出现与造血组织浸润或血液中单克隆 IgM 效应相关的症状。WM 是罕见病，年发病率约为 3 例 /100 万人。诊断时中位年龄为 70 岁，不到 10% 的患者诊断时小于 50 岁，大约 60% 的患者为男性。WM 的病因未明。一些大型研究提示 WM 与慢性免疫刺激和自身免疫病有关。WM 患者的恶性 B 细胞存在体细胞突变和染色体异常。绝大多数 WM 患者存在 MYD88 基因频发突变（MYD88 L265P）。

WM 患者在病程中可发生与造血组织或其他组织浸润相关的症状（如贫血、淋巴结肿大、肝脾肿大），和 / 或与血液中单克隆 IgM 蛋白相关的症状（如高黏滞综合征、周围神经病）。

WM 导致的高黏滞综合征：约 30% 的 WM 患者存在高黏滞综合征相关症状，出现神经系统主诉，例如视物模糊或视力丧失、头痛、眩晕、眼球震颤、头晕、耳鸣、突发性耳聋、复视或共济失调等。少数情况下，明显的高黏滞综合征还可导致意识模糊、痴呆、意识障碍、脑卒中或昏迷。伴有贫血时，高黏滞综合征和相关血浆扩容可诱发或加重心力衰竭。高黏滞综合征属于医疗急症。如果血清黏度 < 4 Pa·s（正常值为 1.5 Pa·s），患者极少出现高黏滞综合征所致临床表现。虽然血清黏度与临床表现之间的关联不明，但通常患者血清黏度大于 4 Pa·s 时开始出现症状，患者血清黏度大于 6 Pa·s 时大多都有症状。例如，针对 2 项不同病例系列研究的汇总分析显示，血清黏度 < 3 Pa·s、> 4 Pa·s 和 > 5 Pa·s 时，存在高黏滞综合征症状的患者分别为 0%、67% 和 75%。血清黏度与高黏滞综合征症状发生密切相关，就诊时血清 IgM 水平较高者更快发生症状性高黏滞综合征。例如，一项研究发现就诊患者血清 IgM 水平 > 6.0 g/

L 时，距发生症状性高黏滞综合征的中位时间约为 3 个月。

此外，WM 患者还可能出现一些神经症状，最常见的神经系统异常为远端、对称分布且缓慢进展的感觉运动周围神经病，常有感觉异常和乏力，下肢受累通常比上肢更严重。伴高黏滞综合征的 WM 患者存在视网膜静脉节段性扭曲扩张，呈"香肠链"外观，其他显著的视网膜病变，包括出血、渗出和视盘水肿。另有部分患者出现：雷诺现象、荨麻疹、紫癜、肢端发绀和 / 或组织坏死症状的冷球蛋白血症；以淋巴细胞或浆细胞样细胞浸润为病理表现，轻链管型肾病和肾病综合征为临床表现的肾功能不全；因细胞外无定形物质而沉积在胃肠道固有层而出现消化道症状，以腹泻和脂肪泻为主要表现。

实验室检查提示血清黏度与 IgM 水平之间呈非线性关系，因此，当血清 IgM 水平较低时，IgM 增加 10 ~ 20 g/L 仅引起血清黏度小幅度增加，但 IgM 浓度为 40 ~ 50 g/L 时，IgM 每增加 10 ~ 20 g/L 则会大幅度增加血清黏度。

WM 的诊断：血清中必须存在 IgM 单克隆丙种球蛋白。必须证实骨髓活检标本中的小淋巴细胞所占比例 ≥ 10%，并且此类细胞表现为小梁间隙模式的浆细胞样或浆细胞分化（淋巴浆细胞特征或淋巴浆细胞性淋巴瘤）。该浸润应具有典型的免疫表型，例如表面 IgM+、CD5-/+、CD10-、CD11c-、CD19+、CD20+、CD22+、CD23-、CD25+、CD27+、FMC7+、CD103-、CD138-。浆细胞成分应为 CD138+、CD38+ 和 CD45（弱表达 /-）。已发现超过 90% 的 WM 患者存在 MYD88 L265P 基因突变，若由此突变有助于区分 WM。WM 及单克隆性 IgM 疾病的治疗见后文。

2. 血液系统恶性肿瘤导致的白细胞增多（高白细胞血症）与白细胞停滞

其次笔者以恶性疾病导致高白细胞血症示例白细胞增多相关的血黏度增高。

白细胞增多是指一种实验室检查异常，该异常被定义为总白细胞计数大于 50×10^9/L 或 100×10^9/L。与此相反，白细胞停滞（也称为症状性白细胞增多）是一种最常见于急性髓性白血病（acute myeloid leukemia, AML）患者或慢性髓系白血病（chronic myeloid leukemia, CML）原始细胞危象患者的医学急症。其特征为原始白细胞计数极度升高以及组织器官灌注降低。白细胞停滞患者的微血管系统中可见白细胞栓子形成的病理改变。在临床上，当白细胞增多的白血病患者出现呼吸窘迫或神经系统损害时，常常可以经验性地诊断为白细胞停滞，需要给予及时有效的诊疗，否则，患者在 1 周内的死亡率为 20%~40%。白细胞增多和白细胞停滞的发病率根据白血病类型和患者人群不同而变化。在一般情况下，白细胞停滞的症状出现在白血病患者的循环血液中存在较高比例、体积较大、变性能力差的原始白细胞的患者，如 AML 患者。AML 的白细胞增多见于 10%~20% 新诊断的患者中。白细胞增多更常见于髓单核细胞性（FAB-M4）白血病、单核细胞性（FAB-M5）白血病或急性早幼粒细胞性白血病的微粒变异型（FAB-M3）患者中。白细胞停滞症状的发生频率不高，且通常发生在白细胞（white blood cell, WBC）计数超过 100×10^9/L 的患者中。急性淋巴细胞性白血病（acute lymphoblastic leukemia, ALL）：白细胞增多见于 10%~30% 新诊断为急性淋巴细胞性白血病的患者中，以婴儿、年龄为 10 ~ 20 岁的患者、男性以及具有 T 细胞表型的患者为多。白细胞停滞的症状罕见于白细胞增多和 ALL 患者中。相比之下，肿瘤溶解综合征（tumor lysis syndrome, TLS）和弥散性血管内凝血（disseminated intravascular coagulation, DIC）是与白细胞计数升高相关的更为常见的并发症。较大比例的慢性淋巴细胞性白血病（chronic lymphocytic leukemia, CLL）患者会出现白细胞增多，一般不出现白细胞停滞现象，但是当白细胞计数超过 400×10^9/L 时会发生白细胞停滞现象。慢性髓系白血病患者通常表现为白细胞增多，其白细胞计数中位值大约为 100×10^9/L，最常见的情况下表现为分叶核中性粒细胞、晚幼粒细胞和中幼粒细胞增多，白细胞停滞的症状在慢性期的患者中非常罕见。

白细胞停滞的病理生理学机制尚未得到充分解释，其原因可能是一部分白血病原始细胞快速增生，且与成熟白细胞相比这群原始细胞的变形能力极差，随之导致血黏度迅速升高。随着原始白细胞计数的增加，变性能力差，易在微循环中被破坏，直接导致血黏度升高，同时这些形体僵硬的幼稚白细胞可在微循环中形成栓子，从而阻碍血流（即白细胞停滞）。另一种解释为分裂中的原始细胞代谢活性高以及多种细胞因子相伴产生，可能会加剧局部低氧血症；这些细胞因子可导致血管内皮细胞损伤和出血，进一步加重了缺氧性损伤；随着病情进展，白血病原始细胞可以从损伤的血管内皮间隙迁移进入周围组织内，造成额外的损伤。

除开各型白血病常见乏力、发热、皮肤苍白、器官体积增大、关节疼痛症状之外，白细胞停滞的主要临床症状和早期死亡的原因与中枢神经系统（central nervous system, CNS）（约 40%）和肺部（约 30%）的受累相关。肺部体征和症状包括呼吸困难、缺氧以及影像学检查所示弥漫性间质或肺泡浸润。神经系统体征和症状包括视觉改变、头痛、头晕、耳鸣、步态不稳、意识模糊、嗜睡，偶尔也可能出现昏迷。此外，出现白细胞增多且白细胞停滞的患者发生白细胞计数降低后至少持续 1 周的颅内出血的高风险状态，可能是由于当白细胞停滞所致缺血的脑部区域恢复血流时发生的缺血再灌注损伤。大约 80% 的白细胞停滞患者会发热，可能归因于与白细胞停滞有关的炎症或同时发生的感染。白细胞停滞不太常见的体征或症状包括心肌缺血或右心室超负荷的心电图征象、肾功能不全恶化、异常勃起、急性肢体缺血或肠梗死，偶见患者在开始化疗后出现呼吸困难和低氧血症日益恶化，这可归因于淤积在肺内的白血病细胞的溶解（即溶瘤综合征相关的高黏滞状态）。

当白血病患者的白细胞计数超过 100×10^9/L 且表现出被认为是归因于组织缺氧的症状（最常为呼吸窘迫或神经系统损害）时，可经验性地诊断为白细胞停滞（症状性白细胞增多）。部分患者在白细胞计数低于此水平时经病理学证实存在白细胞停滞。病理学上，当受累组织活检显示在微血管系统中存在白细胞栓子时，也可诊断为白细胞停滞。

前面介绍了血液系统恶性肿瘤所致的白细胞升高出现的高黏滞综合征，其实白细胞升高的其他疾病亦可以出现白细胞相关高黏滞综合征，只不过程度不同罢了，如感染性疾病所致的类白血病反应等就不在此赘述。

3. 镰状细胞病与血管阻塞危象

镰状细胞病（sickle cell disease，SCD）是一组血液病，大多数是典型的隐性遗传病，致病基因来源于患者的父母双方。最常见的一种类型是镰状细胞贫血（sickle cell anaemia，SCA）。它导致红细胞中的携氧血红蛋白异常。某些情况下，这会导致红细胞呈现僵硬的镰刀状的形状，此种病态红细胞的变形能力低于正常红细胞（见图6-5）。镰状细胞病的临床表现通常始于5~6个月的婴儿时期出现，随着患者成长，诸如疼痛发作（即镰细胞危象）、贫血、手足肿胀、细菌感染和中风等许多健康问题可能会逐步进展。SCD 患者在发达国家的平均预期寿命是40~60 岁。镰刀型红细胞疾病通常源于父母双方各自拥有一个不正常血红素基因，如果后代从父母双方各遗传过来一个不正常的基因，从而表现临床症状。根据每个血红蛋白基因的确切突变情况，SCD存在几个亚型，包括血红蛋白 S（Hb S）基因的纯合子、Hb S 和血红蛋白 C（Hb C）基因的杂合子、Hb S 和 β 地中海贫血基因的杂合子以及其他不太常见的基因型。如果只有一个不正常基因的人通常不会有镰状细胞的特征。这类型的人通常被视为基因携带者。检验是否有镰型红细胞疾病通常是借由血液检查得知，新生儿出生之后便可进行检验明确预后，在怀孕时也有机会可以验出胎儿是否有镰型红细胞疾病。治疗镰型红细胞疾病患者的方法包含使用疫苗和抗生素、多喝水、补充叶酸以及应用止痛剂，其他方法包括输血和羟基脲药物。一小部分的人可以利用骨髓细胞移植来进行治疗。2013 年之前，全球约有 320 万人患有镰型红细胞疾病；另外约有 4 300 万人具有镰型红细胞疾病表征。据调查大约 80% 的镰型红细胞疾病病例出现在撒哈拉沙漠以南的非洲。1910 年，James B.Herrick 首次在医学文献中描述了这种临床情况。1949 年 E.A.Beet和 J.V.Neel 确定了基因传递。1954 年首次发现了镰状细胞特性对疟疾的保护作用。

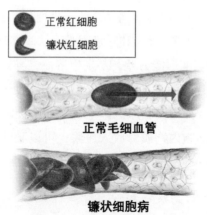

图 6-5　镰状红细胞与正常红细胞对比示意图

含有 Hb S 的红细胞其细胞僵硬，变形能力差，无法通过小于红细胞直径的微血管，在微血管系统内易形成红细胞聚集，进而形成血管阻滞，导致相应临床症状的出现。

血红蛋白聚合：脱氧 – 血红蛋白 S 聚合是 SCD 病理生理学中甚为关键的起始事件。SCD 发生血红蛋白聚合以及后续严重临床情况，很大程度上源于镰状红细胞特有形状，异常 Hb S 溶解度，血液黏度，Hb S 聚合物结构和镰状细胞流变特性受损。这些异常之间的关系较为复杂，目前初步研究认为，对 Hb S 聚合物的结构，聚合的动力学、热力学约束以及血红蛋白 F（Hb F）对聚合过程的研究支持 SCD 的发病机制源于脱氧 – 血红蛋白 S 的聚合；降低 Hb S 聚合可降低 SCD 患儿和成年患者的疼痛，急性胸部综合征和输血的频率；显著脱水有利于其聚合，常引起疼痛等临床症状；Hb S–HPFH 杂合子几乎没有血管闭塞并发症，可能和红细胞内高水平的 Hb F，抑制 Hb S 聚合以及细胞形成镰状相关。

血管阻塞危象：血管闭塞现象和溶血是镰状细胞病的临床标志。血管闭塞导致反复发作的疼痛事件（以前称为镰状细胞危象）和各种严重的器官系统并发症，可导致终身残疾甚至死亡。红细胞溶血导致慢性贫血和色素性胆结石。其机制为，由于镰型红细胞阻塞毛细血管而限制流至器官的血量，抑制组织器官的血流灌注，因而导致局部缺血、疼痛和器官伤害，危象发生的频率、严重程度和持续时间有很大差异。因为脾脏内有丰富的细小的血管网（血窦）和清除不良红细胞的功能，故脾脏常常会被影响到，通常在患者儿童期末期前便会形成脾梗死，反复发生脾梗死后，脾脏功能被破坏，导致患者体内脾脏发生类似于手术切除的现象，即自体脾脏移除现象，这种自体脾脏移除的结果是免疫力受损，导致人体感染风险增加。骨骼，尤其是承重骨骼也常是血管阻塞伤害的主要目标之一。SCD 血管阻塞可导致骨缺血性坏死（尤其是在股骨部位）和骨头退化，很多情况下剧烈疼痛也是源于骨梗死。其他器官例如阴茎及肺亦常常发生血管阻塞危象，表现为局部疼痛和呼吸困难，这些亦是临床急症，需紧急处理。

因此 SCD 患者的红细胞变形能力差，易发生溶血，导致血黏稠度增加和微血管闭塞的危害非常大，虽然 SCD 发病率不高，但是红细胞原发性和继发性病变相关疾病因素很多，导致的高黏滞综合征需要临床医师重视。如急性溶血性贫血由于大量红细胞被破坏，红细胞碎片和红细胞内物质释放入血浆，可以激活凝血系统，使血浆黏度明显增高。

（四）血黏度、其他四高疾病和心血管事件风险

20 世纪六七十年代以来，一些研究提示血黏度是一种与所有其他主要心血管危险因素（高血压、低密度脂蛋白胆固醇升高、高脂蛋白 a、高同型半胱氨酸、2 型糖尿病、代谢综合征、肥胖、吸烟、年龄和男性）都相关的生物参数。一些学者甚至提出，血液黏度是心血管疾病的决定因素；血黏度升高可能是比其他生物化学、代谢和人口统计学因素更重要的心血管危险因素。血黏度升高造成了血管管壁受损，可能是动脉粥样硬化前损伤的潜在机制。

20 世纪 90 年代的一项前瞻性研究中，331 名患有高血压的中年男性在测量低剪切率黏度后接受长达 12 年的随访。研究者根据黏度水平将受试者分为 3 组，最终发现低剪切率黏度最高三分位组的心血管事件比最低三分位组多出 3 倍（Hr=3.42，95%CI=1.4~8.4，P=0.006）。不久后的爱丁堡动脉研究拟考察血液黏度、红细胞压积、血浆黏度和纤维蛋白原等血液流变指标与心血管事件预后之间联系，对 1 592 名 55~74 岁的受试者进行了平均 5 年的随访后，其结果显示：高剪切血黏度最高的 20% 的个体中有 55% 发生了主要心血管事件；而黏度最低的 20% 的个体中只有 4% 的人发生了主要心血管事件，在对吸烟、高 LDL-C 和高血压这些常规危险因素进行校正后，血液黏度和红细胞压积的相关性在脑卒中事件中仍然显著，但在总事件中不显著；而血浆黏度和纤维蛋白原的相关性在总事件和脑卒中事件中仍然显著。该研究认为高剪切血黏度与主要心血管事件密切相关，但笔者认为在血流量恒定的前提下，高剪切血黏度升高必然导致收缩压的升高。因该研究未修正收缩压和高剪切血黏度间的联系，此处高剪切血黏度导致脑卒中风险的增高可能大部分来源于收缩压带来的风险增高。

在修正血压带来的影响后，血浆黏度显示出了一定的心血管预测能力：德国的一项研究，933 名 45~64 岁男性平均随访 8 年中，在调整了年龄、总胆固醇、高

密度脂蛋白胆固醇、吸烟、血压和体重指数后，血浆黏度与第一次重大冠状动脉事件的风险系数为 1.42（95%CI=1.09~1.86），血浆黏度分布最高 1/5 与最低 1/5 男性冠心病事件的相对风险为 3.31（95%CI=1.19~9.25）。一项有关冠状动脉慢性完全闭塞（chronic total occluded coronary artery，CTO）的横断面研究发现，高低 2 种剪切率下的全血黏度是较差的冠状动脉侧支循环的独立危险因素（WBV：208 sec-1，OR：1.362，95%CI=1.095 ~ 1.741，$P<0.001$；WBV：0.5 sec-1，OR：1.251，95%CI=1.180 ~ 1.347，$P<0.001$）。该项研究的 2 组人群高血压患病率基本相同，提示全血黏度（WBV）可能与微血管灌注和血管生成过程有关。

1. 高脂血症

不少研究已证实血脂对血浆黏度的相关性：在 225 S^{-1} 剪切速率下血黏度与 LDL-C 正相关，与 HDL-C 呈负相关（$P<0.05$），但该研究未显示全血黏度与 LDL-C 及 HDL-C 的相关性，同时低于 4.5 mmol/L 水平的甘油三酯与上述指标无关。另一研究检测出了 LDL-C 与全血黏度的关系：全血黏度与胆固醇（$r=0.22$，$P<0.001$）、甘油三酯（$r=0.14$，$P<0.001$）和低密度脂蛋白胆固醇（$r=0.21$，$P<0.001$）呈显著正相关，但其影响系数约为血浆黏度的 1%；HDL-C 与全血黏度呈显著负相关（$r=-0.20$，$P<0.001$）。综上，血脂的不同成分对血黏度的影响已基本明确，但机制研究尚不深入；目前尚无证据表明血黏度的下降会同时降低高 LDL-C 血症和高甘油三酯血症患者的心血管风险。

2. 高血压

目前的研究已经证实血压与血黏度在生理机制上存在着固有的正相关性。但高血压与血黏度等血液流变指标关系的研究近年来未更进一步突破，目前的资料对于临床有效干预治疗价值有限。

在血压相对恒定的前提下，血黏度增加幅度大，导致总外周阻力增加，循环血流和组织器官灌注量降低；血黏度增加幅度减少，则循环血流和组织器官灌注量增加。如果血黏度和总外周阻力同时增加则收缩压必须升高以维持心输出量，人体为保证相对固定的血液循环量和组织器官灌注量，血黏度升高将导致心脏负荷与血管壁受力的增加。在一项对 128 名肥胖者（体重指数 >28）和 90 名非肥胖健康对照者的研究中，肥胖患者的低剪切率血黏度（舒张期）比非肥胖患者高 15%。在爱丁堡动脉研究结果显示：收缩压仅与男性血液黏度相关（$P<0.001$），舒张压与男性和女性的血液黏度相关（$P<0.001$），考虑因血黏度对总外周阻力有调节作用，而显示出与收缩压和舒张压的相关性。一些研究者认为血黏度与脉压的负相关关系，较收缩压或舒张压更为紧密。

676名美国印第安人参与的调查显示，血黏度与脉压（$\beta = -0.13$，$P<0.001$）和收缩压（$\beta = -0.09$，$P<0.02$）呈负相关，主要与红细胞压积（$\beta = -0.11$，-0.10）呈负相关。而正常血压者脉压与WBV、红细胞压积呈负相关，与体重指数无关，与糖尿病无关（$r=0.42$，$P<0.0001$）。因此，在正常生理条件下，体内血黏度与脉压呈负相关。早期小规模横断面研究证实：$104\ S^{-1}$剪切速率下的血黏度与高血压患者的左室肥厚程度密切相关（$r=0.80$，$P<0.001$）。这提示血黏度增高与高血压患者的不良结局密切相关。

3. 糖尿病

目前针对糖尿病患者血液黏度的研究大部分停留在机制及小规模横断面研究，不少研究没有修正年龄差异带来的血黏度变化，尚缺少以血黏度为治疗目标的大规模的前瞻性研究。目前的研究现状提示糖尿病的病理生理改变对于血黏度的影响较小，同时少有研究关注血黏度等血液流变指标在糖尿病自然病程中所起的作用。

高血糖本身对血黏度会造成影响。在实验室研究中，血糖自6.3 mmol/L升高到25.3 mmol/L，则黏度增加了25%（$r=0.59$，$P=0.002$）。早期的横断面研究发现2型糖尿病患者的血清黏度增加，平均高于健康受试者8%，高于非糖尿病患者6%。该研究发现糖尿病患者的血黏度比正常人高7%，大约一半的黏度升高归因于血清的黏度升高，其余血黏度的增加可能是由于血液中葡萄糖和脂质的增加导致的。另外，糖尿病患者的白蛋白水平下降，球蛋白等的水平上升也起到了升高血黏度的作用。在一项大型横断面研究中，在同时调整已知糖尿病预测因子的模型中，与最低四分位数的相应模型相比，血液黏度最高四分位数的成人（Hr=1.68，95% CI=1.53~1.84）和红细胞压积（Hr=1.63，95%CI=1.49~1.79）更容易发展为糖尿病，但该研究未修正血压带来的影响。血黏度增高可能与糖尿病前期的氧化应激相关。一项小规模的横断面研究发现，全部受试者中超过76%的高氧化应激水平者与存在血黏度升高有关，而2型糖尿病前期亚组高达95%。良好的血糖控制似乎对1型糖尿病患者的血液流变学有积极的影响。小规模的横断面研究表明虽然糖尿病患者作为一个整体，在任何流变学参数上与健康对照组没有区别，但血糖控制良好者组较控制不佳组的全血黏度（$P<0.005$）和血浆密度（$P<0.05$）明显降低。

血黏度增高与高血压、糖尿病、高脂血症以及高尿酸血症在发病机制上存在一定的相互关联，见图6-6。

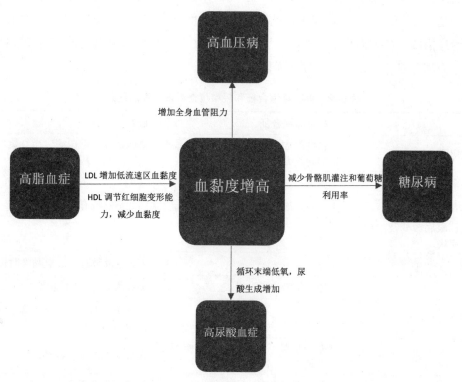

图6-6　血黏度增高与其他代谢相关慢性疾病（其余四高）发病机制可能的相互关联

三、流行病学

由于血黏度升高及高黏滞综合征诊断标准不一，实验方法不统一，目前诊断标准缺少共识，患病率、发病人数等数据目前较为缺乏。每种原发疾病导致的高黏滞状态发病率各有不同。以高黏滞综合征最常见的病因为WM为例，WM在美国发病率估计为每年每百万人中有3例，而约30%的WM患者存在高黏滞综合征相关症状。

四、临床表现和诊断标准

除原发疾病导致的临床表现以外，严重血黏度升高带来的临床表现一般有自发性鼻衄（鼻出血）、自发性口腔黏膜出血、新发头痛、无法矫正的视物模糊、听力障碍、耳鸣、眩晕、癫痫和昏迷等。多数情况下没有肿瘤及血液系统疾病背景的老年患者的中轻度血黏度升高，往往不会导致上述临床症状的出现，个别情况下患者会感到头晕等非特异症状（类似于中医学的亚健康状态）。考虑到血液系统疾病及恶性肿瘤患者出现的急性病理性血黏度升高导致的一系列临床症状，且合并相应中枢神经症状的严重临床情况，与老年患者普遍出现的中轻度血黏度升高在病因、临床表现、病程、预后及治疗措施等各方面均不尽相同，见表6-2。为了将两者的不同区分开来，笔者将前者称之为高黏滞综合征，后者称之为血黏度升高。

表6-2 高黏滞综合征和轻中度血黏度升高的区别

	高黏滞综合征	血黏度升高
原发病因	恶性肿瘤，血液系统疾病导致血细胞及大分子成分异常增多	高脂血症、糖尿病、血红蛋白升高或无确切病因
发病率	少见	常见
临床表现	显著，如剧烈头痛、失明等	多无症状或有头昏不适
特征性眼底改变及中枢神经系统症状	可能有	无
发病	急	多无症状体征，查血黏度时发现
年龄	任何年龄均可发病	多数为60岁以上患者
血黏度升高程度	多超过正常上限2倍以上	多轻中度升高，一般不超过正常上限2倍
治疗	需羟基脲、血浆置换等措施积极处理	多数无需药物及特殊治疗
预后	若处理不力则威胁生命	短期对生命无威胁

1. 血液流变学指标的正常值

血液流变学指标与血红蛋白、血糖、肌酐、尿酸等不同，血黏度是一种高度变化的参数，生理情况下每个心动周期血黏度都因血流速度即剪切速率变化而发生周期变化。此外，在研究中发现各地日照、气温、海拔等因素对于全血黏度有着重要影响。血黏度的测量手段不一，血黏度随着剪切率变化而变化（见图6-2），各种物理、化学、生理以及实验检测条件对其测量值产生巨大影响。同时，血压与剪切率有着较强相关性，而血压升高者成为心血管事件高风险人群，如果参考血压为140/90 mmHg的前提条件下剪切率的血黏度，则不能完全反应血压升高患者所面临的风险；如果参考血压为160/100 mmHg的前提条件下剪切率的血黏度，则能较好地反应血压升高患者所面临的心脑血管事件风险。因此血黏度数值对血压正常者没有实际的病理意义，但是血黏度升高的人群，血流阻力相对较大，在某些病理因素叠加的情况下会加重患者病情，故此患者掌握自己的血黏度基本情况在预防心脑血管疾病和血栓栓塞性疾病方面有实际意义。然而，在医疗实践中，由于各实验室的检测仪器类型不同，所选择的剪切率不同，检测方法不统一，目前并未制定适用于各实验室的统一正常参考值，正常值往往由各地实验室结合本地实验数据取得。另外，高、中、低剪切率的选取全然不同，造成无统一标准。采用没有统一诊断标准的血液流变学指标来判断血黏度的高低，这种情况大大削弱了血液流变学检测的血黏度在医生群体中的可信度。根据目前医学界对"五高症"的患病情况和各类原发性继发性血液系统疾病的发病情况判断，血黏度检测有其重要的现实意义，因此血液流变学检查有必要通过卫生行政部门或者国家层面的质量控制中心制定统一的标准来指导临床工作。

一项健康人群队列研究建议：剪切率分别为 $1\ s^{-1}$、$50\ s^{-1}$ 和 $100\ s^{-1}$ 时的平均血液黏度分别为 2.6 ± 0.043、0.437 ± 0.060 和 $0.546 \pm 0.084\ Pa \cdot s$。一些研究者提出，血黏度受年龄、性别等特质影响较大，血黏度标准值应对两个因素做出校正。目前缺少权威机构及组织提出的血液流变学的正常范围，参照临床检验教材，笔者建议以下数值可作为血黏度的正常参考值。

全血比黏度（高切变率230/s）：男 $0.56 \sim 0.67\ Pa \cdot s$，女 $0.47 \sim 0.60\ Pa \cdot s$；

全血比黏度（低切变率23/s）：男 $0.75 \sim 1.00\ Pa \cdot s$，女 $0.58 \sim 0.81\ Pa \cdot s$。

其余血液流变学相关指标正常值（供参考）：

血浆黏度（反映体内生物大分子如纤维蛋白原、球蛋白、血脂对黏度的影响；血浆可以认为是一种牛顿流体其黏度并不随剪切速率变化）：男 $0.160 \sim 0.180\ Pa \cdot s$，女 $0.165 \sim 0.195\ Pa \cdot s$；

血沉（与血浆比重、黏度、红细胞间聚集能力有关）：男 $0 \sim 15\ mm/1\ h$，女 $0 \sim 20\ mm/1\ h$；

红细胞聚集指数：$1.44 \sim 3.62$；

红细胞压积：男 $44.23\% \sim 50.47\%$，女 $37.86\% \sim 45.22\%$；

纤维蛋白原：$2 \sim 4\ g/L$；

红细胞变形指数：$0.47 \sim 0.55$。

2. 高黏滞综合征的诊断

高黏滞综合征是发生在血液系统疾病及恶性肿瘤患者中，急性出现的，表现为黏膜出血、新发头痛、听力视力障碍、昏迷以及其他中枢神经系统症状，合并病理性血黏度升高的一组综合征。其诊断主要依靠对原发疾病诊断和典型的血流淤滞临床表现，由于时效性强，缺乏重复性以及前述实验方法未统一等原因，血黏度不作为诊断标准，但是血黏度较正常值2倍以上的升高可作为高黏滞状态的有力佐证。以 WM 为例：经骨穿、蛋白电泳，明确发现单克隆 IgM 异常分泌后明确诊断 WM 后，一旦出现中枢神经体征以及自发性鼻衄、新发性头痛、无法矫正的视物模糊、听力丧失、耳鸣和眩晕，即应怀疑患者出现高黏滞综合征。如 IgM 高于 30 g/L，同时眼底检查发现血管扭曲、

"香肠化"或视网膜出血，亦应考虑高黏滞综合征，需积极进行干预。

五、治疗及预防措施

（一）测血黏度

近来的队列研究发现血黏度与心脑血管疾病危险因素和心血疾病有非常轻微的关联。一些糖尿病的研究者认为，由于证据的缺乏，不建议对糖尿病患者监测血黏度，并进行单纯降血黏度的治疗。此外，大部分的血黏度的研究多系发病机制与相关性研究，目前仍缺少有分量的，针对血黏度的前瞻队列干预研究，因此，考虑到不合并血液系统疾病及恶性肿瘤的中老年患者进行常规的血黏度检测及治疗获益方面的证据有限，笔者认为如非合并其他临床情况，不建议上述患者监测血黏度，并进行单纯降血黏度的治疗，合并血液系统疾病及肿瘤患者可考虑常规检查血黏度。在临床上，慢性疾病患者，特别是心脑血管疾病患者常常存在血黏度升高（原发因素和继发因素相互掺杂），"五高症"患者根据各个疾病指南的建议进行了实质性的降低血黏度的治疗，如糖尿病、高血压、高脂血症患者使用阿司匹林、氯吡格雷等治疗；高尿酸血症患者采用多饮水、减少尿酸来源、抑制尿酸生成、促进尿酸排泄等措施；红细胞增多症患者采用血液稀释疗法等措施。

（二）轻中度血黏度升高的治疗

1. 一般治疗

（1）避免久坐。一项健康受试者参加的，模拟飞机经济舱长期持续坐姿的研究表明，受试者血浆黏度、红细胞比容、白蛋白、体液平衡的变化虽然均能基本保持生理性昼夜节律，但下肢肿胀与久坐相关。考虑到红细胞聚集等效应，久坐可能会增加健康人深静脉血栓发生的风险。

（2）运动锻炼。目前实验研究针对运动锻炼对血黏度改善的结论不一。一项对3 522名受试者进行的大规模观察研究发现，在男性和女性中，自我报告的闲暇时间体育活动与血浆黏度之间存在负相关。然而，在另一份报告中，一个为期10周的中等强度有氧运动项目并没有改变冠心病患者的全血黏度。从改善心脑血管疾病患者的预后的角度上来讲，提倡所有血黏度升高者进行力所能及的有氧运动（如散步、慢跑、打太极拳、爬山、游泳等）。一项健康男性参与的运动干预前瞻性试验显示，高强度运动后血黏度会有轻度上升，但长期中等到高强度的跑步训练对于不同组分的红细胞变形能力都会带来提升，高强度训练组具有较多的年轻红细胞。后来的研究者认为剧烈活动后的全血黏度上升，部分原因是血液浓缩和核心体温上升，当排除此两种因素后，体温升高引起的红细胞变形能力（如红细胞膜剪切弹性模量和伸长率）的增加，抵消了运动引起的血液浓度、血浆黏度升高和红细胞聚集增加的影响。因此针对"五高症"患者应提倡适度有氧运动。

（3）戒烟。大量实验证实吸烟是心脑血管事件的强危险因素。长期吸烟患者多合并慢性阻塞性肺疾病导致继发性红细胞增多症，从而使得全血黏度增加。另外，吸烟者血液中可溶性黏附因子显著增加。对 45 ~ 55 岁男性吸烟者和不吸烟者（125 名志愿者）进行的小规模研究显示，吸烟组纤维蛋白原和全血黏度升高（$P<0.025$），血浆黏度升高（$P<0.05$），并提示吸烟可能通过血黏度升高途径导致血栓形成。因此戒烟对于改善血黏度增高有利。

2. 药物治疗

在之前对糖尿病及冠心病人群的研究中发现，最常见的抗血小板聚集药物如阿托伐他汀和阿司匹林可有效降低舒张期血黏度达 18%。基于笔者在上文检测血黏度部分提出的理由，不建议轻中度血黏度升高患者以降血黏度为唯一目的进行抗凝、抗血小板聚集以及其他药物治疗。合并高血压、糖尿病、高脂血症、房颤及其他栓塞高风险患者应在医生指导下进行抗凝、抗血小板聚集治疗，包括阿司匹林肠溶片、氯吡格雷、通心络胶囊等药物单独或者联合治疗。

（三）高黏滞综合征的治疗

不同原因导致的高黏滞综合征的治疗策略各有不同，如：对于 WM，使用糖皮质激素控制症状，严重者考虑自体造血干细胞移植改善预后等；对于恶性肿瘤引起的高白细胞血症，进行规范化疗及靶向治疗控制各类型白血病及淋巴瘤进展，有条件者开展造血干细胞移植等；对于脱水、感染、自身免疫疾病导致的继发性血黏度升高，首先应考虑治疗原发病，如补液、抗感染、免疫抑制治疗等。笔者选择以下三种疾病导致的严重高黏滞状态的处理为例，说明高黏滞综合征及血黏度升高的治疗概况。

1. WM 及高黏滞综合征的处理

目前的治疗方法尚无法治愈 WM。治疗的目标是控制症状，预防终末器官损害，同时尽量改善生活质量。

对于 WM，有症状的患者的初始治疗取决于年龄、症状严重程度、是否适合进行自体造血干细胞移植、有无共存疾病以及患者的偏好选择治疗方法。方案的强度取决于症状的严重程度；对于症状严重的患者，可选用强度较大的方案（如苯达莫司汀加利妥昔单抗，或硼替佐米、地塞米松和利妥昔单抗），其治疗起效较快，但副作用更多；对于症状轻微者，则选用更易耐受但治疗起效较慢的方案（如利妥昔单抗单药）。

高黏滞综合征的紧急处理，结合 WM 国际研讨会（IWWM）等会议及组织提出的治疗原则，血浆置换是高黏滞综合征的一线治疗方案，并且对于 IgM 高水平（>40 g/L）患者，可在给予利妥昔单抗之前进行，以预防 IgM 反跳。有症状的高黏滞综合征是需要及时进行血浆置换的医疗急症。在血浆置换前应尽可能避免输注红细胞，因为其可能会使血黏度进一步升高。尽管高黏滞综合征的确诊需要测定血黏度，但临床医生应根据患者的症状和体格检查结果（如口鼻出血、视物模糊、头痛、头晕、感觉异常、视网膜静脉充血和火焰状出血、视盘水肿、昏睡和昏迷）来决定是否启动血浆置换，而不是根据黏度测量值的大小决策。

高黏滞综合征唯一有效的治疗方法是通过血浆置换去除循环中的 IgM。血浆置换治疗过程中的一般原则：在无硬膜下或颅内出血的情况下，表现为严重神经系统损害（如昏睡或昏迷）的患者，应接受紧急血浆置换治疗；随着血黏度的下降，症状应消退，症状未改善者需考虑其他不可逆性改变；血浆置换不会影响疾病的进程；合理的初始处方是用白蛋白（而非血浆）进行血浆总容量（即成人为 3~4 L）置换，一日重复 1 次，直至症状消退或血黏度恢复正常。一项干预性研究表明，IgM 浓度较高，且血浆黏度显著增加到 0.5 Pa·s 以上的巨球蛋白血症患者的视力损害，以及静脉充血、视网膜出血、微动脉瘤、黄斑、盘状水肿和视网膜微循环紊乱等眼底表现，在进行了血浆置换术后血黏度下降，视力改善，眼底外观恢复。

高黏滞综合征通常伴有血浆容量增加。如果在此期间输注浓缩红细胞，则可能会进一步增加全血黏度，并促发或加重心力衰竭。

2. 白血病及淋巴瘤合并白细胞停滞（症状性白细胞增多）的治疗

白细胞停滞（症状性白细胞增多）是一种医学急症，应尽力迅速稳定患者病情并降低其白细胞计数。其治疗重心是白细胞减灭治疗。

（1）细胞减灭。20%~40% 的症状性白细胞增多患者在就诊第 1 周内便死亡。可通过化疗（羟基脲或缓解诱导性化疗）或白细胞去除术来实现白细胞减灭。这两种方式均迅速降低循环血白细胞计数，但目前尚无前瞻性试验或大型观察性研究比较这两种用于治疗白细胞增多和白细胞停滞的方法。

（2）诱导化疗。诱导化疗是成功治疗白血病患者的一个重要部分。在白细胞增多的情况下，诱导化疗既可迅速降低循环白细胞计数，又能摧毁骨髓中的白血病细胞。诱导化疗通常在 24 小时内大量降低白细胞计数。白细胞增多患者采用诱导化疗后发生肿瘤溶解综合征的风险较高。肿瘤溶解综合征通过以下治疗可实现预防：静脉补液以确保足够的尿量；碱化尿液提高尿液 pH 值促进尿酸排泄，避免尿酸盐结晶；使用别嘌呤醇或拉布立酶以降低血清尿酸水平；纠正任何电解质紊乱或引起可逆性肾衰竭的因数。

（3）羟基脲。通常对无症状性白细胞增多且不能立即接受诱导化疗的患者推荐使用羟基脲。羟基脲药物以总剂量 50~100 mg/（kg·d）口服给药，在 24~48 小时内减少 50%~80% 的白细胞计数。羟基脲的常规剂量为 2~4 g，每 12 小时口服 1 次，持续至白细胞计数低于 50×10^9/L。羟基脲的副作用通常极小，且常局限于长时间暴露于羟基脲的患者。罕见的并发症包括发热和肝功能检测结果异常。羟基脲不应该用于妊娠或哺乳期女性。

（4）白细胞去除术。白细胞去除术作为所有白细胞增多患者的辅助治疗的作用尚存在争议。目前尚不清楚经白细胞去除术治疗的患者与及时接受细胞减少性化疗的患者相比生存率是否有所改善。尽管已报道加强白细胞去除术（操作时间通常持续数小时）改善了肺和中枢神经症状，但其获益存在理论上和实践上的局限性。鉴于尚缺乏有关白细胞去除术降低早期死亡率和 / 或提高总生存率的有效性的数据，白细胞去除术不能被推荐作为高原始细胞计数患者中的常规减瘤治疗方法之一。然而，症状性白细胞增多患者若不立即治疗则有极高的死亡率。建议对白血病原始细胞计数大于（50~100)$\times 10^9$/L 且表现出相关症状的患者行白细胞去除术，作为一种权宜措施，直到可开始化疗为止。目前普遍认为，白细胞去除术不应用于急性早幼粒细胞性白血病患者。

（5）其他支持治疗。需注意的是，红细胞输注后全血黏稠度增加可促发症状性白细胞停滞。鼓励进行补液，不鼓励使用利尿剂。应警惕白细胞增多患者发生肿瘤溶解综合征。虽然推荐静脉补液用于治疗和预防肿瘤溶解综合征，但必须注意避免水中毒和血容量过多，其可能加重肺部症状。警惕凝血异常（包括 DIC）。患者还应接受预防性血小板输注以维持血小板计数大于（20 ~ 30）$\times 10^9$/L，直到白细胞计数减少且临床情况已经稳定。白细胞计数已经显著降低后的颅内出血风险最大，提示当先前血氧不足或缺血的毛细血管床循环恢复时可能发生再灌注损伤。因此，在缓解诱导期，积极的血小板支持和凝血障碍的纠正应持续数周。此外，白细胞停滞的患者往往需要专门的针对症状的支持性治疗，包括针对呼吸衰竭和 / 或脑卒中开展机械通气。另外，患者出现呼吸急促时由于感染性原因不能轻易被排除，所以我们对这类患者进行经验性抗感染治疗。

3. 针对镰状细胞病血管危象的处理

（1）一级预防。镰状细胞病（SCD）急性并发症的一级预防包括与血液学专家或具有 SCD 专业知识的医疗保健提供者进行常规健康管理。并发症的初步预防包括在新生儿期开始使用青霉素预防，适当的免疫接种以及对有脑卒中风险的人进行输血。目前美国食品和药物管理局唯一批准用于预防 SCD 疼痛发作的疗法是羟基脲和药用级 L-谷氨酰胺。同时注意避免给 SCD 患者使用粒细胞集落刺激因子注射。

（2）造血干细胞移植。只有通过造血干细胞移植才能终生治愈 SCD。目前这种治疗仍限于儿童和青少年，使用匹配的同胞供体和骨髓清除预处理方案。目前正在进行的临床试验其他方案有成人移植、强度降低的预处理方案和半相合移植等。

（3）二级预防。对于基线状况即处于高凝状态的 SCD 患者，且存在其他因素进一步增加静脉血栓栓塞的风险（例如留置导尿管、活动减少、感染等）应考虑进行预防性抗凝。对于因急性疾病而入院的所有 SCD 患者亦建议进行血栓预防。常见的药物有低分子量肝素、低剂量普通肝素以及磺达肝素。

羟基脲可迅速对血管阻塞进行预防同时改善疾病症状，其使用对生存率的影响存在争议。在一项评估 383 名镰状细胞贫血成人死亡风险因素的成人队列研究中，羟基脲的使用与生存率的提高有关（Hr=0.58,95％CI=0.34~0.97）。羟基脲治疗推荐剂量为口服 15~35 mg/（kg·d）（Hr=0.36,95％CI=0.17~0.73）。另一项队列研究，使用羟基脲治疗的 131 例不同基因型 SCD 患者与未接受羟基脲治疗的 199 例患者的结果，10 年生存率为 86% 而不是对照组的 65%。

（4）生活方式干预。针对 SCD 患者的生活干预包含使用疫苗和抗生素、多喝水、补充叶酸以及应用止痛剂。

六、高黏滞综合征与血黏度升高的护理

（一）高黏滞综合征饮食护理

1. 评估营养及饮食习惯
高黏滞综合征的病因中除小部分是由明确疾病引起的以外，更多的是与不良生活方式关系密切，因此评估患者有无长期高盐、高脂饮食及烟酒嗜好有重要意义。

2. 营养及饮食指导具体实施
（1）适度饮水。水是生命之源，但是饮水要注意选择时机，如：早晨起床前、每次就餐前一小时、每天临睡前，喝一杯温开水，约 200 ml（如果有心肾功能不全、夜间多尿、水肿等情况不宜睡前饮水，同时要注意饮水量），饮水量不少于 2 000 ml/d。要选择稀释效果好的水，如盐水可促进细胞内脱水，引起水钠潴留，不宜选；冷水刺激

胃肠黏膜使血管收缩，有碍水分吸收进入血液，不宜饮；纯净水太纯，其低渗状态会使水分很快进入细胞内，稀释血液的效果也不理想。理想的水是 20 ~ 30℃的白开水或者淡茶水，其张力、密度等都接近血液与组织细胞，值得饮用。

（2）适度食用不升高血黏度的食物。日常生活中部分食物具有轻度防止微血栓形成的作用，如山楂、黑木耳、大蒜、洋葱、青葱、香菇、草莓、菠萝、柠檬等；具有轻度抗凝血作用的食物，如山楂、西红柿、红葡萄、橘子、生姜等；具有轻度调脂作用的食物，如山楂、芹菜、胡萝卜、魔芋、紫菜、海带、核桃、玉米、芝麻、苹果、猕猴桃等。以上食物患者可以根据自己的喜好适量食用。

（3）合理的饮食搭配。注意食物结构中蛋白质、脂肪、碳水化合物的每日摄入量的占比，指导患者以低盐（5 ~ 6 g/d）、低热量、低糖、低胆固醇、适量蛋白质、高纤维膳食为主。多吃新鲜蔬果，避免暴饮、暴食，少食动物内脏及动物脂肪，少食油炸食物，晚餐不宜多食荤腥厚味食物，少食甜食。平时宜食清淡的食物，以素为主，粗细粮搭配。多食含卵磷脂的食物，多食大豆及豆制品、禽蛋、鱼类，有利于改善血液黏稠度，使血栓不易形成。

（4）多食含维生素 C 的水果和蔬菜。维生素 C 有调节血脂的作用；蔬菜中的纤维在肠道能阻止胆固醇的吸收，可降低血液黏稠度。

（5）戒烟、适量饮酒。吸烟（包括目前流行的电子香烟）影响血液循环，减少血流量，降低血流速度，故应戒烟。适量或少量饮酒，如每日饮 45 ml 白酒或 90 ml 干红葡萄酒或 188 ml 啤酒能降低胆固醇。

（6）药物治疗。须在医生指导下进行，在护理上注意依从性、药物的服法、药物的不良反应及疗效观察，并及时将问题如实反馈给医师。

3. 疾病慢性稳定期和疾病急性期饮食

在疾病慢性稳定期和疾病急性期均应指导患者采用高蛋白、高维生素、低盐、低脂、清淡饮食，多食新鲜蔬菜、水果、谷类、鱼类和豆类，保持能量供需平衡，戒烟（包括电子香烟）。

（二）运动指导

1. 评估运动及日常习惯

评估患者年龄、基础疾病、生命体征、平常运动及日常运动习惯、体重指数（BMI），将体重指数控制在 24 kg/hm² 以下或腰臀比小于 1，波动范围小于 10%。

2. 运动指导具体实施

（1）适当运动，坚持锻炼身体。有氧运动如散步、慢跑、打太极拳、爬山、游泳等，可以改善血液循环，有利于体内脂类的代谢，从而改善血液黏稠度。老年患者的运动以快走、打太极拳等为主，尽量避免参加剧烈运动。每次运动时间控制在30～50 min，3～4次／周。

（2）定期体检。50岁以上患者每3～6月做一次血液流变学检查和血小板聚集试验，了解自己的血黏度情况。

（3）建议劳逸结合，保持心态平衡，情绪稳定，鼓励患者培养自己兴趣爱好，多参加有益身心的社交活动。

3. 疾病慢性稳定期和疾病急性期运动

血黏度增高很难有急性期发病，但是高黏滞综合征常有急性发作。对于高黏滞综合征急性期，应避免剧烈运动及过度劳累，剧烈运动会因水分丢失导致血液黏滞度进一步增高，应选择合理的运动方式如步行、打太极等。合理的运动应先评估患者有无运动禁忌证，根据患者当前身体状况及活动水平制定适宜的运动处方并遵循循序渐进的原则，建议选择适合自己并能长期坚持的运动方式，逐渐增加运动量、运动强度、运动时间及运动频率；指导患者选择散步、慢跑、打太极拳、打羽毛球、爬山、游泳等有氧运动，运动在饭后1～2小时进行，开始从每天30分钟逐步增加至1小时，同时可根据患者工作特点和生活习惯从每日1次增加至每日早晚各1次；教会患者根据心率判断运动强度的方法，即以运动时心率加快的程度来评定，一般控制在100～145次／分钟或心率加快到最大预测值的77%（最大预测值=210-年龄）。此外，还可根据运动反应判断运动量是否适宜，即运动中感觉轻度疲劳，机体出现发热、出汗，运动后肌肉出现酸胀感，但休息后第2天上述症状消失，患者感觉精力充沛、精神愉悦、食欲及睡眠良好表示运动适量。

（三）高黏综合征急危重症护理处置

（1）一般护理，注意保持室内空气新鲜、温度适宜、预防感冒、防止受凉。

（2）对中老年人要注意血压变化，定时测量并做好记录。

（3）注意生命体征及精神状态、皮下出血、鼻衄、牙龈出血、咯血、神经系统症状及意识状态的改变情况，如患者出现昏迷或烦躁不安，说明病情发生变化，及时报告医生，并做好记录、护理处置，防治窒息、休克、缺氧等。

（4）注意观察舌质、舌苔和脉象。高黏滞综合征属于中医气滞血瘀，一般舌质紫暗，少苔或黄腻苔，临床应随时观察。

（5）注意皮肤护理和下肢深静脉血栓预防护理。脑卒中或久病卧床的患者应注意皮肤护理，定时翻身，避免压疮发生。被动活动患肢、物理治疗、空气压力波抗栓治疗或者穿抗栓弹力袜可预防下肢深静脉血栓。

（6）为患者提供良好的生活环境。对于有精神负担和思想顾虑的患者，要启发诱导，消除其顾虑，使之保持精神愉快、心情舒畅；对脑力劳动者要鼓励其进行力所能及的体育锻炼，这样有助于血液循环，促进康复。

参考文献

[1] Stoltz JF, Donner M. New trends in clinical hemorheology: an introduction to the concept of the hemorheological profile[J]. Schweiz Med Wochenschr Suppl,1991,43:41-49.

[2] Bentley P, Rosso M, Sadnicka A, et al. Intravenous immunoglobulin increases plasma viscosity without parallel rise in blood pressure[J]. J Clin Pharm Ther,2012,37（3）:286-290.

[3] Turner NA, Moake JL, McIntire LV. Blockade of adenosine diphosphate receptors P2Y（12）and P2Y（1）is required to inhibit platelet aggregation in whole blood under flow[J]. Blood, 2001,98（12）:3340-3345.

[4] Plotnikov MB, Chernysheva GA, Smol'yakova VI, et al. Effect of n-tyrosol on blood viscosity and platelet aggregation[J]. Bull Exp Biol Med,2007,143（1）:61-63.

[5] Wasilewska M, Adamczyk Z, Jachimska B. Structure of fibrinogen in electrolyte solutions derived from dynamic light scattering （DLS）and viscosity measurements[J]. Langmuir,2009,25（6）:3698-3704.

[6] Dinant GJ, Van Wersch JW, Goei The HS,et al. Plasma viscosity and erythrocyte sedimentation rate in inflammatory and non-inflammatory rheumatic disorders[J]. Clin Rheumatol,1992,11（1）:66-71.

[7] Crowley JP, Metzger J, Assaf A, et al. Low density lipoprotein cholesterol and whole blood viscosity[J]. Ann Clin Lab Sci,1994,24（6）:533-541.

[8] Irace C, Carallo C, Scavelli F, et al. Influence of blood lipids on plasma and blood viscosity[J]. Clin Hemorheol Microcirc,2014,57（3）:267-274.

[9] Blank M, Soo L. The effect of cholesterol on the viscosity of protein-lipid monolayers[J]. Chem Phys Lipids,1976,17（4）:416-422.

[10] Rosenson RS, Shott S, Tangney CC. Hypertriglyceridemia is associated with an elevated blood viscosity Rosenson: triglycerides and blood viscosity[J]. Atherosclerosis, 2002,161（2）:433-439.

[11] Cokelet GR, Meiselman HJ. Rheological comparison of hemoglobin solutions and erythrocyte suspensions[J]. Science, 1968,162（3850）:275-277.

[12] Schmid-Schonbein H. Microrheology of erythrocytes, blood viscosity, and the distribution of blood flow in the microcirculation[J]. Int Rev Physiol,1976,9:1–62.

[13] Guo W, Bachman E, Vogel J, et al. The effects of short-term and long-term testosterone supplementation on blood viscosity and erythrocyte deformability in healthy adult mice[J]. Endocrinology,2015,156（5）:1623–1629.

[14] Cinar Y, Senyol AM, Duman K. Blood viscosity and blood pressure: role of temperature and hyperglycemia[J]. Am J Hypertens,2001,14（5）:433–438.

[15] de Simone G, Devereux RB, Roman MJ, et al. Gender differences in left ventricular anatomy, blood viscosity and volume regulatory hormones in normal adults[J]. Am J Cardiol,1991,68（17）:1704–1708.

[16] Ring CP, Pearson TC, Sanders MD, et al. Viscosity and retinal vein thrombosis[J]. Br J Ophthalmol,1976,60（6）:397–410.

[17] Lee AJ, Mowbray PI, Lowe GD, et al. Blood viscosity and elevated carotid intima-media thickness in men and women: the Edinburgh Artery Study[J]. Circulation,1998,97（15）:1467–1473.

[18] Dintenfass L, Ibels LS. Blood viscosity factors and occlusive arterial disease in renal transplant recipients[J]. Nephron,1975,15（6）:456–465.

[19] Fonseca R, Hayman S. Waldenstrom macroglobulinaemia[J]. Br J Haematol,2007,138（6）:700–720.

[20] Kyle RA, Larson DR, McPhail ED,et al. Fifty-Year Incidence of Waldenstrom Macroglobulinemia in Olmsted County, Minnesota, From 1961 Through 2010: A Population-Based Study With Complete Case Capture and Hematopathologic Review[J]. Mayo Clin Proc, 2018,93（6）:739–746.

[21] Varettoni M, Zibellini S, Defrancesco I, et al. Pattern of somatic mutations in patients with Waldenstrom macroglobulinemia or IgM monoclonal gammopathy of undetermined significance[J]. Haematologica,2017,102（12）:2077–2085.

[22] Dimopoulos MA,Panayiotidis P,Moulopoulos LA,et al.Waldenstrom's macroglobulinemia: clinical features, complications, and management[J]. J Clin Oncol,2000,18（1）:214–226.

[23] Garcia-Sanz R, Montoto S, Torrequebrada A, et al. Waldenstrom macroglobulinaemia: presenting features and outcome in a series with 217 cases[J]. Br J Haematol,2001,115（3）:575–582.

[24] Mueller J, Hotson JR, Langston JW. Hyperviscosity-induced dementia[J].Neurology,1983,33

（1）:101–103.

[25] Bloch KJ, Maki DG. Hyperviscosity syndromes associated with immunoglobulin abnormalities[J]. Semin Hematol,1973,10（2）:113–124.

[26] Crawford J, Cox EB, Cohen HJ. Evaluation of hyperviscosity in monoclonal gammopathies[J]. Am J Med,1985,79（1）:13–22.

[27] Gustine JN, Meid K, Dubeau T, et al. Serum IgM level as predictor of symptomatic hyperviscosity in patients with Waldenstrom macroglobulinaemia[J]. Br J Haematol,2017,177（5）:717–725.

[28] Nobile–Orazio E, Marmiroli P, Baldini L,et al. Peripheral neuropathy in macroglobulinemia: incidence and antigen–specificity of M proteins[J]. Neurology,1987,37（9）:1506–1514.

[29] Castillo JJ, Garcia–Sanz R, Hatjiharissi E, et al. Recommendations for the diagnosis and initial evaluation of patients with Waldenstrom Macroglobulinaemia: A Task Force from the 8th International Workshop on Waldenstrom Macroglobulinaemia[J]. Br J Haematol,2016,175（1）:77–86.

[30] Porcu P, Cripe LD, Ng EW, et al. Hyperleukocytic leukemias and leukostasis: a review of pathophysiology, clinical presentation and management[J]. Leuk Lymphoma,2000,39（1–2）:1–18.

[31] Lichtman MA, Rowe JM. Hyperleukocytic leukemias: rheological, clinical, and therapeutic considerations[J]. Blood, 1982,60（2）:279–283.

[32] Azoulay E, Fieux F, Moreau D, et al. Acute monocytic leukemia presenting as acute respiratory failure[J]. Am J Respir Crit Care Med,2003,167（10）:1329–1333.

[33] Love RR, Kaboth W. Sickle cell anemia. A review of clinical symptoms and therapy in adults[J]. Med Klin,1976,71（48）:2103–2111.

[34] Sloop GD. A unifying theory of atherogenesis[J]. Med Hypotheses,1996,47（4）:321–325.

[35] Ciuffetti G, Schillaci G, Lombardini R, et al. Prognostic impact of low–shear whole blood viscosity in hypertensive men[J]. Eur J Clin Invest,2005,35（2）:93–98.

[36] Lowe GD, Lee AJ, Rumley A, et al. Blood viscosity and risk of cardiovascular events: the Edinburgh Artery Study[J]. Br J Haematol,1997,96（1）:168–173.

[37] Fowkes FG, Lowe GD, Rumley A, et al. The relationship between blood viscosity and blood pressure in a random sample of the population aged 55 to 74 years[J]. Eur Heart J,1993,14（5）:597–601.

[38] Koenig W, Sund M, Filipiak B, et al. Plasma viscosity and the risk of coronary heart

disease: results from the MONICA-Augsburg Cohort Study, 1984 to 1992[J]. Arterioscler Thromb Vasc Biol,1998,18（5）:768-772.

[39] Cetin MS, Ozcan Cetin EH, Balci KG,et al. The Association between Whole Blood Viscosity and Coronary Collateral Circulation in Patients with Chronic Total Occlusion[J]. Korean Circ J,2016,46（6）:784-790.

[40] Levy BI, Schiffrin EL, Mourad JJ,et al. Impaired tissue perfusion: a pathology common to hypertension, obesity, and diabetes mellitus[J]. Circulation,2008,118（9）:968-976.

[41] Rillaerts E, Van Gaal L, Xiang DZ,et al. Blood viscosity in human obesity: relation to glucose tolerance and insulin status[J]. Int J Obes,1989,13（6）:739-745.

[42] de Simone G, Devereux RB, Chinali M, et al. Association of blood pressure with blood viscosity in american indians: the Strong Heart Study[J]. Hypertension,2005,45（4）:625-630.

[43] Devereux RB, Drayer JI, Chien S,et al. Whole blood viscosity as a determinant of cardiac hypertrophy in systemic hypertension[J]. Am J Cardiol,1984,54（6）:592-595.

[44] McMillan DE. Disturbance of serum viscosity in diabetes mellitus[J]. J Clin Invest,1974,53（4）:1071-109.

[45] Tamariz LJ, Young JH, Pankow JS,et al. Blood viscosity and hematocrit as risk factors for type 2 diabetes mellitus: the atherosclerosis risk in communities （ARIC） study[J]. Am J Epidemiol,2008,168（10）:1153-1160.

[46] Richards RS, Nwose EU. Blood viscosity at different stages of diabetes pathogenesis[J]. Br J Biomed Sci,2010,67（2）:67-70.

[47] Mellinghoff AC, Reininger AJ, Wurzinger LJ, et al. Influence of glycemic control on viscosity and density of plasma and whole blood in type-1 diabetic patients[J]. Diabetes Res Clin Pract,1996,33（2）:75-82.

[48] Sloop G, Holsworth RE, Weidman JJ, et al. The role of chronic hyperviscosity in vascular disease[J]. Ther Adv Cardiovasc Dis,2015,9（1）:19-25.

[49] Groves FD, Travis LB, Devesa SS, et al. Waldenstrom's macroglobulinemia: incidence patterns in the United States, 1988-1994[J]. Cancer,1998,82（6）:1078-1081.

[50] Stone MJ, Bogen SA. Evidence-based focused review of management of hyperviscosity syndrome[J]. Blood,2012,119（10）:2205-2208.

[51] Ge M, Gu L, He J, et al. Normal reference value of whole blood viscosity （230s-1） of old women and geographical factors[J]. Exp Gerontol,2013,48（12）:1449-1454.

[52] Rosenson RS, McCormick A, Uretz EF. Distribution of blood viscosity values and

biochemical correlates in healthy adults[J]. Clin Chem,1996,42（8）:1189–1195.

[53] Gori T, Wild PS, Schnabel R, et al. The distribution of whole blood viscosity, its determinants and relationship with arterial blood pressure in the community: cross–sectional analysis from the Gutenberg Health Study[J]. Ther Adv Cardiovasc Dis,2015,9（6）:354–365.

[54] Nwose EU, Butkowski E, Cann N. Whole blood viscosity determination in diabetes management: perspective in practice[J]. N Am J Med Sci,2009,1（3）:110–113.

[55] Landgraf H, Vanselow B, Schulte–Huermann D, et al. Economy class syndrome: rheology, fluid balance, and lower leg edema during a simulated 12–hour long distance flight[J]. Aviat Space Environ Med,1994,65（10）:930–935.

[56] Koenig W, Sund M, Doring A, et al. Leisure–time physical activity but not work–related physical activity is associated with decreased plasma viscosity. Results from a large population sample[J]. Circulation,1997,95（2）:335–341.

[57] Levine GN, O'Malley C, Balady GJ. Exercise training and blood viscosity in patients with ischemic heart disease[J]. Am J Cardiol,1995,76（1）:80–81.

[58] Tomschi F, Bizjak D, Bloch W, et al. Deformability of different red blood cell populations and viscosity of differently trained young men in response to intensive and moderate running[J]. Clin Hemorheol Microcirc,2018,69（4）:503–514.

[59] Buono MJ, Krippes T, Kolkhorst FW, et al. Increases in core temperature counterbalance effects of haemoconcentration on blood viscosity during prolonged exercise in the heat[J]. Exp Physiol,2016,101（2）:332–342.

[60] Mazzone A, Cusa C, Mazzucchelli I, et al. Cigarette smoking and hypertension influence nitric oxide release and plasma levels of adhesion molecules[J]. Clin Chem Lab Med, 2001,39（9）:822–826.

[61] Dintenfass L. Elevation of blood viscosity, aggregation of red cells, haematocrit values and fibrinogen levels with cigarette smokers[J]. Med J Aust,1975,1（20）:617–620.

[62] Schwartz J, Padmanabhan A, Aqui N,et al. Guidelines on the Use of Therapeutic Apheresis in Clinical Practice–Evidence–Based Approach from the Writing Committee of the American Society for Apheresis: The Seventh Special Issue[J]. J Clin Apher,2016,31（3）:149–162.

[63] Daver N, Kantarjian H, Marcucci G, et al. Clinical characteristics and outcomes in patients with acute promyelocytic leukaemia and hyperleucocytosis[J]. Br J Haematol,2015,168（5）:646–653.

[64] Naik RP, Streiff MB, Lanzkron S. Sickle cell disease and venous thromboembolism: what the anticoagulation expert needs to know[J]. J Thromb Thrombolysis,2013,35（3）:352–358.

[65] Fitzhugh CD, Hsieh MM, Allen D,et al. Hydroxyurea–Increased Fetal Hemoglobin Is Associated with Less Organ Damage and Longer Survival in Adults with Sickle Cell Anemia[J]. PLoS One,2015,10（11）:e0141706.

[66] Voskaridou E, Christoulas D, Bilalis A, et al. The effect of prolonged administration of hydroxyurea on morbidity and mortality in adult patients with sickle cell syndromes: results of a 17–year, single–center trial （LaSHS）[J]. Blood,2010,115（12）:2354–2363.

第二节　血黏度升高的相关社会心理问题及精神心理探讨

一、发病机制及危险因素

（一）精神心理因素

血液高黏滞状态主要见于三种原因：①可能是由于血清黏度升高；②可能是由于细胞数量增加（红细胞增多症、白细胞增多症或血小板增多）或细胞对变形的抵抗力增加（镰状细胞增多症或球形细胞增多症）；③血浆黏度增加等。由此导致的高黏滞状态，强调原发病治疗等处理。但从更广义而言，血黏度升高可以理解为更多因素导致的血液黏稠、循环阻力增加、血流缓慢、微循环不畅、组织缺血缺氧、心脑等重要器官灌注不足、功能障碍等。

导致血黏度升高的原因众多，就精神心理方面而言，目前较一致的观点为社会心理应激，可以引起血流动力学改变，导致血液黏度增加。

社会应激可以带来身体、心理的显著变化，严重时出现身体或精神心理异常。就循环或血液系统而言，应激会激活交感神经系统，使儿茶酚胺释放增加，激活下丘脑—垂体—肾上腺轴分泌，使糖皮质激素水平升高等。这些问题除了引起心率加快、血压升高、冠心病事件之外，还可能引起红细胞、白细胞计数增多，平均血红蛋白水平升高，血液浓缩等，并增加血液黏度。

刘莉等研究应激大鼠模型和血液黏度的关系，将大鼠分为正常喂水组、生理应激组（减少喂水次数）及情绪应激组（减少次数＋无水空瓶刺激）。结果表明情绪应激组大鼠比生理应激组大鼠血黏度值高，不同应激方式对大鼠的血液流变学的改变不同。

MARKOWE 等人研究了职业压力和血液黏度的关系，结果表明，除年龄、吸烟、体重指数、胆固醇之外，职业等级和工作压力与血浆纤维蛋白原水平升高显著相关。

国内石寿森等研究了不同性格青光眼患者手术前后焦虑情绪与血液流变学的变化，对 A 型和 B 型性格的人进行青光眼手术治疗，发现两组患者手术后焦虑自评量表（SAS）评分和血液流变学指标均较手术前有明显增高，A 型性格组增高更显著。由此提示：面对手术相关的应激，A 型性格特点的人更容易出现焦虑情绪，其血液流变学指标改变更明显。

二、临床表现

（1）可能的心理障碍表现。血黏度升高主要的临床表现有：晨起头晕，晚上清醒；午餐后犯困；蹲着干活气短；阵发性视物模糊，不少人还合并头痛、头胀、多梦、失眠健忘、记忆力减退、四肢乏力、肢体麻木等为表现，常规检查无阳性发现。这些表现类似于精神心理科的焦虑、抑郁状态或认知功能减退表现。

（2）血黏度升高患者表现抑郁状态时，出现精力减退，感到疲倦或缺乏精力；自觉评价下降，思维能力与注意力集中困难，自觉记忆下降，脑子反应变慢、变笨等；活动减少，说话声音变低，做事动作缓慢。如果患者情绪低落，表现出兴趣丧失等抑郁核心症状，需要进一步排除抑郁症。可以借助 Zung 氏抑郁自评量表（SDS）、医院焦虑与抑郁量表（HADS）、患者健康问卷（PHQ-9）及老年抑郁量表（GDS）等量表初步筛查（详见高血压相关章节）。

（3）血黏度升高患者可以表现为焦虑症状，如头晕、头疼、注意力不能集中、记忆下降、四肢发麻、胸闷气短、失眠多梦。如患者出现思想上过度担忧、紧张，情绪焦虑，需要进一步排除焦虑障碍。可以借助 Zung 氏焦虑自评量表（SAS）、医院焦虑与抑郁量表（HADS）或广泛性焦虑障碍问卷进行筛查（详见高血压相关章节）。

（4）血黏度升高常常见于老年患者，其失眠健忘、记忆减退，容易误判为正常衰老，需要排除轻度认知功能障碍甚至早期痴呆。可以通过简易智力状态检查量表（mini-mental state examination，MMSE）或蒙特利尔认知评估量表（montreal cognitive assessment，MOCA）进行筛查。

三、治疗及管理

血黏度升高和高黏滞综合征的治疗管理详见本章第一节。

四、心理及精神相关因素

1. 心理干预

心理干预既包含疾病健康教育、健康生活方式倡导，也包括心理支持、放松训练等具体干预方法。有限的研究结果表明心理干预对防治血黏度升高有利。石寿森等在青光眼患者实施减压手术的基础上，增加支持性心理干预和放松训练。研究发现心理干预可降低患者的焦虑情绪，降低过高的皮质醇水平，并带来血液流变学（全血黏度、血浆黏度、全血还原黏度、红细胞压积和血小板黏附率）的改善。

2. 精神科药物治疗

对于血液黏度增高合并抑郁或焦虑症状的患者，适当的精神科药物干预，减轻患者抑郁、焦虑情绪，可以增强患者对应激性事件的心理承受能力，进一步改善患者异常行为表现，如减少烟酒使用（患者常借此缓解情绪问题），改善其膳食及饮水，减少卧床，增加活动量等，有助于疾病康复。国内高镇松等研究发现，伴焦虑抑郁症状的精神分裂症患者，其血黏度升高更突出，高黏滞的程度与焦虑抑郁症状正相关。联合抗抑郁药有利于改善血液流变学指标。抗抑郁或焦虑药物的使用问题详见高血压相关章节。

参考文献

[1] Muldoon MF, Herbert TB, Patterson SM, et al. Effects of acute psychological stress on serum lipid levels, hemoconcentration, and blood viscosity[J]. Arch Intern Med,1995, 155（6）:615-620.

[2] 刘莉，凤林谱，刘新民. 情绪和生理应激对大鼠行为及血黏度的影响 [J]. 皖南医学院学报，2010,29（3）:176-178.

[3] 石寿森，张凤进. 不同行为类型青光眼患者手术前后焦虑情绪与血液流变学的变化 [J]. 中国行为医学科学,1998,7（1）:49-50.

[4] 石寿森，雷宁玉. 心理干预对青光眼患者焦虑、皮质醇及血液流变学的影响 [J]. 中国心理卫生杂志，2004,18（1）: 18-20.

[5] 高镇松，李章，秦才来,等. 精神分裂症的焦虑抑郁症状与血液流变学改变的关系 [J]. 中国血液流变学杂志，2004,14（1）: 65-68.

彩图：

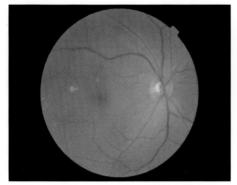

图 2-3-1 高血压脉络膜病变

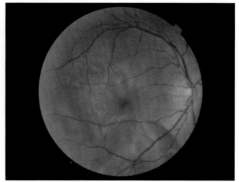

图 2-3-2 渗出性视网膜脱离

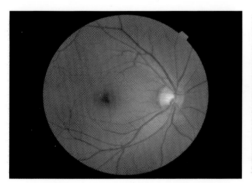

图 2-3-3 高血压视网膜病变Ⅰ级

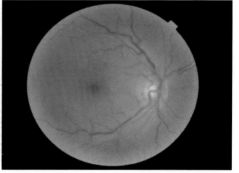

图 2-3-4 高血压视网膜病变Ⅱ级

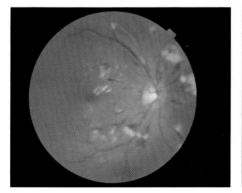

图 2-3-5 高血压视网膜病变Ⅲ级

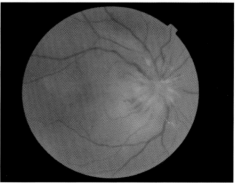

图 2-3-6 高血压视网膜病变Ⅳ级

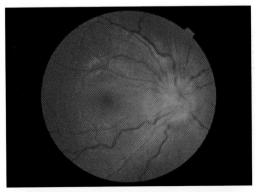

图 2-3-7　恶性高血压引起视盘水肿

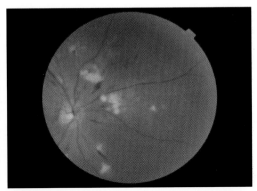

图 2-3-8　恶性高血压引起视盘水肿、出血及渗出

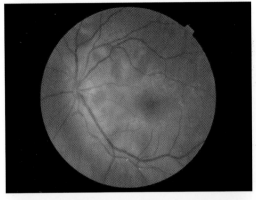

图 2-3-9　渗出性视网膜脱离，网膜灰白隆起

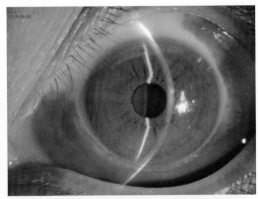

图 2-3-10　弥漫性结膜下出血

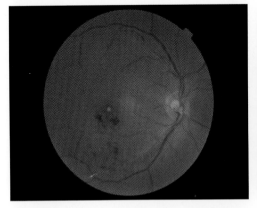

图 2-3-11　颞下分支静脉阻塞，阻塞区静脉散在放射状片状出血，动脉血管变细呈白线状

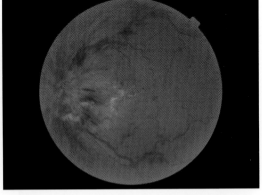

图 2-3-12　中央静脉阻塞，围绕视盘出血，视网膜静脉迂曲扩张，黄斑部渗出

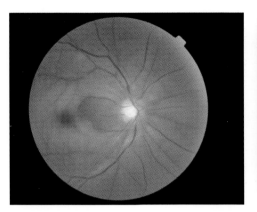

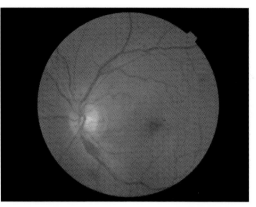

图2-3-13：视网膜灰白水肿，黄斑中心呈樱桃红，见较多微视网膜颞侧舌状无水肿区（睫状动脉供应）

图3-3-1　单纯性Ⅰ期，视网膜后极部血管瘤和出血

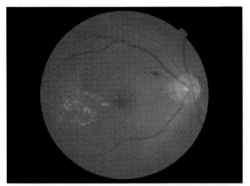

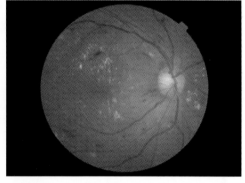

图3-3-2　单纯性Ⅱ期，视网膜后极部见较多微血管瘤和出血，后极部除出血外可见较多硬性渗出

图3-3-3　单纯性Ⅲ期，弥漫性出血、硬性渗出及棉絮斑

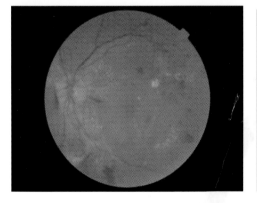

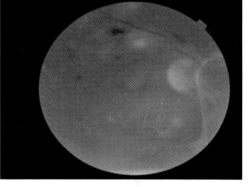

图3-3-4　增生性Ⅳ期，出血、渗出、棉絮斑，颞下方大血管弓表面可见新生血管

图3-3-5　增生性Ⅴ期，新生血管形成，呈网状，有半透明纤维膜伴随

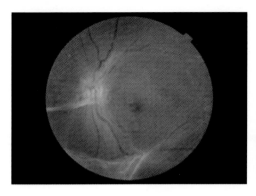

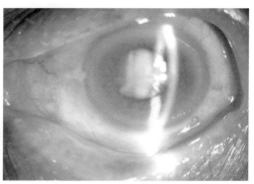

图 3-3-6 增生性Ⅵ期，视盘鼻侧、下方纤血
管膜增生，牵拉下方视网膜脱离隆起

图 3-3-7 后囊型白内障

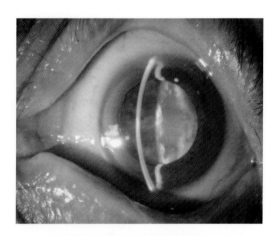

图 3-3-8 皮质型白内障